U0140659

左新河临证经验辑要

主　编◎左新河

副主编◎赵　勇　汪晓露

编写人员　（以姓氏笔画为序）

丁环宇　王志宏　左新河　付　畅　朱国龙　刘家迪

李　扬　李　婵　李会敏　李欣钰　杨　咪　但　清

邹　倩　汪晓露　牧亚峰　赵　勇　胡州阳　贾思锋

黄　盛　龚　甜　覃佐涛　谢　敏　雷　灿　谭　艳

协编人员◎田　曼　刘娇萍　王盼盼　卫　婧

王　丹　朱　烨　杨　益　金　枝

郭　巍　龚纯丽　景　媛　杨哲昀

王翔宇

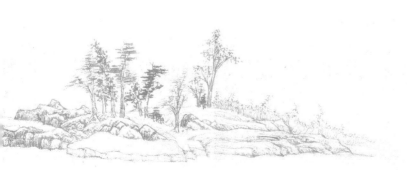

华中科技大学出版社

http://press.hust.edu.cn

中国·武汉

内容简介

本书主要介绍了左新河的学术思想及临床实践。

本书共四章,内容包括医论医话选粹、方药拾贝、医案精选、医家传略。书中学术资料丰富,实用性强,对经验传承具有重要参考价值。

本书适合内分泌代谢病专科医师使用。

左新河临证经验辑要 / 左新河主编 . ——武汉:华中科技大学出版社,2024.2
ISBN 978-7-5772-0536-6

Ⅰ.①左…　Ⅱ.①左…　Ⅲ.①中医临床-经验-中国-现代　Ⅳ.①R249.7

中国国家版本馆 CIP 数据核字(2024)第 070732 号

左新河临证经验辑要　　　　　　　　　　　　　　　　　　　　　　左新河　主编
Zuo Xinhe Linzheng Jingyan Jiyao

策划编辑:黄晓宇　周　琳

责任编辑:张　琴

封面设计:廖亚萍

责任校对:刘　竣

责任监印:周治超

出版发行:华中科技大学出版社(中国·武汉)　　　电话:(027)81321913
　　　　　武汉市东湖新技术开发区华工科技园　　　邮编:430223

录　　排:华中科技大学惠友文印中心

印　　刷:湖北新华印务有限公司

开　　本:710mm×1000mm　1/16

印　　张:19.75

字　　数:360 千字

版　　次:2024 年 2 月第 1 版第 1 次印刷

定　　价:89.80 元

序

医之始,本岐黄,仲景出,崇南阳。中医药学发展的历史长河中,一代代中医人在各自的专科领域中传承发展,创新学术,始有中医药学的昌盛。纵观中国古代的科学技术,唯有中医在今天仍保持着旺盛的生命力。中医对人体健康和疾病具有独特认识并能指导临床,确有疗效。因此面向新世纪,我们需要一批在医疗领域卓有建树的临床专家。左新河教授就是其中的优秀代表。他是湖北中医药大学的博士生导师,湖北省中医院甲状腺疾病诊疗中心学科主任、内分泌病科专科主任,国家中医药管理局湖北省陈氏瘿病学术流派传承工作室代表性传承人。他也是全国老中医药专家学术经验继承工作指导老师。他从事临床医疗、教学和科研工作三十余年,擅长内分泌疾病的中西医诊治,尤其对甲状腺疾病的诊治具有独到见解。

欣闻左新河教授及其众弟子编辑、整理出《左新河临证经验辑要》一书,急切阅读。书中介绍了左新河教授的学术思想及临床实践,收集了左新河教授从医多年的医论医话选粹、方药拾贝、医案精选、医家传略,重点介绍了左新河教授有关甲状腺系列疾病及其他代谢性疾病如糖尿病肾病、痛风性关节炎等的诊疗经验。特别值得一提的是,左新河教授有关临床用药经验如风药、花类药、虫类药、有毒药物、藤类药等在内分泌代谢病的应用经验的理论,编者将理论与实际结合,使理法方药一体,既有中医经典用药,又有中西医结合的特殊案例,见解独到,实为左新河教授多年临床学术之精华。

慢病时代的到来,为中医发展提供了机遇,其中代谢性疾病为中医有一定优势的领域。左新河教授的学术经验可为广大临床医生、中医学子带来启迪,助力推进此方面的工作。

回顾左新河教授的业医历程,教学、临床、科研,对患者认真负责,对学生耐心指导。《左新河临证经验辑要》是一部有价值的著作,欣喜阅读之余,我本人也认为,此书承载的价值和编者的努力值得尊重,乐为之序。

长江学者

湖北中医药大学原校长

癸卯年冬

前言

　　左新河从事医疗、教学、科研、管理工作30余年，积累了丰富的临床经验，形成了独到的学术见解，取得了丰硕的学术成果，在中医、中西医结合诊治内分泌代谢病，尤其是甲状腺疾病的诊疗方面获得了同行的认可和患者的赞许！左新河在湖北省中医院（湖北中医药大学附属医院）年门诊量达一万二千多人次，还在宜昌市中医医院湖北省陈氏瘿病学术流派二级工作站、监利市中医院定期开展门诊，其中不乏疑难、危重、罕见病例。为更好地传承其学术思想，总结其临床经验，帮助更多内分泌医师系统学习其诊治思路，博硕士研究生、教改班学生、流派传承人、学术经验继承人共同努力，编撰了这部临床经验辑要作品。

　　本书从医论医话选粹、方药拾贝、医案精选、医家传略等方面进行编写，理论与病案相结合，理法方药环环相扣、深入浅出，医论医话选粹章节中包含了甲状腺功能亢进症、甲状腺功能减退症、桥本甲状腺炎、甲状腺相关眼病、甲状腺结节、甲状腺癌、亚急性甲状腺炎、糖尿病肾病、糖尿病周围神经病变、糖尿病视网膜病变以及痛风性关节炎，涉及面较广；方药拾贝章节中总结了风药、花类药、虫类药、有毒药物、藤类药、枝类药等在内分泌代谢病中的应用经验，临床取得较好疗效，值得借鉴；医案精选章节既有经典验案，又有疑难特殊案例，分享了中西医诊治经验。

　　希望本书能更好地服务于内分泌代谢病专科医师，提高内分泌代谢病临床诊治能力，让更多患者受益。由于编者水平有限，不足之处在所难免，敬请同道斧正。

编者

目录

第一章 医论医话选粹

第一节　甲状腺功能亢进症

一、甲状腺功能亢进症病因病机与辨证分型

（一）甲状腺功能亢进症的病因

甲状腺功能亢进症（hyperthyroidism）简称"甲亢"，广义上在中医领域归属于"瘿病"范畴。中医学对"瘿病"的认识源远流长，认为其发病与饮食水土失宜、七情郁结内伤、禀赋体质因素、感受六淫之邪、失治误治损伤有关。

1. 饮食水土失宜

饮食水土中碘含量的异常易引起各种甲状腺疾病。《吕氏春秋·尽数》记："轻水所，多秃与瘿人。"《诸病源候论》载："诸山水黑土中出泉流者，不可久居，常食令人作瘿病。"《儒门事亲》："颈如险而瘿，水土之使然也。"《名医类案》记："汝州人多病颈瘿，其地饶风沙，沙入井中，饮其水则生瘿。"《医说》："华亭有一老僧，昔行脚河南管下，寺僧童仆，无一不病瘿。"上述有关瘿病饮食水土的文献记载说明瘿病发生与水土地域、饮食因素有关。现代医学研究证明长期高碘饮食可刺激甲状腺自身抗体的产生，促发甲亢或其他自身免疫性甲状腺疾病。

2. 七情郁结内伤

长期情志不畅，忿郁恼怒，或忧患气结，易导致瘿病。《济生方》云："夫瘿瘤者，多由喜怒不节，忧思过度，而成斯疾焉。"《诸病源候论》有"瘿者，由忧患气结所生"的记载。中医学认为，精神、情感对人体生理功能和病理变化产生重要的影响。《素问·疏五过论》说："离绝菀结，忧恐喜怒，五藏空虚，血气离守。"说明精神、情感的异常变化会损耗内脏精气，使脏腑失调，气血功能紊乱，阴阳失常，导致疾病的发生。《太平圣惠方》指出："夫瘿者，由忧患气结所生也。"说明忧愁思虑、恼怒怨恨是诱发瘿病的重要因素，甲亢的发病多与七情郁结内伤有关。医学研究证实：长期的精神创伤，强烈的精神刺激，如悲哀、惊恐、恚愤、紧张、忧虑等，常可诱发、促发甲亢。

3. 禀赋体质因素

父母有瘿疾，子女亦常可患瘿病，《柳洲医话》云："禀乎母气者尤多。"说明古代已认识到瘿病"禀乎母气"所致，与现代医学认为甲亢与遗传有关相一致。研究发

现,甲亢是在遗传的基础上,由感染、精神创伤等应激因素诱发,引起甲状腺自身免疫功能紊乱而导致的。甲亢多见于女性,《圣济总录》首次提出"妇人多有之,缘忧患有甚于男子也。"由此人们认识到该病女性患者多于男性。一般女性与男性甲亢的发病率比例约为4:1。

4. 感受六淫之邪

六淫之邪,尤其是暑热之邪,往往能诱发瘿病,或加重瘿病。另外,劳倦过度亦可诱发瘿病。《外科正宗·瘿瘤论》言:"夫人生瘿瘤之症,非阴阳正气结肿,乃五脏瘀血、浊气、痰滞而成。"甲亢亦有因正气不足以致外邪乘虚侵入人体脏腑经络,致气滞、痰凝、血瘀等病理产物凝结而形成瘿病。《医宗金鉴·瘿瘤》言,"(瘿瘤)多外因六邪,荣卫气血凝郁;内因七情,忧患怒气,湿痰瘀滞,山岚水气而成",指出本病多因外感六淫之邪或内伤情志因素而致气血痰湿凝滞而诱发。

5. 失治误治损伤

失治、误治及药毒等损伤也是导致甲亢的常见原因。凡病失治误治,或过用益火伤阴药物,而致肝肾受损,阴液亏耗,阴虚阳亢易导致本病。如甲状腺炎早期未得到及时规范的治疗则易发展成甲亢;甲状腺功能减退症(简称甲减)治疗不规范,用药过量则致药物性甲亢等。一些药物的毒副作用也是临床甲亢发生的危险因素。干扰素应用于治疗乳腺癌及丙型病毒性肝炎等疾病时,易导致甲亢等甲状腺疾病。过用富碘中药、长期使用抗心律失常的高碘药物均可导致甲亢。

(二)甲亢的病机

甲亢的基本病机是气滞、火旺、痰凝、血瘀壅结颈前,初期多为气机郁滞,郁而化火,津凝痰聚,痰气搏结颈前所致,日久引起血脉瘀阻,气滞、火旺、痰凝、血瘀合而为患。

本病的病变部位主要在肝脾,与心有关。肝气郁则气滞,脾伤则气结,气滞则津停,脾虚则酿生痰湿,痰气交阻,血行不畅,则气、血、痰壅结而成瘿病。瘿病日久,在损伤肝阴的同时,也会伤及心阴,出现心悸、烦躁、脉数等症。

瘿病的病理性质以实证居多,久病由实致虚,可见气虚、阴虚等虚候或虚实夹杂之候。在本病的病变过程中,常发生病机转化。如痰气郁结日久可化火,形成肝火亢盛证;火热内盛,耗伤阴津,导致阴虚火旺之候,其中以心肝阴虚最为常见;气滞或痰气郁结日久,则深入血分,血液运行不畅,形成痰结血瘀之候。重症患者阴虚火旺的各种症状常随病程的延长而加重,当出现烦躁不安、谵妄神昏、高热、大汗、脉疾等症状时,提示病情危重。

总之,本病初期多实,以气郁为先,可见有肝郁气滞证,中期兼有肝火亢盛证,晚期多见气阴两虚证。结合病情的轻、中、重及兼夹病证辨治,甲亢早期多以火旺为主,阴血亏虚为轻;中期多以阴虚与火、痰、湿、瘀等并重;晚期则以气阴两虚为重,兼有火、痰、湿、瘀。

(三)甲亢的辨证分型

甲亢的中医辨证分型,目前尚未统一。从临床实践来看,可将其分为以下几种证型。

1. 肝郁气滞证

症见甲状腺轻度弥漫性肿大、质软,颈部胀痛不适,情绪易激动,或郁郁寡欢,胸闷不适,女子乳房作胀或胀痛或有积块,月经不调,苔薄白,脉弦,多见于轻度初期甲亢患者。治以疏肝理气,方用柴胡疏肝散加减,常用药物为柴胡、郁金、香附、玫瑰花等。

2. 肝火亢盛证

症见目赤、目胀、目珠突出,烦躁易怒,性情急躁,口苦而渴,皮肤发痒,甲状腺肿大,舌质红,苔黄,脉弦数,常见于典型甲亢患者或神经精神型甲亢患者。治以清肝泻火,方用龙胆泻肝汤加减,常用药物为龙胆草、黄芩、栀子、夏枯草等。

3. 气阴两虚证

症见多汗乏力,头晕心悸,腰膝酸软,急躁易怒,手颤,甲状腺肿大,眼突,舌质红,苔薄白,脉细数,多见于典型甲亢患者。治以益气养阴,方用一贯煎或生脉散加减,常用药物为黄芪、生地黄、沙参、麦冬、五味子等。

4. 阴虚阳亢证

症见两目胀痛或迎风流泪,或目珠突出,手足震颤,腰膝酸软,咽喉干燥,或低热,性情急躁,甲状腺肿大,舌红少苔,脉弦细数,常见于典型甲亢患者。治以滋阴潜阳,方用二至丸加减,常用药物为生地黄、墨旱莲、女贞子等。

5. 脾气虚弱证

症见眼睑肿胀,或眼睑下垂,或目珠突出、乏力、自汗,或大便泄泻,或下肢痿弱无力,甲状腺肿大、质软,舌质胖嫩,舌苔白,脉细缓。常见于淡漠型甲亢或甲亢性肌病患者。治以益气健脾,方用四君子汤加减,常用药物为黄芪、党参、白术、茯苓等。

综上,甲亢临床表现错综复杂,变化多端,可两证或虚实并见,辨证时宜把握病情的主要方面,分清标本虚实缓急,灵活辨证论治。

(左新河 牧亚峰)

二、从肝论治甲亢经验

甲亢是常见的内分泌疾病，是由于各种原因引起甲状腺激素分泌增多，造成机体多系统的兴奋性增高及代谢亢进的临床综合征。其最常见的病因是格雷夫斯病。一般认为，本病以遗传易感为背景，在感染、精神创伤等因素作用下，诱发体内的免疫功能紊乱。左新河认为可从肝论治甲亢。

（一）从肝论治甲亢的理论基础

1. 肝脏与甲状腺疾病的病理生理联系

（1）肝经循行：《灵枢·经脉》有云，"肝足厥阴之脉……挟胃，属肝，络胆……循喉咙之后，上入颃颡，连目系"，足厥阴肝经循颈项处，上连目系，甲状腺位于颈前，正好在肝经的循行路线上。《素问·金匮真言论》有言，"东风生于春，病在肝，俞在颈项"，所谓"俞在颈项"，意为肝气出口在颈项，主升腾作用，具体作用部位在甲状腺。又有"经络所过，病之所主"的原则，从而可认为颈项部所发生的疾病与中医肝脏有紧密的联系。以上说明中医肝脏与以颈项部为主要发病部位的甲状腺疾病息息相关。

（2）肝主疏泄：气是人体内运行不息的极精微物质，是构成和维持人体生命活动的最基本物质，是推动和调控脏腑生理活动的动力。肝为刚脏，喜条达而恶抑郁，正常生理状态下，肝主疏泄，调畅全身气机，使其运行有序、通畅，不郁滞于体内。"百病生于气"，若肝失疏泄，气机运行不畅，疾病随之发生。巢元方在《诸病源候论》中指出："瘿者，由忧恚气结所生""动气增患"，提出甲状腺疾病是由情志因素引起。严用和在《济生方·瘿瘤》中也有言："夫瘿瘤者，多由喜怒不节，忧思过度，而成斯疾焉。大抵人之气血，循环一身，常欲无滞留之患，调摄失宜，气凝血滞，为瘿为瘤。"陈言在《三因极一病证方论》中提道："此乃因喜怒忧思有所郁而成也。"由上述可知，情志因素是甲状腺疾病发生的重要原因。情志失常，肝气失于条达，气机郁滞，体内津液不能正常输布，久之并发痰凝、血瘀，壅结于颈前，发为此病。另外，甲状腺疾病患者多情绪不稳定，每遇情志刺激病情会进一步加重，从而可见甲状腺疾病与中医肝脏有着密切的关系。

（3）肝藏血：肝主藏血，具有储藏血液、调节血量和防止出血的功能。其功能正常与否与肝的疏泄功能息息相关，肝通过调畅心神和输布血液而藏血。若肝失疏泄，气机不畅，气病及血，肝藏血功能失调，临床上出现血瘀、血虚、出血等病理变化，进而引起甲状腺疾病。肝也为气血化生之所,《素问·六节藏象论》首倡肝生血气:"肝者,罢极之本,魂之居也,其华在爪,其充在筋,以生血气。"指出肝能濡养筋脉及其他各脏器。若肝不藏血,濡养功能失调,则五脏六腑、经络筋脉、四肢百骸失养,人体的筋脉、骨骼、四肢的正常生长发育也会受到不利影响。甲状腺激素具有促进组织分化、生长、发育、成熟的功能,与此不谋而合,故而认为甲状腺与中医肝脏有共同促进生长发育之作用。

(4)肝与女子:肝在女性疾病的发生、发展过程中有着重要的作用,叶天士在《临证指南医案》中说道:"女科病多倍于男子,而胎产调经为主要……女人以肝为先天也。"明确提出了"女子以肝为先天"的理论,强调了肝在女子发病过程中的重要性。同时,《黄帝内经》中也注意到了肝在妇科中的作用,指出:"妇人之生,有余于气,不足于血,以其数脱血也。""有余于气",指女性最易为情志所伤而致肝气郁滞。正如《重订通俗伤寒论》中言:"郁怒伤肝,肝为藏血濡络之脏,病多气滞血瘀,络郁化火之证……郁怒为甚,不能发越,久而蓄积,项结核,胁痛善怒。"这便解释了女性为何好发本病。

2. 肝脏与甲亢的病理演变趋势

左新河认为甲亢属于脏腑功能亢奋之病证,病之初起多实,以肝郁气滞痰凝,痰瘀交阻,郁久化火为主;病久火热伤阴,由实转虚而成虚实夹杂或虚多实少,虚者以肝、心、肾三脏阴虚为主,或是火热耗气伤阴而呈气阴两虚之证。甲亢多因长期精神抑郁、情志不遂,或卒暴恐怒,使肝失疏泄、肝气郁结,郁久致"气火伤阴",而致阴虚火旺、肝阳上亢;虚火妄动,热灼伤津,炼液为痰,痰气交阻于颈,便为"瘿瘤";久则导致气阴两虚,阴虚火旺,火旺又伤阴耗气,循环加重,以致病情难以速愈或愈后阴伤未复而复发。如张景岳在《类经》中说:"情志之伤,虽五脏各有所属,然求其所由,则无不从心而发。"《杂病源流犀烛》曰:"其证皆隶五脏,其原皆由肝火。"《丹溪心法·六郁》曰:"气血冲和,万病不生,一有怫郁,诸症生焉。故人身诸病多生于郁。"情志刺激过于持久或强烈,超过了心神的调节能力则会耗损心神,心神受损,怒动于心而肝应,肝气郁结,或引动肝火,进一步扰乱心神,出现失眠、健忘、烦躁、悲伤欲哭等心神失主的表现。既已发病,又会影响心主血脉的功能,出现心悸、脉数等表现。心神失调,不能主宰人体五脏六腑、形体官窍的生理活动,又可加重或引发其他脏腑的病变。因此,甲亢的病机关键总以肝气郁结、气郁化火、火盛伤阴为要。

(二)辨证论治

左新河倡导本病的治疗要从"疏肝气""清肝火""补肝阴"入手,同时兼顾化痰祛瘀,调和他脏。甲亢早期多以实证为主,常见肝郁气滞、气滞痰凝等证,治疗当以"疏肝气"入手,采用疏肝解郁、行气化痰等法;中期常见气郁化火、痰凝血瘀等证,治疗当以"清肝火"入手,常采用清肝泻火、化痰祛瘀等法。晚期多虚证或虚实夹杂,常见心肝阴虚、肝肾阴虚等证,治疗当以"补肝阴"为主,辅以调和他脏,常采用益气养阴、滋阴潜阳、阴阳双补等法。

1. 疏肝气,化痰散瘀

肝郁气滞是甲亢早期发病的主要病因,因此疏肝行气是关键。气机调畅,气血津液得以正常运行,则疾病可去,临证用药多以柴胡疏肝散合二陈汤加减。《素问·六元正纪大论》:"木郁达之。"柴胡疏肝散中柴胡、炒枳壳、香附三药同用,疏肝行气解郁,炒白芍养血柔肝,补肝体,助肝用。全方疏柔相合,气血并调,气痰并治。汪昂称二陈汤乃足太阴阳明药也,半夏辛温体滑而性燥,行水利痰,为君。痰因气滞,气顺则痰降,故以橘红利气;痰由湿生,湿去则痰消,故以茯苓渗湿,为臣。两方合用,共奏条达木气、气顺痰消之功。

2. 清肝火,泻热散结

"气有余便是火",所愿不所得,遂生情志不舒,肝气失于条达,气行不畅,郁而化火,火热煎灼津液,聚凝成痰,壅结颈前,发为瘿病。治以清肝泻火、泻热散结为要,临证多用栀子清肝汤、黄连温胆汤化裁。肝木火旺,母病及子,木旺引起火亢,则心火亦盛;抑或五志过极化火,心火亢盛时,子病犯母,从而引动肝火。木旺乘土,肝火炽盛,横逆犯胃,又能引发胃热胃火;抑或中焦火热,脾胃气机升降失常,气机不通,郁而化火,从而引动肝火。由此可见,以肝火为重,肝火、胃火、心火之间可以相互转化。根据临床症状,可酌加黄连、黄芩、栀子等以清心火,合白虎汤加减以清胃火;若壮火食气,可佐以生脉饮类方以防耗气伤阴。

3. 补肝阴,益气宁心

肝主疏泄,主条达全身气机,肝病则气机郁滞而不行,气郁则化火,久必伤及阴液,肝阴受损,母病及子,心阴亦亏。以肝阴亏虚为主者,宜一贯煎为重,以心阴亏虚为主者,宜天王补心丹为要,又肝肾同源,肝藏血,肾藏精,精血同生,且肝肾阴阳互滋互制,肾阴不足可累及肝阴,肝肾阴虚,阴不制阳,水不涵木,引动肝阳,致肝阳上亢,可取滋水清肝饮、六味地黄丸等加减以调和肝肾阴阳。

(三)总结

关于甲亢的治疗,西医往往以内分泌治疗及手术治疗为主,但不良反应大且易复发,中医药治疗甲亢有其独特的优势。在中医方面,甲状腺疾病在病理生理上与肝脏有着密不可分的关系，调理肝脏有利于甲状腺功能的恢复。左新河临证辨病与辨证相结合，提出了以"疏肝气""清肝火""补肝阴"为主，化痰祛瘀、调和他脏为辅的治疗理念。

（贾思锋 汪晓露）

三、运用六经辨证甲亢

甲亢是由于甲状腺本身功能亢进，合成和分泌甲状腺激素增多所致的内分泌疾病，以神经、循环、消化等系统兴奋性增高和代谢亢进为主要表现。近年来，甲亢的发病率呈上升趋势。西医多用抗甲状腺药物、放射同位素碘和手术治疗，目前抗甲状腺药物治疗是治疗甲亢的首选方案，但部分患者口服抗甲状腺药物后出现粒细胞减少、肝功能损害、过敏反应及存在停药后复发等问题。放射同位素碘治疗可能导致患者出现永久性甲状腺功能减退症，且存在妊娠和哺乳的禁忌证。手术治疗可能损伤甲状旁腺、喉返神经，也存在术后甲状腺功能减退症的风险。联合中医药治疗可以减少不良反应及并发症，缓解症状，缩短疗程。本病属于中医学"瘿病""瘿气"范畴，中医认为甲亢的发生与情志内伤、饮食及水土失宜、体质因素等密切相关，历代医家运用脏腑辨证、八纲辨证、六经辨证等辨证方法对甲亢有深入的认识。

六经辨证体系起源于《黄帝内经》，形成于《伤寒杂病论》。六经辨证以经络学说为基础，依据脏腑营卫气血的生理病理变化，结合阴阳、表里、寒热、虚实、八纲辨证，是所有辨证体系的基础，故有"六经钤百病"之说。各种疑难杂症均可用六经辨证进行论治。下文介绍左新河从六经辨证甲亢的思路。

（一）太阳受风，营卫不和

太阳统摄营卫，主一身之表，为六经之藩篱。邪之犯人，太阳先受。中医古籍中不乏六淫之邪与甲状腺疾病的记载，明代陈自明在《外科精要》中云，"经络涩滞，气血不流畅，风毒乘之，而致然也"，提出外邪致瘿病的可能性，《医宗金鉴·瘿瘤》中亦提出瘿病"多外因六邪，荣卫气血凝郁……山岚水气而成"。左新河强调，足太阳膀胱经行背部，极易受外邪侵袭，邪气侵袭阻滞气血运行，致颈项不舒，发为瘿病。风为百病之长，为外邪致病的先导。甲亢患者代谢率增高，皮肤温度升高，腠理疏松而玄府开，易受外邪侵袭，尤以风邪为要。风性主动，飘摇不定，则见手抖、舌颤；"伤于风者，上先受之"，故见目赤肿痛、眼突目胀。风入腠理，与血气相搏，营卫不和，故见皮肤瘙痒。结合现代医学研究，感染、外伤与甲亢的病情发展有一定的关系，能引起甲亢复发或导致甲亢危象等并发症;环境温度的改变、光线变化等因素可引起促甲状腺激素分泌的变化及血清中甲状腺激素的代谢变化。左新河治疗甲亢太阳证常用桂枝汤加风药以治内外风,常用桂枝、白芍、生姜、甘草、连翘、桔梗、荆芥、柴胡、夏枯草、牛蒡子等药物,以发挥调和营卫、畅达气机、祛风宣透的作用。

(二)阳明热盛,气阴两伤

阳明经是多气多血之经,阳明病以里、热、实证为主,足阳明胃经、手阳明大肠经均属于阳明经。甲亢以颈前肿大为典型症状,从经络循行("胃足阳明之脉……其支者,从大迎前下人迎,循喉咙,入缺盆")可知,足阳明胃经参与甲亢的发病。《景岳全书》谓,"善食而瘦者,多因有火,然当察火之微甚",甲亢患者消谷善饥、口渴多饮的临床表现,符合阳明胃火炽盛的病机。左新河认为甲亢早期以胃火炽盛证多见,患者因嗜酒失度、过食辛温香燥之物或饮食停滞,胃气亢盛,致使胃之余气化火,化生火热之邪,故见食欲亢进、消瘦等阳明热盛之症,"火旺者阴必亏",火热之邪煎熬津液,阴液亏虚,"阴虚则无气",阴亏日久气亦虚,病久形成气阴两虚证,则见口干多饮、疲倦乏力等症状。左新河治疗甲亢阳明证选用白虎加人参汤加减,常用石膏、知母、人参、山药、山慈菇等,多汗口渴明显者加乌梅、天花粉;精神亢奋,难入眠者,加生牡蛎、酸枣仁、龙骨;多食易饥者,加黄连。

(三)邪犯少阳,枢机不利

甲状腺位于颈前,属于半表半里的位置,少阳位居半表半里,两者位置关系密切。足少阳胆经、手少阳三焦经属于少阳经。"胆者,中正之官,决断出焉",胆性正直,主决断,与人的情志活动有关,甲亢患者多有抑郁、焦虑、易惊等情志类症状,可从胆怯失决断的角度论治。"三焦为元气之别使""三焦者,决渎之官,水道出焉",三焦通行诸气,是人体之气升降出入的通道,是气化的场所,也是水液运行的通道,全身的水液运行代谢离不开三焦的气化作用。气机的升降出入失常是瘿病的病机关键。少阳主枢,是人体气机的枢纽,少阳枢机不利,则气机疏泄不畅,三焦气化不行,津液输布障碍,聚湿生痰,血行瘀滞,痰、湿、瘀搏结于颈前而成瘿病。甲亢少阳证多见目赤、口苦、胸胁胀痛、烦躁易怒或抑郁焦虑、脉弦。左新河治疗该证常用小柴胡汤化裁,以调和枢机,畅运阳气,常用柴胡、黄芩、半夏、人参、生姜、甘草、浙贝母、生牡蛎等;若胆腑郁热,胆胃不和,则用黄连温胆汤加减。

(四)太阴脾虚,灌溉不足

太阴为三阴病之首,多为病变日久而虚证始生,足太阴脾经和手太阴肺经属于太阴经,足太阴脾经自咽喉两旁甲状腺所在部位上行入舌内,甲状腺疾病与脾脏功能密不可分。左新河在多年临床经验中发现甲亢患者多具有脾气阴两虚的表现，从脾阴虚论治本病，取得良好的疗效。脾主营，脾脏通过营气挟并转输水谷精微以濡养四肢，此即"脾脏者土也，孤脏以灌四旁"，是脾阴的生理功能，故"脾土之阴受伤，转输之官失职，胃虽受谷，不能运化，故阳自升阴自降，而成天地不交之否"。患者忧思日久伤脾，脾伤气结而生瘿病，脾阴虚则营气不运，故见乏力、腹泻；脾主四肢肌肉，脾阴虚则四肢肌肉不得濡养，故见消瘦；营阴受损，虚热内生，故见怕热、多汗；脾胃同居中焦，脾伤及胃则胃热内生，故见多食易饥。左新河强调治疗甲亢需立足中焦，兼调他脏气血，常用补中益气汤化裁，药用黄芪、白术、山药、生牡蛎、茯苓、当归、陈皮、升麻等，若见腹冷、腹泻，则加干姜、砂仁；若见纳呆，则加焦山楂、炒谷芽、炒麦芽。

（五）君相不安，虚火上炎

少阴主心肾，肾为先天之本，藏精，主导人体的生长、发育与生殖，并能主骨、生髓、充脑，甲状腺激素具有促进生长发育、刺激软骨骨化、促进长骨和牙齿的生长等作用，可见肾的生理功能同甲状腺激素的生理作用相似。现代研究也表明，中医肾的概念涉及机体功能的多个方面，与内分泌有关的主要涉及下丘脑-垂体-甲状腺轴。中医学认为甲亢心悸关键病机在于心阴虚，心失濡养。心藏神，为人身之大主，统领五脏六腑，故情志不畅则心君受扰而生心火，相火上系于心，下寄肝肾之阴；若君火不安、相火郁勃或肾阴亏虚，阴虚难以敛阳，相火离失本位，则相火不封藏于肾阴之中而妄动上炎，热灼津伤，痰火内结，以致甲亢反复发作，常见心悸、燥热、夜寐不安或失眠、舌红苔少等症。临床上，左新河选用生脉饮化裁，药用南北沙参、麦冬、五味子、生地黄、熟地黄、女贞子、墨旱莲、知母、黄柏等，全方共奏益气养阴、滋阴泻火之功。

（六）风木失司，寒热错杂

"厥阴之为病，消渴，气上撞心，心中疼热，饥而不欲食，食则吐蛔。下之，利不止"，从提纲证可看出厥阴病虚实寒热夹杂的病机特点。足厥阴肝经、手厥阴心包经属于厥阴经，足厥阴肝经与甲亢关系尤为密切。"足厥阴肝经之脉……上贯膈，布胁肋……循喉咙之后"，甲状腺在咽喉部，为足厥阴肝经所过之处，故甲状腺疾病当责之于足厥阴肝经。厥阴风木之肝，主藏血，内寄相火，性喜条达，主疏泄，主升主动，其体为木，其用火，其本阴，其标热，在志为怒，开窍于目。左新河指出甲亢并非单纯的寒证、热证、虚证、实证，而是上热下寒的寒热错杂之证，从《伤寒论》厥阴病论治甲亢更加贴切。病入厥阴则易致风木之火循经上炎，故出现头目胀痛、烦躁易怒、面红目赤等症。厥阴木气合于手厥阴心包之络,心包络主火,风火相煽,故热气撞心而见心慌胸闷。厥阴经脉挟胃贯膈,肝升胃降,肝失疏泄,郁久化火,火热扰胃,胃火炽盛,故见消谷善饥、怕热、多汗之症。肝木乘脾,脾失健运,则无力运化水谷精微,气血生化无源,出现肠鸣、便溏、大便次数增多、消瘦等脾寒证。肝气生发,喜怒不节,肝疏泄失司,气不行则血不运,气滞血瘀,日久化火,火炙凝痰,易致颈前两侧或一侧甲状腺肿大。左新河治疗甲亢厥阴证常用乌梅汤为主方化裁,寒热并用、上下兼顾,以温达厥阴、清上温下,常用乌梅、桂枝、干姜、附片、当归、党参、黄芩、黄连、鳖甲等药物。

综上所述,甲亢可见于六经病证当中,现多从阳明热盛,气阴两伤、邪犯少阳,枢机不利、风木失司,寒热错杂的病机进行辨治。左新河运用《伤寒论》之六经辨证对甲亢进行辨治,为临床诊疗提供思路和借鉴。

(邹倩　赵勇)

四、从"火郁发之"论治甲亢

甲亢是一组由甲状腺激素分泌过多,引起氧化过程加快,代谢率增高导致的内分泌疾病。该病属中医学"瘿病"范畴,临床特征主要为颈前肿大、心悸、怕热、多汗、烦躁易怒、消瘦乏力等,尤以女性为多。本病发病与情志因素关系密切,患者多有火热之象。左新河在临床实践中总结经验,认为该病多见于火郁证患者,并依据"火郁发之"理论指导用药,取得较好疗效。

(一)"火郁发之"理论概述

最早提出"火郁发之"理论的是《素问·六元正纪大论》:"火郁发之……谓汗之令其疏散也。"此篇为运气七篇之一,主要阐释五运六气理论,首次提出"五郁"学说,其中"郁"主要指五行之气被其所不胜之气克制,从而出现的一种被抑制阻遏、郁而不能发的状态。"火郁"是指火气运行阻遏的反常状态,"火性炎上",故因势利导而"发之"。后世以《黄帝内经》理论为基础进行扩展,将该理论应用于多种疾病论治。

中医学对"火"的认识,最初为《黄帝内经》中的壮火、少火、君火、相火等理论,后在金元四大家中进一步丰富,如刘完素的"火气致病最多"理论、张从正提出的"火能致燥""火能致瘘"、李东垣的阴火论、朱丹溪的相火论等。至明代时医家戴思恭提出"气属阳,动作火"的观点,认为气维持人体正常运行,当不能正常升降出入时即成为火,进一步完善了前人对"火"的认识。

"郁",有积聚、集中、壅塞、不宣畅之意。《医碥》指出："郁者，滞而不通之义，百病皆生于郁。"《丹溪心法》中"气血冲和，百病不生，一有怫郁，诸病生焉"同样将人体大多疾病归结于"郁"。叶天士提出"邪不解散，即谓之郁"，对"郁"进行了进一步补充。总之，"郁"可以归纳为气机运动阻滞，亦可由邪气不能发散导致，最终产生多种疾病。

"发"作为"火郁"的治疗原则，有散开、分散、开展的意思。《黄帝内经》中将"发之"等同于"汗之"。至金元时期，张从正引申为发汗、宣吐、出血均为"发"的途径。张景岳另外提出"升阳"亦可称为"发"，即《类经》所言"火郁之病……因其势而解之、散之、升之、扬之，如开其窗，如揭其被，皆谓之发"，认为"发"使阳气得以升发，郁热得以透发。总之，"发"的关键在于因势利导，顺其性而治之，通畅气机，且应注重火郁的病因，随证治之。

（二）"火郁发之"与甲亢

1. 病因病机

甲状腺位于肝经循行所过之处。肝性条达，为七情所主，司冲任二脉。食入于胃赖肝以化水谷，然肝失疏泄，气血失和，水液失布，冲任失和，则七情过极，消谷善饥或纳差，女子月经不调，男子阳事不举，面浮肢肿，倦怠乏力，与甲状腺功能异常表现雷同。可见，甲状腺为肝所主。

甲亢临床表现中多有火热之象，如怕热、多汗、消谷善饥等。《杂病源流犀注》曰："瘿之为病，其证皆隶五脏，其原皆由肝火。"《医宗金鉴》云："怒气动肝则火盛血燥，致生筋瘿……心主血，暴戾太甚，则火旺逼血沸腾，复被外邪所抟，致生血瘿。"焦烁颖团队基于朱丹溪"心动则相火动"理论，提出复发性甲亢的核心病机为相火妄动，常由情志失调使心火亢盛或肝肾阴虚导致。魏子孝认为甲亢为本虚标实之病，本虚以阴虚为主，渐及气虚；标实则无形之邪与有形之邪兼见，表现为气、血、痰、火四郁，其中又以气郁化火为主，继而导致郁火亢盛，气阴两伤。总之，左新河认为甲亢发病与"火"密切相关，主要由肝气郁滞，化火伤阴所致，"火郁"在甲亢发病过程中具有重要作用。

2. 甲亢"火郁"分型

本病初起多因肝气郁滞，气郁日久化火伤阴，至后期可成虚证或虚实夹杂之证。"火郁"发生于病程中期，在本病由实转虚的过程中起到关键作用。基于本病的发病机制和病情进展过程，左新河结合临床经验，将处于病程中期的火郁证患者的证型分为以下两种情形。

（1）肝郁化火证：甲状腺肿大，质地柔软，随情绪波动而消长。急躁易怒，焦虑多疑，消谷善饥，烦渴多饮，失眠头晕，眼干目胀，舌质红，苔黄，脉弦数。该证型主要见于本病的前中期，病机以标实为主。

（2）郁火伤阴证：甲状腺肿大，质地软或稍硬，头晕目眩，心悸失眠，目胀干涩，口干颧红，舌质红，苔薄黄，脉弦细数。该证型主要见于本病的中后期，病机为虚实夹杂。

左新河认为以上两种证型皆为本病病情进展过程中的常见证型，第一种为气郁转为火郁之时发生，第二种为火郁伤阴导致病情由实转虚或虚实夹杂之时发生，故"火郁"之时进行精准辨证施治对于阻遏病情进一步发生发展具有重要意义。

（三）"火郁发之"治疗甲亢的临床应用

1. 疏肝清热，理气消瘿

对于本病前期以肝郁气滞为主的患者，左新河认为因本病易从火化，故一方面要疏肝解郁理气，另一方面要添用少量清热药，以防气郁化火而成火郁。对于已出现火郁证而火热未入脏腑的患者，则应在选择清热药之时，顺应"火"的特性，使用疏散、清透之品，如柴胡、连翘、淡竹叶等，使火邪透发于外。同时应顾护津液，以防火邪伤阴过甚发展成虚证。

2. 养阴清火，化痰消瘿

火郁证患者若失治误治，火热之邪进一步耗伤阴液，容易导致阴虚证。左新河认为对于已有阴虚之证的患者，在清热透火的同时，自当顾护阴液，然火郁未散，不可过于滋腻，以防火邪炼液成痰，则更伤阴。

3. 升阳散火，发散郁热

甲亢患者多有消谷善饥、肠鸣腹泻症状，日久易耗伤脾胃之气，此时可用李东垣的"甘温除热"之法，升阳散火同时顾护脾胃之气。方用柴胡、葛根、防风、升麻、羌活、独活、人参、白芍、生甘草、炙甘草等，其中柴胡、葛根、防风、升麻、羌活、独活六味风药，以其轻浮易升生，助阳气升于上、浮于外，从而解除火郁在内不得发散引起的各种病症。左新河认为配伍中既用辛温之品也用辛凉之品，以辛温之品为主，同气相求，从火热之性引郁火向外向上发散，同时佐以补法，扶正以祛邪，可达到祛邪不伤正。

（四）总结

综上所述，对于《黄帝内经》中的"火郁发之"，从最初的以汗法治疗火郁证，经后世的创新,出现了更多解读。"火"从五运六气概念引申扩展为"气属阳,动作火","发"从最初的汗法扩展为解表、发散、升扬等多种因势利导之法。甲亢的发生发展过程中,"火郁"具有关键作用。左新河认为针对火郁证的甲亢患者,应首先辨明虚实,针对患者症状辨明证型,选取合适的导热外出药物,因势利导疏散火邪,补益虚损,使气机条达,火郁得解。

（丁环宇　汪晓露）

五、分期论治甲亢经验

左新河提出可以分期论治甲亢,发挥中医学在治疗甲亢方面的特色及优势。

（一）病因病机

中医学认为,甲亢的病因主要与情志、饮食及水土失宜等有关。《诸病源候论·瘿候》云,"瘿者,由忧恚气结所生,亦曰饮沙水,沙随气入于脉,搏颈下而成之",指出瘿病的病因主要是情志内伤及水土因素。《圣济总录·瘿瘤》曰,"妇人多有之,缘忧恚有甚于男子也",强调了情志郁滞对于甲亢致病的重要性。左新河认为,患者长期精神抑郁则肝失疏泄,致气滞、痰凝、血瘀,但以气郁为先;加之素体阴虚,极易化火,肝火旺盛,同时又易伤阴;久病则虚,尤以肝肾阴虚为关键,病变涉及肝、肾、心、脾诸脏。

1. 初起多实,当以气郁为先

左新河认识甲亢多以历代典籍之相关论述为基础。巢元方《诸病源候论·瘿候》曰,"瘿者,由忧恚气结所生""瘿病者,是气结所成",可见情志不畅在甲亢发病中的重要作用。《济生方·瘿瘤》云,"夫瘿瘤者,多由喜怒不节,忧思过度,而成斯疾焉。大抵人之气血,循环一身,常欲无滞留之患,调摄失宜,气凝血滞,为瘿为瘤",强调情志不遂、调摄失宜、气血凝滞发为瘿病。因此左新河认为肝为风木之脏,主藏血而以血为体,主疏泄而以气为用。情志不畅则肝失疏泄,气郁不行,津液不布,聚而成痰,痰气交阻颈前渐成瘿肿;日久血行不畅,则痰瘀互结,瘿肿且硬。故甲亢初起多以气滞、痰凝、血瘀为患,以实证为主,气郁为先。

2. 中期郁而化火,责之肝火上炎

《素问·至真要大论》云:"诸躁狂越,皆属于火。"吴鞠通《温病条辨》曰:"肝为刚脏,内寄相火。"肝主升主动,由此左新河指出肝郁化火,随经上炎,煎烁津液,聚而为痰,壅结颈前而为肿;火炎上而侵肝之窍,则急躁易怒、眼突;肝移热于胃,胃热阴伤,

则消谷善饥；热扰心神故而烦。且《素问·至真要大论》曰："诸风掉眩，皆属于肝。"因此亦见震颤、眩晕等症状。此外，《灵枢·经脉》曰，"胆足少阳之脉，起于……马刀侠瘿"，提到胆经受病可致侠瘿，而肝胆为表里，二者相济，因此左新河认为少阳胆火亦可引发甲亢。

3. 后期久病伤阴，肝肾阴虚为本

左新河认为患者素体多阴虚，加之气郁化火，久则灼伤真阴，故肝肾阴亏、阴不制阳、虚热上扰为甲亢后期之核心病机。久病损及肝肾之阴，其精不能上注于目，则见两目干涩；而腰者，肾之府，故腰失所养者腰膝酸软；且《素问·痹论》曰："阴气者，静则神藏，躁则消亡。"故阴虚热扰则形神倦怠、五心烦热、心悸失眠等症状随之而生。

（二）分期论治

左新河倡导本病的治疗应从早、中、晚三期入手，甲亢早期多以实证为主，常见肝郁气滞、气滞痰凝等证，治以疏肝郁为主，兼以行气化痰。中期常见气郁化火、痰凝血瘀等证，治以清肝火为主，兼以化痰祛瘀。后期多虚证或虚实夹杂，常见心肝阴虚、肝肾阴虚等证，治以补肝阴为主，兼以调和他脏。

1. 早期

以疏肝郁为主，兼以行气化痰。患病早期多因忧愁思虑或忿郁恼怒致肝疏泄失职，气滞不布，津停为痰，壅结颈前，临床以颈前有肿块、质软不痛、胸胁胀痛或闷痛、心烦失眠、急躁易怒，时见咽中如有物阻，咳之不出，咽之不下，舌苔薄黄而燥或舌苔薄黄而腻，脉弦滑或滑数为主症。左新河针对早期病症特点，治以疏肝解郁、行气化痰法，临证多以逍遥散合二陈汤加减。具体方药：当归10～15 g，白芍15～20 g，茯苓10～30 g，柴胡10～20 g，白术10～15 g，甘草5～10 g，海藻15～30 g，昆布15～20 g，浙贝母6～10 g，陈皮6～10 g。方中柴胡疏肝行气，配合白芍柔肝缓急；当归养血和血，配合白术、茯苓健脾，恢复运化之功，使气血有源，津液可行；加之昆布、海藻、浙贝母、陈皮化痰消肿；甘草调和诸药。全方共奏行气化痰、散结消瘿之效。其中甘草与海藻之比应小于1∶2，可减毒增效。若患者长久抑郁，难以抒怀，可加枳壳、厚朴以加强疏肝解郁之效；若甲状腺肿或较硬，加鳖甲、夏枯草、牡蛎以加强化痰散结之功，并配以川芎、丹参、桃仁、红花、鸡血藤等活血化瘀之品；若有结节，加黄药子、三棱、莪术、丹参等以活血软坚。

2. 中期

以清肝火为主，兼以化痰祛瘀。患病中期肝气郁而化火，肝火亢盛，始伤阴津，临床以颈前瘿肿、急躁易怒、眼球突出、面部烘热、汗出口苦、四肢震颤、形体消瘦、舌

红苔黄,脉弦数或滑数为主症。左新河针对中期病症特点,治以清肝泻火、化痰祛瘀之法,临证多用龙胆泻肝汤化裁。具体方药:龙胆草5～10 g,栀子10～15 g,黄芩6～10 g,车前子10～30 g,柴胡15～20 g,甘草5～10 g,当归10～20 g,生地黄12～20 g,夏枯草15～30 g,白茅根10～20 g,牛膝10～15 g,牡蛎10～30 g,珍珠母15～30 g。方中龙胆草清肝利胆泻实火,配合黄芩、栀子、夏枯草清热;牛膝引热下行,车前子泄热,白茅根利小便,共同导热下行;实火伤及阴血,当归、生地黄养血滋阴;牡蛎、珍珠母平肝潜阳;柴胡舒畅肝经之气,引诸药归肝经;甘草调和诸药。全方共奏疏肝泻火养阴之效。若突眼、双眼干涩,加青葙子、白芥子、赤芍祛痰益目;若手颤严重,加白蒺藜、石决明;若消谷善饥,加石膏、知母;若颈肿严重,加丹参、玄参、黄药子凉血解毒,并伍连翘散结。

3. 晚期

以补肝阴为主,兼以调和他脏。日久损及肝肾之阴,症见颈前瘿肿、眼球突出、形体消瘦、多汗善饥,多伴有腰膝酸软、心悸不寐、两目干涩、头晕目眩、视物昏花、形体倦怠、神疲乏力、五心烦热(入夜尤甚)、舌红苔薄或无苔、脉细数或虚数等症。左新河针对中期病症特点,治以温补肝肾,养营益阴,临证多用一贯煎、滋水清肝饮、六味地黄丸等加减。具体方药:生地黄15～30 g,当归10～20 g,白芍15～20 g,酸枣仁20～30 g,麦冬10～20 g,玄参10 g,龙齿30 g,黄连3～10 g,阿胶5～10 g,牡蛎10～15 g,五味子6～15 g。方中生地黄、麦冬、玄参、白芍补养阴津;当归、阿胶补养气血;五味子收津敛精;酸枣仁入心经,宁心安神;黄连清泻心火;龙齿、牡蛎镇静安神,诸药共奏养阴生津、宁心柔肝之效。若心悸严重并失眠,加柏子仁、制远志、首乌藤;若耳鸣、腰膝酸软,加桑寄生、怀牛膝;若妇女经期量少或闭经,加制何首乌、益母草、桃仁;若阳痿,加淫羊藿、巴戟天、菟丝子。

(三) 总结

西医治疗甲亢的手段虽多样化,但疗程长,有皮疹、肝功能受损、白细胞计数减少等多种不良反应。中医治疗具有明显优势,且不良反应小,特别是备孕女性患者受益佳。左新河在临床实践中从早、中、晚三期辨证论治甲亢,总结出"疏肝郁、清肝火、补肝阴"三大基本治疗法则,并辅以行气化痰、化痰祛瘀、调和他脏,收到了良好的治疗效果。

(贾思锋　赵勇)

六、从伏邪论治复发性格雷夫斯病

格雷夫斯病(Graves disease,GD)是一种较为常见的自身免疫性甲状腺疾病,是甲亢的常见病因,在运用抗甲状腺药物治疗过程中或停药后复发率颇高。伏邪致病广泛,伏邪参与了复发性GD的发生与发展。左新河认为伏邪与GD的促甲状腺激素受体抗体(thyroid stimulating hormone receptor antibody,TRAb)水平升高、甲状腺肿、突眼、胫前黏液性水肿等临床特征相关,从中医伏邪论治复发性GD具有合理性。

(一)GD

GD是内源性甲亢的主要病因,以血清TRAb水平升高,刺激促甲状腺激素受体,使甲状腺激素的产生和释放增多为主要特征。临床主要表现为高代谢症候群、眼症、弥漫性甲状腺肿等多系统的综合征。中国治疗GD的首选方法是控制甲状腺功能,即运用抗甲状腺药物(antithyroid drug,ATD),但ATD停药后容易复发。GD患者在停用ATD后,51.9%的患者在1年后复发,复发的GD患者有着更高的死亡率,尤其是心血管疾病患者。血清TRAb水平、格雷夫斯眼病、甲状腺肿程度、年龄等与GD的复发有关。发病年龄越小、甲状腺肿越明显、治疗前血清TRAb水平越高的GD患者有着较高的复发率。停药时甲状腺肿大程度高、有相关眼症的患者停药后复发率高。复发性GD是由多因素导致的,临床治疗有难点,中医药治疗具有多途径、多靶点的特征。

(二)伏邪理论

"伏",隐藏之意。"伏邪"二字,始自《伤寒杂病论》。伏邪致病广泛,"夫天地之气,万物之源也,伏邪之气,疾病之源也。"《景岳全书》中云伏邪:"然必以积劳积损及忧思不遂者,乃有此病。"后世认为广义伏邪包含七情内伤、郁气、水饮、痰浊、瘀血等伏而不发的致病邪气。

伏邪致病具有隐匿性、进行性、反复发作和迁延不愈的特点。运用中医伏邪理论防治的疾病主要为病因复杂、发病机制纷杂、早期诊断困难、缺乏特效药物、预后欠佳的诸多疑难杂症,多以正虚邪伏为主要病机,痰瘀胶结为关键病机。正虚则使外邪有入侵、伏邪有潜伏的机会,邪伏难祛使疾病复发、迁延不愈,邪气伏聚可导致正气渐弱,因实致虚,促使疾病进展。治疗中当重视治未病,扶正兼祛邪并重。

（三）复发性GD中伏邪隐匿

"正气存内,邪不可干。"伏邪常遁藏于正气亏虚之处或正虚之人。GD可归属于中医学"瘿病""瘿气"等范畴,其所表现的虚证多见于疾病后期,属纯虚者较为少见,或由禀赋不足,或由实邪内伏所致,病久则见虚实夹杂。GD常见于素体气阴两虚之人,早期以火热之邪亢盛为主,病久易耗伤气阴,中后期以气阴两虚为主。气虚无力推动,则津血运行缓慢,血虚不荣,血脉行而不畅,易致痰凝、瘀血凝滞;若素体阴虚,则生内热,煎熬阴液,致痰浊形成,遇情志不畅,则痰气交阻致病;或先天禀赋不足,天癸未渐充盛,精血暗耗,脏腑失养,若遇情志不遂,气机不畅,津血运行失常,则生痰生瘀,互结成瘿。正气亏虚给伏邪生成、藏匿创造了条件,且不足以鼓动伏邪外出,使病情缠绵难愈,反复发作。

痰饮、瘀血均是人体气血津液运化失常所变生的病理产物,可停积致病。《济生方》言:"夫瘿瘤者⋯⋯大抵人之气血,循环一身,常欲无滞留之患,调摄失宜,气凝血滞,为瘿为瘤。"痰、瘀乃同源而生,最易胶结,二者均属阴邪,易袭阴位,起病隐秘,不易被察觉,当正气亏虚时,易陷里内伏;痰瘀性黏滞,加之在GD患者体中伏藏日久,遂成痼疾,难以速除,使疾病易复发。《济生方》云:"夫瘿瘤者,多由喜怒不节,忧思过度,而成斯疾焉。"中医认为GD发病与情志不畅密切相关,七情内伤,然疾病未卒发,日久可影响脏腑气机,亦可构成伏邪,隐藏在体内,内伏日久与痰瘀夹杂,给GD复发留下隐患。复发性GD责之于瘀血、痰饮等内生之邪夹杂兼有正气亏虚,过时而发,使疾病反复发作、迁延不愈。

（四）伏邪与复发性GD临床特征的关系

1. 伏邪与TRAb

TRAb能通过与甲状腺滤泡上的促甲状腺激素受体结合和相互作用,刺激甲状腺增生以及活化其功能,使甲状腺激素产生和分泌失控,导致GD。发病初及ATD治疗结束时血清TRAb水平是GD复发的有效预测指标,诊断或停止治疗时TRAb水平越高提示GD复发的可能性越高。TRAb作为GD的特异性自身抗体从中医角度来看也可归属于"伏邪",具有藏匿于内的特点,不会瞬时发病,早期无症状,却伏于体内主导GD的复发。

2. 伏邪与甲状腺肿

甲状腺肿大越严重,GD患者病情越难控制。患者在初发时及停用ATD药物后若有明显的甲状腺肿大,GD复发的可能性极大。朱丹溪云:"痰挟瘀血,遂成窠囊。"GD患者甲状腺肿大主要责之于情志不畅,肝失条达,气滞则津液不运,凝结成痰,痰气交阻,壅滞颈前;或痰气蕴结日久,气滞血行不畅,痰瘀互结,壅滞颈前。GD早期以肝火亢盛为主,火可炼液成痰;肝火灼经脉,使脉道干涸,血行不畅,凝滞成瘀血,痰瘀互结滞于颈前发病。然气滞、痰凝、血瘀非一日猝成,乃日久生成,伏于体内,过时而发,内生诸邪夹杂而致甲状腺肿大,为GD复发留下隐患。

3. 伏邪与突眼

与GD相关的格雷夫斯眼病(Graves' ophthalmopathy,GO)是常见的眼眶疾病之一,GD发病时合并GO与疾病高复发风险有关。重度GO患者GD的病程显著长于轻度GO患者,对活动性GO进行相关治疗可减少ATD停药后的复发。GO以眼外肌增厚,眶后结缔组织和脂肪体积增大为特征,是导致成人眼球突出最主要的原因之一。本病属"目珠突出",乃痰瘀伏内所致;多起于情志不畅,肝络郁滞;肝开窍于目,气郁日久化火,炼液生痰,若痰湿不去,伏内日久,则成浊脂;气滞影响血液运行,气血阻滞,眼络瘀滞,导致眼眶组织增生和眼肌纤维化,痰瘀内伏眼络,日久推挤眼球致突出,使眼球运动障碍,眶内肿胀,为GO的主要表现。

4. 伏邪与胫前黏液性水肿

胫前黏液性水肿是GD的甲状腺外表现,约5%的患者会出现。表现为非凹陷性鳞屑样增厚及硬化,通常始于胫骨前区隆起,皮损为肉色或黄褐色,并有明显的毛囊硬结。由长期情志不畅,肝失疏泄,肝郁化火,灼津成痰,随气降于胫前导致。肝郁则气血运行不畅,痰凝血瘀内伏随肝脉循行下传至胫前,日久出现下肢肿胀不适,皮肤硬结等。胫前黏液性水肿可以是无症状的,而仅在胫骨前区有细微变化,即使皮肤出现明显变化,患者仍可能无症状,符合伏邪潜藏、起病隐匿的特点。

5. 伏邪与其他

伏邪致病有"向虚而伏"的特点,人体正气的盛衰可影响伏邪的发病。先天伏邪禀赋于父母,为先天遗传。遗传或免疫缺陷为伏邪的生成和GD反复发作提供了基础,与"正气不足""禀赋不足"相关。年龄亦可用于评估GD的复发风险,发病年龄越小,停用ATD后复发率越高。其内因为小儿禀赋不足、正气亏虚。正气亏虚是伏邪能够潜伏及致病的重要条件,而伏邪氤氲,亦可耗伤正气,使正气无力祛邪,从而使GD反复发作。

综上所述,左新河提出伏邪与复发性GD具有相关性,即特征性抗体TRAb藏匿于内,过时发病;伏邪痰瘀日久,循经则见突眼、甲状腺肿、胫前黏液性水肿等。从中医伏邪论治复发性GD具有合理性。

（五）辨证治疗

1. 固复正气,以助邪去

GD停药后属于瘥后阶段,机体内邪气伏留,正气待复,容易出现病情反复。既成伏邪,而正气足,疾病可能未发,若他邪或他因引动,则病发。当使用补法以扶正,尤当辨清缓急轻重与兼夹病邪的情况;正盛才有力祛邪,正盛才能防遗邪内隐;然大多不宜纯补,治虚当与祛邪并重。GD后期常属本虚标实之证,气郁、痰凝、血瘀滞结为标,气阴亏虚为本,当养阴制阳,维持阴阳平衡。治疗以滋养阴血、益气扶正为主,常以二至丸合生脉饮加减或补中益气汤加减,使正气实而邪易祛,辨证配伍疏肝解郁、理气化痰、活血化瘀之品。可用黄芪、鬼箭羽、白芍、穿山龙等加减化裁而成的芪箭消瘿方益气扶正兼以化痰活血。研究发现补益药黄芪能有效调节GD患者的免疫功能,改善GD患者的多汗和心慌等症状,而联合黄芪类制剂较单用ATD能更好地降低GD患者血清TRAb水平。益气养阴方能有效治疗GD,可抑制甲状腺细胞生长,还对其相关并发症有较好的治疗作用。在GD维持期服用小剂量由黄芪、生地黄、玄参、白芍、钩藤、夏枯草、生牡蛎等组成的复方甲亢片,以益气养阴为治疗基本法则,对降低患者复发率及复发程度有一定疗效。

2. 化痰祛瘀,除邪务尽

痰瘀互结非一日促成,贯穿于GD病程中。痰瘀凝滞难去,阻滞气血,易变生瘤邪,使疾病难以痊愈,而痰瘀内伏日久或邪祛未尽会给GD留下复发的隐患。当在辨证治疗基础上加强化痰祛瘀之力,使伏邪得去,然辨证时要区别化痰与祛瘀的主次及治疗时的主从或是二者同用。痰化则气机畅达,利于活血;瘀去则脉道通畅,助痰去。左新河提出,不可用药过多,中病即止,防止耗伤正气。痰瘀互结易成窠囊,如莲子嵌于蓬中,不刈其根,难以消散。GD复发不乏顽痰凝瘀作祟,当用蜈蚣、僵蚕、土鳖虫、蛴螂虫等虫类药物,取搜刮剔络力强之意。左新河认为,对于顽瘀,风药尚可活血搜络,虫类药中全蝎、蜈蚣、地龙、乌梢蛇均属风药,可直接入血分,其具有辛香走窜之性,可疏血通络,使气畅血行,散瘀除滞。然虫类药多辛温,宜配伍滋阴养血药如白芍、生地黄等;破血攻积药物大多为咸寒之品,宜配伍辛温养血药如桂枝、当归等。

（六）总结

左新河认为,GD患者应考虑长期低剂量ATD治疗,在停止ATD治疗后的一到两年应定期复查。GD由正气亏虚、伏邪渐积导致,病势缠绵,ATD治疗无法一蹴而就,联用中医药疗法能够减少复发。GD复发时,血清TRAb水平难降和甲状腺肿、突眼、胫前黏液性水肿难消等为治疗难点,中医经典伏邪理论中,复发性GD与伏邪有关。复发性GD的核心病机是正气亏虚、痰瘀内伏,正气不足可变生伏邪,而伏邪可耗伤正气,治以固复正气以助邪去、化痰祛瘀以散伏邪为主,左新河在临床中常联合长期低剂量ATD治疗、甲状腺局部治疗等。

(汪晓露 赵勇)

七、治疗甲状腺功能亢进症合并月经病经验

(一)甲状腺与月经病

甲状腺分泌甲状腺激素,甲状腺激素是一组具有激素活性的碘甲腺原氨酸的总称,在人体内有广泛的生理作用,可促进产热、增加基础代谢率;此外,对人体的生长发育、神经系统与心血管系统的功能状态以及某些物质代谢也起着一定的调节或促进作用。甲状腺功能的调节主要受下丘脑-垂体-甲状腺轴的影响,下丘脑促甲状腺激素释放激素和垂体促甲状腺激素可促进甲状腺激素的分泌;反过来,甲状腺激素对下丘脑促甲状腺激素释放激素和垂体促甲状腺激素也有反馈作用。月经周期是育龄期妇女下丘脑-垂体-卵巢轴功能的周期性表现引起靶器官——子宫内膜周期性变化的结果,卵巢功能受下丘脑促性腺激素释放激素和垂体促性腺激素调控。故甲状腺功能与卵巢功能同时受神经系统-下丘脑-垂体调控,当甲状腺功能异常时,引起下丘脑、垂体调节机制紊乱,极易引起卵巢功能失调,影响性激素的合成与分泌,子宫内膜周期性变化失调,最终引起月经周期紊乱,出现月经先期、月经后期甚至闭经等。所以甲状腺疾病与月经周期的联系十分紧密,尤其是甲状腺功能亢进时,甲状腺分泌过多的甲状腺激素,反向抑制下丘脑及垂体的调节机制,引起卵巢功能异常,影响黄体、卵泡的生成与分泌,最终引起月经周期紊乱,导致月经病。左新河认为,甲亢合并月经病历来有之,但文献报道较少。现将左新河治疗甲亢合并月经病的经验总结如下。

甲亢是一种常见的甲状腺疾病,是指甲状腺病态地合成与分泌过量甲状腺激素或甲状腺外的某些原因导致血循环中过高的甲状腺激素浓度作用于全身组织,而引起的一系列高代谢症候群,主要临床症状为多食、消瘦、心慌、多汗、眼球突出、甲状腺肿大等。甲亢属于中医学"瘿病"范畴,左新河认为,甲亢多由七情内伤引起,尤以忧思、恼怒为甚,外感火热之邪、内生痰湿所致,或由先天禀赋、饮食水土因素导致;月经病是以月经的周期、经量异常为主症,伴随月经期间或经断前后出现明显症状

的疾病,《素问·上古天真论》中提到,"女子……二七而天癸至,任脉通,太冲脉盛,月事以时下,故有子……七七,任脉虚,太冲脉衰少,天癸竭,地道不通,故形坏而无子也",故月经的来潮与停止与天癸、冲任脉密切相关,而天癸由先天之精——肾精及后天脾胃之气血共同化生而来,肾精不足,冲任脉不通,则月经不调,出现月经病。《素问·痿论》中提到,"悲哀太甚,则胞络绝",后天七情内伤过甚,外感火、热、寒邪,伤生化之源,致冲任不固、脏腑失调而月经不调。综上,月经病的治疗原则以健脾补肾疏肝为主。临床上女性甲亢患者多伴发月经异常,两者在中医病因病机上多有相似之处,尤以情志不节、七情内伤过甚多见。

(二)治疗原则

左新河认为,甲亢常可分为气滞血瘀型、痰气瘀阻型、阴虚阳亢型、脾肾阳虚型等分型,其中气滞血瘀型可导致月经量过少、痛经、经行乳胀等症状,痰气瘀阻型可伴见经行不畅、月经量过少、痛经、经血异常等症状,阴虚阳亢型可见经量过少、甚或停经等症状,脾肾阳虚型可伴见月经量过多、色淡或崩漏等症状。

左新河认为,临床上在治疗甲亢的同时应兼顾月经病,重新构建新的人工周期。与西医单纯运用口服激素构建人工周期不同,左新河认为,月经病的治疗重在治本以调经,应在早期治疗甲状腺功能异常的基础上,中后期在配合抗甲状腺药物维持治疗的同时加上中药人工周期疗法以调经,根据补虚泻实的规律辨证论治。

现代医学研究证实,正常的月经周期一般分为3个时期:卵泡期,又称增生期,一般为月经周期的第1~14天,此期间卵泡快速生长,分泌的雌激素逐渐增多,中后期子宫内膜逐渐增厚。黄体期,一般为月经周期的第15~28天,排卵后形成的黄体分泌大量的孕激素和雌激素,子宫内膜厚度进一步增加,分泌功能增强,故又称为分泌期。月经期,为月经周期开始的第1~5天,即子宫内膜脱落期,与卵泡期的早期有所重叠。

临床上甲亢引起月经不调者主要症状为月经量少、周期延长甚至闭经,多为育龄期妇女,有生育要求,故左新河认为在临床中治疗甲亢合并月经病时,应中西医结合进行辨证分析,《景岳全书·妇人规》中提到:"调经之要,贵在补脾胃以资血之源,养肾气以安血之室,知斯二者,以尽善矣。"故而其总的治则为补肾、健脾、疏肝。在服用抗甲状腺药物(如甲巯咪唑片、丙硫氧嘧啶片、复方甲亢片等)的同时,应结合一般月经周期进行辨证论治,分三期服用中药以重新构建新的人工周期。

1. 第一期

月经来潮后的6~14天,即月经后期,相当于卵泡期后期。月经来潮后,宫内精血亏损,以精血亏虚为主,"女子以血为主",应予以滋阴补肾养血之品,滋养子宫内膜及促进卵泡的形成,从而促进下一个月经周期的形成。左新河多选用六味地黄丸、左归丸加减,以滋补肝肾、养血调经,药用熟地黄、山药、山茱萸、墨旱莲、枸杞子、菟丝子;在滋补肝肾之阴的同时,加入当归、牡丹皮、茯苓以养血调经健脾、温补脾阳以滋养肝肾,助卵泡的生长发育及子宫内膜的生长,同时可加用理气活血之品促进排卵,如柴胡、赤芍、香附、益母草等,为月经正常来潮做准备。

2. 第二期

在月经的第15~28天,即黄体期,也称为经前期。此期黄体大量分泌孕激素和雌激素,促进子宫内膜生长、增厚,为月经来潮做准备。左新河认为此期需选用温阳补肾兼引血下行之品促进子宫内膜生长,如用何首乌、菟丝子、淫羊藿、枸杞子等温阳补肾,加用益母草、牛膝等引血下行,同时配合柴胡、白芍、香附等疏肝理气,为经期行经排血做准备。温补肾阳时注意预防温燥太过,应加入补肾阴之品,如女贞子、墨旱莲、黄精等。

3. 第三期

月经来潮后的第1~5天,即月经期。此期月经来潮,左新河认为此期易耗伤气血、经行不畅,应以活血调经、益气健脾补血为治则,选用当归、泽兰、益母草、桃仁、红花、川芎、丹参等活血化瘀调经,加用黄芪、茯苓、白术等健脾益气,柴胡、延胡索、川楝子、香附等疏肝行气止痛。此期证候多为虚证,切忌用破血消癥之品如水蛭、虻虫等,以防损耗太过,造成崩漏,主张重病缓之,以免耗伤气血,伤及根本。

同时,在各期应注意随证加减用药,辨证施治。左新河认为,甲亢合并月经病的各期治则均为补肾、健脾、疏肝,但临床实际辨证时应因人而异,注意随证加减用药。如合并经行腹痛者,应先辨别虚实,实者应顺气、化瘀、通经,加用延胡索、川楝子、川芎、当归、白芍等;合并经行头痛者,多因外感风寒之邪,出现头痛、发热、咳嗽等外感表证,故应同时加用荆芥、防风、桂枝等解表;合并乳房胀痛者,应加用柴胡、郁金、白芍等疏肝理气之品;合并纳差腹泻者,多为脾胃虚弱之象,应加用白术、茯苓、黄芪、砂仁等健脾和胃止泻;合并心悸者,应加用龙骨、牡蛎、太子参、五味子等平肝潜阳、益气养阴。

(三)总结

左新河认为,对于甲状腺功能异常所致的月经病,在治疗甲亢时,调经亦十分重要,可分期辨证论治。另外,在运用药物治疗甲亢合并月经病患者时,应注意调畅情志。患此病者多为育龄期妇女,平素忧思恼怒过甚,导致肝郁脾虚加重,各期症状随之加重,不利于疾病恢复,故须结合实际情况开导患者,嘱其定时随访,关注患者情绪健康,提高患者的依从性以规律复诊及用药,从而提高疗效。

(龚甜　左新河)

八、辨治甲状腺功能亢进症合并低钾性周期性麻痹经验

(一)发病机制

甲亢性周期性麻痹(thyrotoxic periodic paralysis,TPP)是罕见的甲亢并发症,患病率为1/100000,多见于亚洲男性。虽然甲亢常见于女性,但TPP具有明显的性别差异,男性和女性的发病率为(20~26):1,发病年龄多在20~40岁。TPP临床特点为中青年男性多发,发作前多有肌肉酸痛,多于夜间或凌晨突然发作。临床表现为甲亢、低钾血症、反复发作的肌无力,近端肌无力重于远端,下肢重于上肢。饱餐、过度劳累、剧烈运动、精神紧张、摄入含糖食物等为其常见诱因,发作时补钾可缓解周期性麻痹症状,甲亢病情的轻重与周期性麻痹的症状多不相符。麻痹多见于运动肌群,眼肌、呼吸肌很少受累。

本病发病机制目前尚不明确。有研究表明,Na^+、K^+-ATP酶水平上调导致K^+内流增加,内向整流钾离子通道基因缺陷导致K^+外流减少,两者作用导致TPP,而甲亢在上述两大致病机制相互作用过程中起到重要促进作用。甲状腺激素可通过上调Na^+、K^+-ATP酶基因转录水平以增加骨骼肌内蛋白数量(基因组机制),以及通过增强Na^+、K^+-ATP酶内源活性(非基因组机制),对Na^+、K^+-ATP酶功能起活化作用。国外研究表明,TPP的发生与Kir2.6通道蛋白表达的变异有关。甲状腺激素可上调Kir2.6通道蛋白的表达水平,突变的Kir2.6通道蛋白在甲亢的患者中更易致病。

(二)病因病机

中医学中没有甲亢合并低钾性周期性麻痹这一病名,根据本病的临床特征可以将其归为"痿证""虚劳""劳瘿"等范畴。左新河认为将本病病名归属于"劳瘿"更为确切。本病与先天禀赋、情志内伤、环境污染、饮食不节等有关,病机主要责之于肝,与肾、脾紧密相关。风为百病之长,擅行而数变;本病多突然起病,变化多端,责之于肝风内动。脾主四肢,肢体微弱无力乃脾失健运所致。脾土不足,肝木必然独行,失去制约。病久可累及肾,火不暖土,脾肾不足。

1. 与肝的关系

《医门法律》说:"肝主筋,肝病则筋失所养,加以夙有筋患,不觉忽然而痿矣。"《临证指南医案·痿》云:"盖肝主筋,肝伤则四肢不为人用,而筋骨拘挛。""筋痿"概念的提出很好地揭示了肝脏和痿证的密切关系。肝风内动是发病的中心环节。甲亢合并低钾性周期性麻痹的治疗核心在控制甲亢,中医从肝论治甲亢是重要的治疗切入点之一。

2. 与脾的关系

《素问·痿论》云:"脾气热,则胃干而渴,肌肉不仁,发为肉痿。"《素问·生气通天论》云:"因于湿,首如裹,湿热不攘,大筋软短,小筋弛长,软短为拘,弛长为痿。"《素问·痿论》云:"有渐于湿,以水为事,若有所留,居处相湿,肌肉濡渍,痹而不仁,发为肉痿。"左新河认为甲亢合并低钾性周期性麻痹属于中医学"痿证"范畴。脾胃损伤,气血生化乏源,肌肉筋脉失养而成痿。

3. 与肾的关系

《临证指南医案·痿》言:"夫痿证之旨,不外乎肝肾肺胃四经之病······肾藏精,精血相生,精虚则不能灌溉诸末,血虚则不能营养筋骨。"肾藏精,蕴真阴真阳,为生命之根。肾中元阳不足,脾土失于温煦,进而生化乏源,导致筋脉失养。

(三)分型论治

1. 主证

(1)肝风内动:见于甲亢发病初期,患者肢体无力、怕热、多汗、心慌、急躁易怒、多食、消瘦、手指颤抖、甲状腺肿大、口干口苦、大便溏、小便赤、舌红、苔黄、脉细数。以调肝息风为法,用镇肝熄风汤加减。药用白芍、天冬、玄参、龟板、代赭石、茵陈蒿、蜈蚣、全蝎、钩藤、夏枯草、牡蛎、龙骨等。若患者口干多饮,加生石膏、知母、天花粉等;若肢体颤抖,加钩藤、全蝎、天麻等。

(2)脾肾亏虚:见于甲亢后期,患者四肢无力、活动受限,甚则畏寒、便溏、嗜睡、神疲乏力、头晕、视物模糊,舌质淡、苔薄白、脉细弱。以温阳健脾补肾为法,用健脾温肾方加减。药用黄芪、炒白术、干姜、炙甘草、淫羊藿、附片、熟地黄等。若大便不成形,加党参、茯苓、仙鹤草、山药等。

2. 兼证

(1)毒邪入络:多见于甲亢病程久,口服抗甲状腺药物难于停药,缠绵难愈者。左新河将"毒"分为湿毒、热毒、瘀毒,三者之间可相互兼夹为病。常在主方用药的基础上,针对湿毒选用二陈汤化裁,药用法半夏、陈皮、丝瓜络、橘络等;针对热毒选用竹叶石膏汤化裁,药用淡竹叶、生石膏、忍冬藤、青风藤等;针对瘀毒选用大黄䗪虫丸化裁,药用酒大黄、䗪虫、三七、丹参、莪术等。

(2)伏邪羁留:多见于由外界诱因致甲亢反复发作者。左新河认为伏邪深伏于体内,当在疾病发作时因势利导。伏于气分者选用补中益气汤,扶正脱邪外出,药用黄芪、白术、陈皮、升麻、桔梗等;伏于营血分者选用清营汤,药用水牛角、生地黄、连翘、玄参等;伏于络脉者选用自拟通络方,药用全蝎、地龙、蜣螂、僵蚕、制川乌、制草乌、天仙藤、海风藤等。针对伏邪久羁难以祛除者多用小柴胡汤加减化裁,药用柴胡、黄芩、法半夏、草果、厚朴、槟榔等。

(四)总结

1.用药

左新河治疗本病喜用藤类药,如忍冬藤、鸡血藤、青风藤等。他认为藤类药可以入络搜剔,针对顽固性甲亢合并低钾周期性麻痹久病入络尤为适宜。喜用虫类药,如全蝎、僵蚕、蜈蚣等。虫类药一方面也可以入络搜剔,其功效更甚于藤类药,另一方面针对伏邪久羁,虫类药可以直达病所,引邪外出。喜用补益药黄芪,如针对脾肾两虚证中脾气虚,在伏邪停留体内难以清除之时(常用黄芪脱毒外出),常用剂量为15~200 g,补益脾气时用炙黄芪,脱毒外出时多用生黄芪。

2.辨证治疗

左新河治疗该病时运用气机升降理论,强调肝脾肾同调。脾胃居中,脾主升,胃主降,脾之升依赖于肝气之生发,乙癸同源,若肾精不足,肾阳推动无力,则肝阳生发无力,进而影响脾胃转枢。因此,左新河在治疗本病时候用恒动观分析问题,不单一从某一脏腑入手,而是全面协同把握疾病病机。他在健脾时强调升清,药用升麻、葛根、柴胡、陈皮等,补脾之中寓于补肾,药用砂仁、芡实、九香虫、桂枝等温运收涩之品。

3.病因

左新河提出"伏邪"致病。本病发作常有明显的诱因,如摄入高糖食物、劳累、情绪激动等。甲亢的病因以GD或桥本甲状腺炎多见,这类疾病与自身免疫相关。左新河认为自身免疫病由"伏邪"所致。此类患者曾感受外邪,伏而不发,或虽发病而正气不足,未能及时祛除邪气,致邪气留恋,后邪气待机而发,称为"伏邪"。而后在外邪引动下发病。针对"伏邪"的治疗,一是因势利导,扶正脱毒,二是和解少阳,扶正补虚。

4. 针对难治性TPP提出"毒"邪致病

本病的发生以中青年男性多见,青年甲亢患者往往病程久,难于停用口服抗甲状腺药物,一部分患者需要采用 131I 或手术治疗。本病的治疗关键在于控制甲亢。左新河认为疾病缠绵难愈,往往有毒邪深入,难以祛除的特点。《金匮要略心典》有"毒,邪气蕴结不解之谓"。左新河提出湿毒、热毒、瘀毒。毒起病隐匿,在体内蓄积胶结,损伤人体气血阴阳。左新河将疾病进程分为气分期、血分期、脉络期三期分期论治,选方用药,收到捷效。

5. 其他

对难治性TPP,由于传统ATD治疗周期过长,患者依从性差,服药不规律,导致甲亢控制不佳,TPP反复发作。针对这部分患者左新河不反对西医治疗,常推荐患者行 131I 治疗或手术治疗,治愈率高,复发率低,术后根据甲状腺功能补充甲状腺激素即可。

(覃佐涛 左新河)

九、治疗甲状腺功能亢进症合并贫血的经验

甲状腺功能亢进症(甲亢),是由机体内甲状腺激素分泌过多导致机体兴奋性增高和代谢亢进的一种毒症,对机体的各个系统均有影响。甲亢患者及抗甲亢治疗患者常有血液系统方面的变化,如白细胞减少、粒细胞减少、贫血等。贫血的诊断标准:成年男性血红蛋白(hemoglobin,Hb)<120 g/L,成年女性(非妊娠)Hb<110 g/L,孕妇Hb<100 g/L,可诊断为贫血。

(一)发病机制

甲亢患者由于甲状腺激素过量,引起全身多系统的临床变化,如血液系统。甲亢患者出现贫血,甚至以贫血为首发表现的甲亢患者在临床上十分常见。对于本病的发生机制,目前尚未完全阐明,大部分学者认为可能与机体铁代谢异常、铁利用障碍等有关。国外资料报道,本病占甲亢患者的8%~57%,国内为10%~44%。甲亢合并贫血可表现为小细胞低色素性贫血、大细胞性或正细胞性贫血,骨髓均呈增生性改变。贫血的类型取决于不同的发病机制,一般以缺铁性贫血最为多见。甲状腺激素具有直接刺激骨髓或通过促红细胞生成素间接作用增强其造血功能的作用,因此甲亢患者可出现骨髓红细胞生成异常活跃、红细胞增多。甲亢患者即使不发生

贫血,其Hb及红细胞平均体积均减小;甲亢纠正后Hb及红细胞体积恢复。也有学者指出,甲亢病情严重和病程冗长常诱发甲亢合并贫血。动物实验和临床试验也证明,过量的甲状腺激素可以使动物和人发生贫血或血红蛋白水平下降。

(二)病因病机

从中医角度来讲,甲亢合并贫血并无确切的中医病名,左新河认为其当属中医学"血虚""虚劳"范畴,多由脾胃虚弱、气血生化乏源、生血不足、气血两伤所致,临床可见神疲乏力、少气懒言、面色少华、心烦少寐、潮热盗汗、舌淡红、脉细等症状。《素问·通评虚实论》有言:"邪气盛则实,精气夺则虚。"左新河认为,本病的根本病机在于脾肾亏虚、气血不足。肾为先天之本,藏精生髓,髓生于骨,骨生血,精血同源,素体阴精亏耗,肾精亏虚,精亏则血不足。《灵枢·决气》曰,"中焦受气取汁,变化而赤,是谓血",营气和津液是气血化生的主要物质基础,二者均由脾胃运化传输的水谷精微所产生,脾胃为气血生化之源。脾为后天之本,为胃疏散津液,若脾气虚弱,运化功能失常,津液无以输布,血液生化乏源,则见体倦乏力、恶寒怕冷、食少、少气懒言;血不养心,心血不足,则见惊悸、怔忡、健忘、不寐、盗汗。面色萎黄、舌质淡、苔薄白、脉细缓均属气血不足之象。

(三)分型论治

1. 心脾两虚

《黄帝内经》记载,"心藏神""心者,君主之官也,神明出焉",说明心的重要性。它总管人体的精神意识和生命活动。心与脾关系密切,脾主运化,脾气健旺,化源充足,气充血盈,充养心神,则心有所主。治疗此证型时,左新河强调以补血养心、益气安神为主,以归脾汤为主方化裁。归脾汤由白术、当归、远志、黄芪、龙眼肉、酸枣仁、白茯苓、党参、甘草组成。白术为君药,具有健脾益气、燥湿利水、止汗的功效;当归、白茯苓、龙眼肉、党参为臣药,具有补益气血、健脾宁心的功效;黄芪、远志、酸枣仁为佐药,在方中起宁心安神、补气的功效;甘草为使药,具有补气调和的作用。诸药合奏健脾益气、补血养心之效。

2. 肝肾亏虚

肝藏血,肾藏精,精血互生互化,即所谓"肝肾同源"。肾精输于肝,在肝的作用下可化为血,是血液化生的基本物质。肾精充盈,则血之生化有源;肾精不足,则肝失所养。在临床上,左新河常以二至丸为主方化裁治疗本证型。二至丸作为滋阴补肾之方药,由女贞子、墨旱莲组成,有补益肝肾、强筋壮骨、乌须发之功效。现代各项研究表明,二至丸在抗炎、抗氧化、提高免疫力等方面有较好的作用,临床上应用广泛。

3. 辅以中成药

目前临床治疗缺铁性贫血的药物有复方硫酸亚铁、琥珀酸亚铁等二价铁剂,但二价铁剂不良反应的发生率较高,尤其是胃肠道不良反应,如恶心、呕吐、腹胀、便秘等,还存在停药后复发等情况。所以,左新河常运用健脾生血片等中成药治疗本病。健脾生血片与琥珀酸亚铁片治疗甲亢合并贫血均有显著的作用,且健脾生血片较琥珀酸亚铁片总疗效更佳及使红细胞、Hb、平均红细胞体积指标改善更显著。从安全性角度来讲,健脾生血片不良反应少,临床使用更为安全。健脾生血片是以经典方参苓白术散和四君子汤为基础,配以硫酸亚铁和维生素C而成,其主要成分有党参、茯苓、白术、甘草、黄芪、山药、鸡内金、龟甲、麦冬、五味子、龙骨、牡蛎、大枣。方中党参补中益气、健脾益肺,茯苓健脾宁心,白术健脾益气、固表止汗,三药合用健脾益气养血;鸡内金健胃消食,可改善吸收功能,促进营养物质的吸收和摄入,通过益气养血改善生血环境,增强造血功能,同时可减轻贫血所致心慌、多汗等症状;山药、麦冬、五味子酸甘养阴,益胃阴,养脾肾;龙骨、牡蛎、龟甲潜阳填髓,益肾平肝。诸药合用,共奏健脾和胃、益气养血之功。动物研究也表明,健脾生血片对小鼠有疏肝和胃、增强食欲的功效,并可以增强小鼠的免疫功能,在改善血细胞计数、血清铁浓度方面有较好的疗效。有学者表示,健脾生血片具有稳定、迅速的升血作用,不良反应少,是一种更为安全有效的甲亢合并贫血治疗药物,值得临床推广。

(四)总结

左新河认为,甲亢合并贫血可通过检查甲状腺功能和血常规诊断,若要进一步检查以明确是哪种类型的贫血,需要有选择地检查相关铁、维生素 B_{12}、叶酸等。多数患者的贫血会随着甲亢受到控制而得以纠正,若甲亢控制后贫血仍存在,需有针对性地补充铁剂或维生素 B_{12}、叶酸等以纠正贫血。

(李欣钰 赵勇)

十、治疗甲状腺功能亢进症合并肝损伤经验

甲状腺功能亢进症(甲亢)是一种常见的内分泌代谢病,随着病情的变化可累及肝脏,引起肝肿大、肝功能损害,甚至出现肝硬化、黄疸等。国外甲亢死亡病例尸检

资料提示,90%的患者合并有肝脏损害,20%的患者伴有黄疸,在确诊甲亢的患者中40%~89%至少存在1项肝功能指标异常。有研究显示,在新诊断甲状腺毒症的6个月内,肝脏生化异常的发生率为39%,临床医生可建议患者早期监测肝功能(初诊后1~3个月),以防止进展为肝脏疾病。近年来,关于甲亢伴肝功能损害的报道越来越多,研究也越来越深入,在治疗过程中抗甲状腺药物存在一些副作用,造成肝损伤。

(一)病理生理

甲亢患者在疾病发展过程中易出现肝功能损害,但甲亢引起肝功能损害的原因尚不清楚。甲亢合并肝损伤的原因大致可分为以下5种:甲状腺毒症肝炎(又称甲亢性肝损伤);自身免疫性肝病;抗甲状腺药物致肝损伤;病毒性肝炎诱导甲状腺毒症;脂肪肝或者肝脏肿瘤等其他疾病。肝损伤可能是其中一种因素或者多种因素综合所致,其中甲亢性肝损伤较为常见。甲亢可导致机体多个器官受累,当累及肝脏时,可引起肝功能损害、肝肿大甚至肝硬化。

甲亢性肝损伤患者出现肝功能异常往往与其甲状腺激素水平升高相关,其作用机制如下:甲亢患者的基础代谢率较高,其全身各器官、组织的实际耗氧量均呈持续增加的状态,但其肝脏内的动脉血流并未明显增加,致使其机体呈现缺氧的状态而引起肝功能异常;甲亢患者的血液中存在大量的甲状腺激素,这些甲状腺激素可直接刺激其肝脏,进而损害肝功能;甲亢患者多存在营养不良的情况,可因肝细胞变性、胆汁淤积而引起肝功能异常;甲亢患者体内的分解代谢处于亢进状态,可造成其机体的负氮平衡而引起肝功能异常;甲亢性心脏病患者的右心衰竭,引发肝肿大后可导致肝静脉淤血,进而可损伤肝功能。

对于单纯甲亢导致的肝功能损害,予以抗甲状腺药物治疗,甲状腺功能正常后,肝功能可恢复正常;在抗甲状腺药物导致的肝功能损害中,甲巯咪唑主要导致胆汁淤积,发生在治疗2周后,丙硫氧嘧啶早期就可以导致严重肝毒性反应,主要表现为非特异性肝细胞坏死,停用药物后肝功能可逐渐恢复正常,再次给予同种抗甲状腺药物时又会出现肝功能异常;病毒性肝炎所致肝功能损害患者多有流行病史,辅助检查时肝炎病毒多为阳性;甲亢性肝损伤、药物介导的甲亢性肝损伤以及甲亢合并自身免疫性肝病患者均会出现胆红素水平升高。肝损伤的临床表现为纳差、厌油、乏力、腹泻等,肝功能异常患者的实验室检测结果为丙氨酸转氨酶、天冬氨酸转氨酶水平升高,且多为轻中度升高,还可出现碱性磷酸酶水平升高、高胆红素血症,严重时可出现肝脾大、黄疸、肝功能严重损害。故临床上对甲亢的初诊患者应常规做肝功能检查,以期早期发现无明显症状的肝损伤。

（二）病因病机

中医对于甲亢性肝损伤没有明确记载,左新河认为其多属于"瘿病""胁痛""黄疸"等范畴。本病多由情志内伤、体质因素、先天禀赋不足、饮食水土失宜所致。若情志不畅,肝气郁结,日久郁滞化火,则胁痛、烦热、急躁易怒;肝火移热中焦,胃热腐熟能力增强,损伤胃阴,则多食易饥,消瘦;热扰心神,则心悸;肝郁气滞痰阻,肝木克伐脾土,脾失健运,则见乏力、腹泻;脾失运化,湿热中阻,肝失疏泄,胆汁不循常道,外溢于肌肤,则成黄疸;肝热日久,壮火食气,气阴两虚,久虚或瘀,则心悸、汗出、手足心热等。病位在肝、脾、胃、心、肾,初起多实,以气滞、郁火、痰凝、血瘀为主;中期虚实夹杂,以阴虚阳亢或夹血瘀为主;日久则气阴两虚,甚至渐损及阳而致脾肾阳虚或阴阳两虚。

（三）分型辨证

1. 肝郁火旺证

肝气郁结,气郁化火,肝火上炎,常见急躁易怒、面部烘热、口干目赤、多食易饥、心慌、手抖、舌红、脉数。治宜清肝泻火,方用龙胆泻肝汤合茵陈蒿汤加减。药用龙胆草、车前子、泽泻、焦栀子、柴胡、郁金、茵陈蒿、夏枯草等。若血热较盛,适当加牡丹皮、玄参等凉血药物;手抖、心慌加钩藤、龙骨、牡蛎;口渴明显加生石膏、知母。

2. 肝胆湿热证

症见胁痛、口苦、腹胀、腹泻、目赤或目黄、身黄、小便黄赤、舌苔黄腻、脉弦滑数等。治宜清热利湿,方用茵陈蒿汤合八正散加减。药用茵陈蒿、虎杖、大黄、焦栀子、金钱草、垂盆草、车前子、泽泻、郁金、苍术、萆薢等。

3. 气阴两虚证

症见心悸、急躁、乏力、多汗、舌暗红、苔少、脉弦细等。肝热日久,壮火食气,气阴两虚,最终阴阳两虚,津液外泄,心神失养。治宜益气养阴,方用茵陈蒿汤合二至丸加减。药用茵陈蒿、焦栀子、金钱草、墨旱莲、女贞子、黄芪等,若失眠,可加酸枣仁、代赭石。

4. 肝郁脾虚证

症见胁肋胀痛,疼痛每因情志而起伏,胸闷喜叹息,嗳气频作,苔薄白,脉弦。多因长期情志不畅以致肝气郁结,气滞血瘀,气血不通,不通则痛。肝失疏泄,情志不调,忧思郁怒,易伤肝脾。治以疏肝解郁,行气止痛。方用柴胡疏肝散加减。药用柴胡、白芍、川芎、陈皮、香附、佛手、车前子等。颈前肿大明显,加半夏、猫爪草;若伴腹胀、纳呆,加以茯苓、白术;情志郁闷加郁金、佛手。

（四）分虚实,治肝脾

部分肝功能受损,实验室指标显示高胆红素血症的患者,早期无明显临床症状,后期有身黄、目黄、尿黄等黄疸的症状。临床辨证时需分清病证虚实,治疗时重在健脾祛湿,清利肝胆。

1. 健脾祛湿

《灵枢·决气》中指出:"中焦受气取汁,变化而赤,是谓血。"《素问·经脉别论》曰:"饮入于胃,游溢精气,上输于脾,脾气散精,上归于肺,通调水道,下输膀胱,水精四布,五经并行。"《东医宝鉴》曰:"肝之余气,溢入于胆,聚而成精。由是内藏精而不泄,外视物而得明为清净之腑,能通于眼目。"王清任指出"饮食入胃,食留于胃,精汁水液,先由津门流出,入津管"。脾主运化,将胃内精微物质运化至各个脏腑,胆汁由胃内精微物质经脾气的运化转输至肝。肝胆相表里。胆囊为中精之腑,主要起储存胆汁作用,此功能依赖于肝气的疏利。现代医学指出部分代谢产物(如胆红素、胆固醇等)在肝内经处理、加工、代谢后以胆汁的形式排出体外。由此可见胆红素生成、加工、排泄为"脾主运化"功能的表现。左新河认为脾虚失健运,肝胆疏泄失司,胆汁生化乏源、不循常道,故胆红素水平升高,初期无明显临床表现,后期可见腹胀、乏力等症状,治以健脾祛湿,予以茵陈术附汤加减,适当加健脾及利水药,如茯苓、黄芪、党参、猪苓等,使湿邪有去路。

《黄帝内经》曰:"见肝之病,知肝传脾,当先实脾。"肝的疏泄调节、胆汁有规律地排泄均可促进脾胃对饮食物的消化吸收,同时,脾主运化功能正常,肝阴得以滋养。若肝失疏泄,久之,如腹胀等脾胃证候随之而来;脾气健运,肝病方能尽快痊愈。

2. 清利肝胆

当血清胆红素水平过高时,患者早期无明显临床症状,后期会有身黄、目黄、尿黄等黄疸的临床表现,并伴有湿热表现,舌脉从证,因肝木失达,克伐脾土,脾气虚弱,脾失运化,湿邪内生,阻滞中焦,郁久化热,湿热交蒸,脾胃升降功能失常,影响肝胆疏泄,胆液不循常道,渗入血液,溢于肌肤,故可见黄疸、皮肤瘙痒,脾阳受困,腹胀纳差。《金匮要略·黄疸病》指出:"黄家所得,从湿得之。"左新河予以茵陈蒿汤加减,清利肝胆,若患者湿热较重,加以垂盆草、泽泻、车前子、猪苓,使湿邪有路可去。左新河喜用垂盆草。《中华人民共和国药典》记载,垂盆草利胆退黄、清热解毒;现代研究表明垂盆草具有保肝降酶、调节免疫的作用。茵陈蒿发汗利水,以泄太阴、阳明之湿热,故为治黄之主药;茵陈蒿、栀子能导湿热由小便出,大黄能导湿热由大便出。重用大黄,通过其泻下逐瘀作用,阻碍胆红素的肠-肝循环,使其吸收减少,增加胆汁流量和疏通肝内毛细血管,对黄疸患者有较强的退黄作用,为茵陈蒿汤治疗黄疸的重要药物。

（五）总结

左新河认为,甲亢患者初诊时应完善肝功能相关检查,若患者转氨酶、碱性磷酸酶、胆红素水平异常,或伴有叹息、胁痛等相关症状,应先辨明原因,及早干预。临床上需要鉴别甲亢合并肝损伤的具体原因,排除病毒性肝炎、自身免疫性肝病、脂肪肝、肝肿瘤等其他疾病。在使用ATD之前,应充分告知患者用药风险,并嘱咐患者及时复查肝功能,服药的前6个月尤为重要。若使用了ATD后出现重度肝损伤,必要时需停止使用。针对药物所致肝损伤应采取以下措施:一旦确诊或怀疑药物所致肝损伤,应立即停用ATD;密切监测肝功能和凝血功能变化;对症支持疗法;解毒、保肝、退黄治疗:保肝治疗不可以过早停用,停药过程中需监测肝功能,相关酶水平恢复正常后才可缓慢减量,保肝治疗通常需6～12个月;对ATD所致黄疸,临床观察显示糖皮质激素治疗通常快速、有效;必要时可考虑人工肝疗法和肝移植;治疗甲亢,常可选择放射性碘治疗。

对于甲亢合并高胆红素血症患者,由于早期无明显临床症状,无症可辨,应重视舌脉,使用健脾祛湿、清利肝胆方药,随症加减;密切监测肝功能,必要时给予护肝治疗;注重情志调畅,作息有度,规范用药。左新河辨证论治,通过中西结合治疗甲亢合并肝损伤,既可控制患者甲亢症状,又能改善肝损伤,在临床上有一定的借鉴意义。

（李会敏 左新河）

十一、"异病同治"治疗甲状腺功能亢进症合并糖尿病

（一）异病同治的定义

异病同治是指不同的疾病在发展过程中,因病机相同,出现了相同或相似的证候,采用同一方药或治法进行治疗。异病同治的根本是治病求本,其基础是证同治亦同,证是治疗的关键。证即证候,是疾病发生和演变过程中某阶段本质的反映,它以一组相关的症状和体征,不同程度地揭示病因、病机、病位、病性、病势。

不同疾病很难有完全相同的证候，因而要抓主证。如甲亢和糖尿病，左新河认为尽管两者发病机制及性质不同，但是在疾病发展的某个阶段，由于机体共同的物质基础发生障碍，内在病机一致而出现相同的证，因而可使用同一方药或治法进行治疗。

（二）甲状腺功能亢进症与糖尿病病因一致

左新河认为甲亢及糖尿病发病均与饮食、情志内伤及体质禀赋有关。甲亢属中医"瘿病"范畴。《吕氏春秋·尽数》："轻水所，多秃与瘿人。"隋代巢元方在《诸病源候论·瘿候》提到，"瘿者，由忧恚气结所生，亦曰饮沙水，沙随气入于脉，搏颈下而成""诸山水黑土中，出泉流者，不可久居，常食令人作瘿病，动气则患"，认为"瘿病"的发生与居住环境及情志有关。情志抑郁、忧思或暴怒，致肝失疏泄条达，肝气内郁，气机郁滞，炼液成痰，痰气交阻于颈项部，遂成瘿肿，此外，素好食辛辣之品，燥热伤阴，亦可促使本病发生。

糖尿病属中医"消渴""消瘅"范畴，糖尿病发病与饮食、情志相关。情志抑郁过久，可郁而化火，阳盛则阴病，从而导致燥热伤阴，发为消渴。研究表明，抑郁症患者糖尿病的患病率显著高于非抑郁症人群，而抑郁、焦虑等负面情绪又可加重糖尿病的病情。《临证指南医案·三消》云："心境愁郁，内火自燃，乃消症大病。"《儒门事亲》中明确指出："消渴者……耗乱精神，过违其度……而燥热郁盛之所成也。"《灵枢·五变》中云，"五脏皆柔弱者，善病消瘅"，说明体质薄弱者善患此病，尤以阴虚者为甚。《素问·奇病论》中指出，"此肥美之所发也，此人必数食甘美而多肥也，肥者令人内热，甘者令人中满，故其气上溢，转为消渴"，说明过食肥甘厚味易伤脾胃，食积化热，热盛则消谷伤津，易患此病。

由上可见，甲亢和糖尿病的发病均与饮食、情志失调及体质禀赋有关，故左新河在治疗时常常通过调节患者情绪、嘱咐患者调整饮食及生活方式让药物更好地发挥作用。

（三）甲状腺功能亢进症与糖尿病皆可从五脏论治

1. 从肝论治

糖尿病合并甲亢，考虑由于肝失疏泄，肝气郁结，郁而化火，损失肝阴，肝肾同源，进一步伤至肾阴，肾阴亏虚，无以制火，虚火上浮，煎熬脏腑阴液，发为消渴。肝开窍于目，若肝血亏虚，肝失所养不能上养耳目，则后期易并发视物模糊、双目干涩昏花。肝失疏泄，郁而化火，灼液成痰，痰瘀互结于颈前，而成瘿瘤。肝火旺盛，灼伤胃阴，阴伤则热，热则消谷善饥；肝旺犯脾，脾失运化，症为大便溏泻，消瘦疲乏。所以,临床治疗甲亢合并糖尿病时,左新河认为可从疏肝理气,调畅情志着手,同时根据患者临床症状,辨证选方。如患者情绪不佳,善太息,胸闷,多属肝郁气滞,治宜疏肝理气,常用柴胡、郁金、香附、玫瑰花等;若患者急躁易怒、怕热、目赤目突,多为肝火亢盛,治则清肝泻火,药用龙胆草、黄芩、栀子、夏枯草等;若患者手颤、眼涩、视物模糊,多为肝风内动,治宜平肝息风,常用钩藤、龙骨、牡蛎、代赭石等药;其他兼加病症,适当配伍用之。

2. 从脾论治

脾为土脏,其转输与升降功能在水液代谢、气机升降、精微输布中起着非常重要的作用。正所谓"脾胃一伤,则百病由生也"。《灵枢·本脏》云:"脾脆则善病消瘅易伤。"由于饮食不节,致脾胃虚弱、中气不足,水液代谢输布功能失常,不能散津达肺,肺津不足,化热生燥,出现口渴多饮,正如张锡纯在《医学衷中参西录》中所言:"脾气不能散精达肺则津液少,不能通调水道则小便无节,是以渴而多饮多溲也"。或因饮食不节,长期嗜食辛辣刺激、肥甘厚味之品以致燥热之邪内生,损伤脾胃,化燥化火伤阴,脾阴不足而胃火炽盛,表现为多食善饥。脾为后天之本,运化水谷精微滋养先天之本。脾胃虚弱,致肾精亏虚,不能充养形体,出现乏力、消瘦;脾气虚弱,升清功能失常,致津液趋下,故多尿。此外,脾胃虚弱,水液代谢功能失常,使痰、瘀等病理产物停聚于体内,日久出现各种糖尿病并发症。而甲亢患者因饮食不节,损伤脾胃,使津液输布失常,水湿停滞,痰湿内生,阻碍气血运行,痰瘀壅结于颈部而发为瘿瘤,痰瘀阻于心脉则发为心悸。脾在体合肉,脾气不足,运化水谷精微力弱,不能濡养肌肉则消瘦;肝旺乘脾,脾不能升清,故出现腹泻。故左新河认为在甲亢合并糖尿病的治疗中应重视益气健脾、生津止渴。若患者多汗、乏力、腹泻、眼睑浮肿,多为脾气虚弱,治宜益气健脾,多用党参、茯苓、薏苡仁、白术、山药、炙甘草等药物。

3. 从肾论治

《黄帝内经·灵枢》中提出肾与消渴的关系:"肾脆则善病消瘅易伤。"从五脏生理特性分析,肾为先天之本,肾主水,具有促进水液代谢、生尿和排尿的作用。肾阴为一身阴液之本,先天禀赋不足或房事不节导致肾精亏损、虚火内生,或痰湿内蕴而化火,或燥热之邪耗伤津液而出现烦渴多饮、情绪易怒,最终发为消渴。疾病发展至后期出现糖尿病并发症,常累及肾,出现视物昏蒙、蛋白尿等肾精亏虚症状。肾与甲亢同样关系密切,肾阴亏虚则虚火内生,灼液成痰,终致痰瘀壅结而成本病;肾阴亏虚不能上济心火,而出现心悸失眠多汗等。甲亢合并糖尿病以阴虚为本,在治疗中,左新河重视从肾论治,注意滋补肝肾之阴。一方面,"肝体阴而用阳",养阴柔肝可助肝气疏泄,以解肝郁;另一方面,"壮水之主以制阳光",滋下清上,左新河常以当归六黄汤为基础方辨证治疗。甲亢患者,素体肾阴不足,病程日久,阴损及阳,出现阴阳俱虚,治疗上宜阴阳双补,酌情使用龟甲、鳖甲等药。若女性患者出现月经稀发或闭经,男性出现阳痿,皆与肾精不足密切相关,治当补肾固本,加用淫羊藿、仙茅、黄精、肉苁蓉、菟丝子、女贞子等药。

4.从心论治

心为君主之官,五脏运行依赖于心火的温煦。心肾相交,水火既济。肾精亏虚,不能制约心火而导致心火亢盛;或因肝木火旺,引动心火;或因长期心气郁结,郁而化火。无论是何种原因引起的心火亢盛,均能灼伤津液,造成五脏阴液的消耗,从而引起或加重糖尿病。心主血脉,血液的生成与运行需要心气的推动而濡养全身。心气不足,则推动血脉无力;或气虚日久损伤心阳,心阳温煦不足;或先天肾阴亏虚致心阴、心血不足,心脉失于濡养,而瘀阻脉中。总的来说,心的气血阴阳不足和虚衰皆可致瘀,从而导致糖尿病及其并发症的发生。瘀血不仅是甲亢及糖尿病发病过程中的病理产物,也是病理因素,瘀血阻滞于心脉会影响气血运行,从而加重痰瘀互结,瘀阻颈前而成瘿肿(按之较硬或有结节,肿块经久未消),瘀阻心脉可出现心悸、失眠等表现。《医学入门》中描述瘿瘤:"心阴虚损,证见心悸、失眠、多汗、舌质红。""汗乃心之液",心气不能摄津则汗液外泄,故可见多汗。糖尿病、甲亢多为慢性疾病,病程久,多伴随焦虑、抑郁表现,因此,左新河认为在治疗中应注意养心阴、清心火、补心气、安心神。若心悸,失眠多梦,多为心阴不足,左新河常用生地黄、麦冬、五味子等。若出现心悸,动则少气乏力,多为气阴两虚,当以炙甘草汤主之,兼见心胸憋闷,四肢浮肿,肢冷,腰酸,多为阴损及阳,以致心肾阳虚,治疗当予以真武汤、右归丸辨证加减。

(四)甲状腺功能亢进症与糖尿病病理产物相同

左新河认为甲状腺功能亢进症及糖尿病的病理产物均为痰浊、瘀血。中医认为甲亢的甲状腺肿大和突眼皆与痰、瘀有关。明代陈实功的《外科正宗·瘿病论》有:"夫人生瘿瘤之症,非阴阳正气结肿,乃五脏瘀血、浊气、痰滞而成。"陈氏提出,瘿瘤之症,非阴阳正气虚亏,正不胜邪而导致结肿,而是五脏功能紊乱,导致气血津液运行不畅,痰浊血瘀内生,结聚所致。痰瘀互结于颈下,甲状腺因之肿大;甲状腺相关眼病属于中医学"鹘眼凝睛""目珠突出"等范畴,其基本病机为肝郁气滞、痰湿瘀滞,痰、湿、瘀是本病重要的病理因素。有研究结合血液流变学检查发现，甲亢症状缓解后稳定期患者的血液处于"浓""黏"状态，致血行不畅（以瘀血为主）。

糖尿病患者中中年人居见，中年患者多肝肾亏损，脾胃运化无力，气虚推动血液运行不畅，缓慢涩滞，而成瘀血，即所谓"气虚浊留"；糖尿病患者素体阴虚火旺，煎熬津液，因津血同源，津亏液少则血液黏稠，运行不畅，亦可成瘀，即所谓"阴虚血滞"。瘀血形成之后又可阻滞气机，使津液失于敷布，加重糖尿病病情，出现多种晚期合并症或并发症。瘀血阻于心脉可致胸痹心痛；瘀血于脑络则成中风偏枯；瘀血阻于肢体则麻木、刺痛，甚至脱疽；瘀血阻于目络可致视瞻昏渺；瘀血阻于肾络则尿闭水肿。

针对甲亢及糖尿病出现的病理产物，在辨证准确的前提下，可采用活血化瘀、化痰通络法，治疗甲亢的甲状腺肿大和突眼及糖尿病的瘀血证，常用药有桃仁、赤芍、水蛭、莪术、土鳖虫、浙贝母、泽泻、益母草等。

（五）甲状腺功能亢进症与糖尿病在西医研究领域密切相关

甲亢通过以下机制，导致糖耐量异常或糖尿病加重。甲亢时，甲状腺激素分泌增多，可加速肝糖原分解和糖原异生，导致血糖升高；甲亢时胃肠道蠕动增快，促进肠道对葡萄糖的吸收，使餐后血糖升高；甲亢往往合并交感神经兴奋，使儿茶酚胺分泌增多、活性增强，而儿茶酚胺属于胰岛素拮抗激素，可对抗胰岛素的降糖作用；甲亢患者代谢旺盛，又胰岛素降解加速，导致体内胰岛素相对不足。

精神刺激对甲亢和糖尿病的发病有显著影响。研究表明，应激时，肾上腺素、生长激素等激素增加，可拮抗胰岛素的作用，降低其敏感性；肿瘤坏死因子α、白细胞介素1、白细胞介素6等细胞因子也增加，已知肿瘤坏死因子α与胰岛素抵抗关系密切，且可通过多种途径参与糖尿病的发生。

甲亢可使糖尿病症状加重，诱发酮症酸中毒，而糖尿病控制不良时可诱发甲亢危象。原则上糖尿病和甲亢应同时治疗，两者兼顾才能达到理想的治疗效果。一般情况下，糖尿病合并甲亢时，在甲亢病情控制后，仍需通过降糖药使血糖降至正常；而继发性糖尿病患者，在甲亢病情控制后可不用降糖药物而使血糖维持正常水平。甲亢和糖尿病的症状往往有重叠现象，如消瘦、神疲乏力、多食易饥、口干渴饮、大便稀溏，而且老年人的甲亢及糖尿病症状往往不典型，易造成误诊、漏诊。因此，左新河强调当明确诊断为甲亢时，要注意定期监测血糖，防止血糖过高而损伤心脑血管；而当血糖控制不佳时，应考虑可能存在甲亢，不能忽略甲亢和糖尿病同时存在的可能。

（六）总结

甲亢和糖尿病都是内分泌代谢病,从中医角度讲,左新河认为两者在某一阶段有共同的病机,临床可采用相同的方法治疗。但二者具体的病理生理、并发症和预后均有所不同,两者的具体治法也应各有侧重。甲亢的主要病位在肝,兼及心、脾;糖尿病的主要病位在肺、脾、肾,疾病早期重在肺、胃,晚期重在脾、肾,因此,要明确两者异病同治的时机,分清证候之间的相同与不同。随着医疗技术的进步及全民健康意识的加强,疾病的分类越来越细致,种类也越来越多。同一患者身上往往见到多种病证,左新河认为应该从中医的"整体观念"出发,全面看待患者身上出现的问题,仔细分析,在辨证准确的情况下进行"异病同治"。"证同治同"是"异病同治"的理论核心,因此,应重点研究主证,学会抓主要矛盾,才能起到事半功倍的效果。

（雷灿　汪晓露）

十二、"心身同调"治疗甲状腺功能亢进症

甲状腺毒症是以系统兴奋性增高和代谢亢进为主要表现的一组临床综合征,主要涉及神经、循环、消化等系统,由血液循环中甲状腺激素过多导致;而甲状腺功能亢进症（甲亢）指由于甲状腺产生甲状腺激素过多而引起的一种甲状腺毒症。甲亢属于典型的心身疾病,与性格、精神和心理应激密切相关。躯体不适症状使患者的生活质量受到影响,在心理方面产生负面作用;同时,不良心理状态会进一步加重疾病进展,形成恶性循环。目前,常规西药治疗存在许多副作用,长时间易出现白细胞减少、肝功能异常和皮疹等表现,部分患者停药后病情易复发,生活质量受到一定影响。因此,探索新的治疗方式对临床防治甲亢具有重要意义。

中医学认为,甲亢属于"瘿病"范畴,常由情志不舒、精神刺激所致,与个人体质、饮食习惯、过度劳累有密切关系,主要病位在心、肝,其主要发病机制为肝郁气滞,痰火内扰。中医中"形神一体观"主要指人体生理属性与精神意识统一,是中医治疗心身疾病的理论基础,体现了情志因素在疾病诊治过程中的重要性。

（一）"心身同调"的理论基础

1. 中医学认识

《黄帝内经》认为"心在志为喜,肝在志为怒……怒则气上,喜则气缓",体现了脏腑和情志之间的关系,情志活动以脏腑精气为物质基础,异常的情志活动也是机体

病理变化的体现,正如《素问·阴阳应象大论》曰:"人有五脏化五气,以生喜怒悲忧恐。""心身合一"强调形体与精神的和谐平衡,也是人体健康状态的表现。中医诊疗策略重视心理、生理的双向调节,也充分体现了"心身同调"的重要性。

2. 现代医学认识

心身疾病或称心理生理疾病,直观反映了心(心理)和身(躯体、器官)之间的相互关系及其在疾病的发生、发展和转归中的作用,与中医学中的形神一体观不谋而合。随着社会的进步,心理问题日渐凸显,心身疾病的发病率也逐年增高,成为严重威胁人民身心健康的重要疾病之一。目前心身医学逐渐引起人们的广泛关注,"生物-心理-社会"现代医学模式的建立,也意味着疾病诊治方案需不断优化,管理模式也需要新的转变。

(二)甲亢与情志的关系

1. 情志失调是甲亢的主要病因病机

疾病的发生与气机失调密切相关。七情与脏腑之间相互作用,即七情为脏腑气化所得,而各种情志活动又会影响脏腑气化,脏腑气机失常,进一步影响全身气、血、津液运行,发为百病。情志内伤是甲亢的重要诱因,具体表现为肝气不舒致气机郁滞,津液不能正常循行和输布,聚而成痰,加之肝郁日久化火,炼液成痰;气行则血行,气滞则血瘀,气滞、血瘀、痰凝相互搏结于颈前则发为本病。《诸病源候论》言,"瘿者,由忧恚气结所生,亦曰饮沙水,沙随气入于脉,搏颈下而成之",指出甲亢的发病是情志和环境共同作用的结果。相关研究发现,甲亢对患者的心理-情志影响具有一定的规律性和特异性,且现代医学和中医学在甲亢患者心理-情志方面的认识具有同一性。

2. 情志不畅是甲亢的常见症状

在临床上,不同程度的情志不畅是甲亢的常见症状之一。有研究指出,伴有焦虑、抑郁的甲亢患者复发率较高,且复发性甲亢更容易出现情志不畅相关症状。甲亢患者长期忧思郁怒,肝失疏泄,以致气血津液运行不畅,日久虚火灼阴,后期可引起怔忡、胸痹诸症。

3. 调畅情志是治疗甲亢的关键

治疗复发性甲亢,并避免再次发作,需要从调畅情志入手,扭转因情志不畅而引动相火这一核心病机。《临证指南医案》言"颈项结瘿,咽喉痛肿阻痹,水谷难下,此皆情志郁勃,肝胆相火内风,上循清窍。虽清热直降,难制情怀之阳,是以频药勿效也"，可见情志不调可导致相火妄动，此时不能仅清泻相火。若情志不调，则相火之源不熄，燔灼煎耗之势不减，暂时以苦寒药物压制火热之标必致其蛰伏，若不从调畅情志入手，则甲亢容易再次发作。因此，应以解郁调神为核心，结合柔肝疏肝、宁心安神等法治之，方可直中病灶，断其复发之根源。单纯依靠药物治疗难以获效时需要适当联合心理治疗，心身同调才能取得较好的疗效。

（三）"心身同调"对甲亢治疗的认识

1. 中医情志疗法

中医情志疗法主要指依据中医理论，通过讲解、鼓励、疏导等心理疗法及其他疗法，达到治疗疾病的目的。甲亢病程较长，常伴有颈部肿胀不适、心悸、消瘦、眼突等症状，患者易因此出现自卑、焦虑和消极等心理，进而可能影响后期患者依从性和治疗效果。因此在疾病诊治过程中，语言开导极为重要。在临床实践中，在患者确诊甲亢后，医务工作者应告知患者疾病的发展过程和常见诱因、并发症等，引起患者对疾病的重视；同时，告知患者目前个体化治疗方案、服药方法、注意事项（如嘱患者调畅情志，注意低碘饮食，减少碘盐、海产品的摄入）等，以使患者积极配合，树立信心。在整个就诊过程中，医务工作者应帮助甲亢患者及其家属解除困惑和担忧等，科普疾病的病因病机、发病过程、预后等，获得他们的信任，提醒其规律复诊，提高患者的依从性。以上为瘿病的语言开导式心理疗法，结合目前的中西医结合疗法，有助于改善患者的预后，提高临床疗效。

2. 脏腑论治

五脏的生理活动与精神情志密切相关。中医藏象学说认为，人的精神活动是人体整体功能的体现，与五脏的生理功能正常与否密切相关。人的精神活动由五脏精气化生和充养，《素问·阴阳应象大论》言："人有五脏化五气，以生喜怒悲忧恐。"《类经·藏象类》中言，"喜出于心，过则伤心""怒出于肝，过则伤肝""脾志为思，过则伤脾"。朱震亨认为"五志过极皆能化火"，指出怒、喜、思、悲、恐任何一种情志过度表达都会影响脏腑气机运行，导致疾病。气机郁滞于内，从阳而化，产生火邪，侵犯人体，引起不适症状。心身疾病多因七情内伤，导致脏腑功能失调，治疗上宜以"调理五脏，以平为期"为治疗原则。

（1）从肝论治：在生理上，肝主疏泄，调畅情志；肝为刚脏，喜条达恶抑郁；肝开窍于目，目受肝血滋养而视明；肝经起于足大趾，上行环阴器，挟胃，属肝络胆，循喉咙，连目系。肝调畅情志与甲亢之急躁易怒、肝经循行与甲亢患者颈前肿大、肝开窍于目与甲亢突眼等，都说明甲亢与肝关系密切。另外，肝主生发，肝气与春相应。肝脏对春生之气有疏泄、升发、输布的作用,甲状腺激素的主要功能为促进组织分化、生长与发育成熟,与中医学"生发"之意不谋而合。

"五脏之病,肝气居多",治疗上,应着重从肝论治。根据患者临床症状,辨证选方。如患者情绪不佳,善太息,胸闷,多属肝郁气滞,治宜疏肝理气,常用柴胡、郁金、香附、玫瑰花等;若患者急躁易怒、怕热、目赤目突,多为肝火亢盛,治则清肝泻火,药用龙胆草、黄芩、栀子、夏枯草等;若患者手颤、眼涩、视物模糊,多为肝风内动,治宜平肝息风,常用钩藤、龙骨、牡蛎、代赭石等药;其他兼加病症,适当配伍用之。

(2)从心论治:生理上,心主血脉,心为阳脏而主阳气,"心者,五脏六腑之大主也,精神之所舍也",心亦主神志。甲亢患者心之气血耗损,心阴不足,可发生心悸、心慌。甲亢时由于甲状腺分泌甲状腺激素过多致代谢亢进和β肾上腺素能使神经兴奋,出现高动力循环状态,最终导致心脏结构和功能改变,发生甲亢性心脏病,主要表现为心房颤动和心力衰竭。治疗上,患者若心悸,失眠多梦,多为心阴不足,常用生地黄、麦冬、五味子等;若出现心悸,乏力,多为气阴两虚,当炙甘草汤主之,兼见心胸憋闷,四肢浮肿,肢冷,腰酸,多为阴损及阳,以致心肾阳虚,治疗当予真武汤、右归丸辨证加减。

3. 针灸治疗

《素问》中言"凡刺之真,必先治神,五脏已定,九候已备,后乃存针",这为现代针灸治疗心身疾病提供了理论依据。针灸疗法的治疗过程贯穿了"安神、守神、调神"的"治神"思想。"安神"在针刺治疗前的准备阶段,要求医者和患者神志安定,它的作用在于激发患者机体的自我调整能力,调动机体固有的积极因素使机体的正气恢复,邪气消除,即扶正祛邪,从而使机体恢复正常的气血阴阳平衡,实现机体由病理状态向生理状态的转变;"守神"要求医者针刺施术时应当凝神聚志,专注于针刺过程,密切观察患者的状态,患者也当集中精神,排除杂念,使针刺的疗效进一步提高;"调神"则是通过各种行气手法使患者得气,在产生经气效应的基础上,配合临床选穴,运用一定的补泻手法平衡阴阳,调整脏腑功能。

现代医学认为,甲状腺疾病患者多伴有社会压力以及对于疾病的担心,存在紧张、焦虑、恐惧等不同心理,这些心理应激反应可通过下丘脑-神经通路影响免疫功能。针灸可通过调节机体免疫功能治疗甲亢。针灸治疗甲亢常用腧穴中应用频次较高的依次为三阴交、内关、足三里、水突。三阴交为足三阴经交会之处,健脾和胃、滋肾养阴、行气活血、疏经通络,主治阴虚诸症,与太溪合用壮水之主,且可改善人体内分泌系统功能;内关是手厥阴心包经络穴,别络心经,又属八脉交会穴,善治胃心胸疾病和神志病,如心律不齐、心神不宁等,与间使合用清心火、平肝木;足三里为人体强壮要穴,补中益气、燥化脾湿,主治胃肠病及虚劳羸瘦诸症,针对甲亢之标实本虚;水突属近部取穴,归足阳明胃经,在人迎与气舍连线中点,甲状软骨外侧,在此发挥其近治作用,散结行瘀。诸穴合用,既补本虚,又清标实。

(四)展望

随着现代社会的飞速发展,工作、生活节奏不断加快,人们的心理压力越来越大,甲亢的发病率呈逐年上升趋势。甲亢是内分泌科的常见病,也是一种典型的心身疾病,与情志有密切联系。未来,医者可在"心身同调"理念指导下,重视情志因素的影响,充分发挥中医药对心身疾病的治疗优势,为中西医结合治疗甲亢提供新的思路和理论依据。

(黄盛 左新河)

十三、谈外治法在格雷夫斯病中的应用

左新河通过中医药治疗GD的方法十分丰富,除了中医辨证用药外,中医外治法如针灸、中药熏洗、中药雾化熏眼、中药膏剂外敷、耳穴压豆、中医定向透药等方法也广泛应用于临床,可减轻西药治疗出现的不良反应,提高疗效,能有效缓解颈部不适、甲状腺肿大、眼突、心悸等相关症状,并且安全性高,值得临床推广应用。

(一)针灸

针灸通过循经取穴与局部取穴,采用一定的物理刺激,直接作用于腧穴或病变部位,运用不同的补泻手法,发挥疏通经络、扶正祛邪、调整阴阳的作用,纠正机体阴阳偏衰或偏盛的状态,从而达到标本兼治和降低复发率的目的。左新河遵守辨病和辨证相结合理念,通过西药平稳控制甲亢发展进程、抑制免疫反应,以辨病为先,明确诊断,然后以辨证为主,对GD患者行个性化治疗,临床疗效确切。

1.甲状腺功能亢进症

甲状腺功能亢进症病机的关键环节是肝阴虚,虚火旺。治疗以"虚则补其母,实则泻其子"的子母补泻法为原则。

(1)辨病论治。

① 主穴:内关、合谷、曲池、三阴交,分为内关与合谷、曲池与三阴交两组。每日或隔日一次,两组交替使用,每次留针15~30 min。

② 配穴:心俞、肝俞、肾俞、脾俞、阳陵泉。心悸不宁,心动过速者,可用内关配

心俞;胸闷不舒或兼有胸胁痛者,可用内关配肝俞,也可用内关配阳陵泉。

(2)辨证论治。

① 肝郁气滞证:治以疏肝理气,消瘿散结。取穴:常选取肝俞、风池、内关、水突为主穴。加减:瘿肿较大者,加刺瘿肿局部;烦躁失眠者,加神门。操作:以上诸穴均用泻法,强刺激留针 30 min。

② 肝火犯胃证:治以清肝泻火,散结消瘿。取穴:常选取太冲、太溪、三阴交、足三里、内庭为主穴。加减:眼症明显者,加风池、睛明、攒竹、鱼腰、四白、瞳子髎通目;心悸甚者,加神门;便秘者,加支沟。操作:太冲、风池、足三里、内庭皆用泻法,强刺激;太溪、三阴交用补法,中等刺激;攒竹、鱼腰、四白、瞳子髎皆用平补平泻。以上诸穴均留针 30 min。

③ 肝肾阴虚证:治以滋养肝肾,消瘿散结。取穴:常选取肝俞、肾俞、太冲、阳陵泉、太溪、三阴交为主穴。加减:瘿肿明显者,加刺瘿肿局部,眼突明显者,加刺目眶周围腧穴;手抖甚者加刺曲池、合谷。操作:肾俞、太溪、三阴交用补法,中等刺激;肝俞、太冲、阳陵泉用泻法,强刺激,留针 30 min。

④ 气阴两虚证:治以益气养阴,消瘿散结。取穴:常选取内关、足三里、关元、三阴交、复溜、照海为主穴。操作:提插补泻法,留针 30 min。

2. 甲状腺相关眼病

甲状腺相关眼病为 GD 最常见的甲状腺外表现。目为脏腑之精华,宗脉之所聚,为肝之外候。肝气郁结,虚火内动,夹痰夹瘀,阻于目窍,发为突眼等症。治疗该类型眼病以消瘀通络、祛湿化痰为原则。

(1)治疗措施。

① 针刺治疗。主穴:上天柱(经验穴,位置在天柱上 5 分,即风府与风池连线的中点)、风池,经两穴分别向鼻尖斜刺,针深一般不超过 1.2 寸,瘦人宜浅,做徐入徐出提插捻转,要求气至病所,以改善突眼症状;对足三里、三阴交、太溪、肾俞、肝俞均用补法以益肾健脾除湿;对光明、阿是穴(约当耳上发际 1 寸处)、太冲、大椎、颈夹脊用泻法刺之;对内关用平补平泻法刺之。

② 水针疗法。将 1500 mL 透明质酸酶及 25 mg 醋酸氢化可的松混合后注射 2 mL 入上天柱,隔日 1 次,10 次为 1 个疗程。

③ 磁堤针疗法。取穴:太阳、四白、攒竹、风池、合谷,复视配球后。使针体垂直于体表,以患者微感疼痛为度,每次每穴按压 2 min,双侧同时进行。每日 1 次,7 次为 1 个疗程,可连续进行 2 个疗程。

④ 埋线配合挑刺疗法。对眼睑、肝俞、鸠尾、颈部肿块阿是穴挑点。开始每天

挑1次,每次挑刺1~2个穴,挑完1遍后,隔3~5天挑1次,10次为1个疗程,第1个疗程和第2个疗程结束时,分别于鸠尾及肝俞做埋线疗法1次,1次疗程未愈者,休息10天再行下1个疗程。

(2)辨证论治。随证配穴:肝郁火旺者加曲泉、期门,以泻法刺之;阴虚阳亢者加阴陵泉,以补法刺之;气阴两虚者加气海;多汗加合谷、复溜,以泻法刺合谷,以补法刺复溜;心悸加心俞、厥阴俞、心平(少海下1寸处),以补法刺心俞、厥阴俞,以平补平泻法刺心平;失眠加心俞、神门,以补法刺之;月经不调加血海、阴陵泉,以泻法刺血海,以补法刺阴陵泉。

(3)疗法疗程:一般每次针刺2个穴位,每个体穴位留针30 min,轻轻起针。每天治疗1次,以1个月为1个疗程,共治疗2~3个疗程。

3. 甲状腺肿大

GD患者多有甲状腺肿大,乃因阳明经脉气滞痰瘀阻于颈部,发为"瘿肿",治疗当以消瘀散结,疏导阳明经气为原则。

(1)取穴。

① 主穴:水突、上天柱、风池。

② 配穴:内关、间使、足三里、三阴交、攒竹、丝竹空、阳白、鱼腰。留针15~20 min,其间行针2次,隔日一次,10次为一个疗程。

(2)辨证论治。

① 气郁痰阻证:治以疏肝理气、解郁化痰为主。宜选用肝俞、合谷、足三里、丰隆、天突等腧穴,辅以阿是穴。针刺肝俞、丰隆能疏肝、理气、化痰;针刺足三里能开通阳明经之气。对局部阿是穴可采取围刺法,从肿块边缘向肿块中心底部斜刺,等距离围刺6~8针。

② 痰结血瘀证:侧重阳明经穴。阳明经为多气多血之经,循行于颈前,可以调整瘿肿周围气血。常选用水突、天鼎、合谷,配阿是穴,共奏活血化瘀之功,如舌苔较厚,可加丰隆、足三里等穴,配合捻转手法以补泻,活血化瘀。

③ 脾肾两虚证:以益气健脾为主,选用肾俞、关元、足三里、命门、大椎等穴,均用补益手法,以兼顾脾肾、顾护元气。

(二)中药熏洗

GD合并胫前黏液性水肿者皮肤病变明显时可采用外治法,如用中药熏洗下肢,中药经皮肤渗透到体内发挥治疗作用,熏洗方常包括丝瓜络、鸡血藤、细辛、薄荷、红豆杉、桃仁、红花、皂角刺、石见穿、三棱、莪术等药。方中丝瓜络祛风通络活血;鸡血藤活血补血,舒筋活络;细辛虽辛温劫阴,但局部运用可取其温通经络之功;薄荷疏肝行气,气行则津行,可以化痰化湿;红豆杉利尿消肿;桃仁、红花活血祛瘀通经;皂角刺性温,善消肿,其形锐利,能直达皮损之处;石见穿既能活血消瘀又能散结消肿;三棱、莪术破血行气,诸药共同,煎煮后熏洗患处,可使皮损处结节变软,起到化痰活血、利水消肿的作用。

(三)中药雾化熏眼

中药雾化熏眼是将中医辨证用药与超声雾化相结合的一种方法。超声雾化仪器分别以超声波和氧气高速气流冲击药液,使其发生震荡,分裂形成雾化分子,从而使药液直接作用于眼部病灶,弥补了中药内服的不足,提高了局部的药物浓度,为治疗甲状腺相关眼病提供了一种新方法。根据甲状腺相关眼病临床特征,其属中医"鹘眼凝睛"范畴,病位在目,病本在肝。肝火亢盛证是甲状腺相关眼病活动期最常见证型,左新河辨证使用五花汤雾化熏眼。《神农本草经百种录》记载:"凡芳香之物,皆能治头目肌表之疾。"五花汤由菊花、野菊花、密蒙花、月季花、玫瑰花五种花类药组成,方中菊花可散风清热、清肝明目、清热解毒;野菊花清热解毒、泻火平肝;密蒙花清热泻火、养肝明目、退翳;月季花活血通经、疏肝理气;玫瑰花理气解郁、和血散瘀,五药合用可有清肝泻火、通络明目之效。临床观察中发现,中药雾化熏眼联合糖皮质激素冲击疗法治疗甲状腺相关眼病相较于单用糖皮质激素冲击疗法效果更佳,突眼度及临床活动性评分均降低,且该联合治疗方法具有疗效好、安全、易于操作的优点,可有效提高患者的生活质量。

(四)中药膏剂外敷

外用膏剂能使药物成分通过皮肤直达病灶,作用快而持久,具有显著作用,院内制剂如理气消瘿膏、金黄消瘿膏、散结消瘀膏、温阳消瘿膏等被广泛应用。外用膏剂治疗GD时应谨守辨病为先,辨证为主,辨病与辨证相结合的原则。甲状腺质地柔软、随情志消长的气滞痰凝型可选用理气消瘿膏;甲状腺局部疼痛伴压痛的肝经郁热型选用金黄消瘿膏;甲状腺质地坚硬、颈前结块难消的痰瘀互结型选用散结消瘀膏;迁延难愈的阳虚痰凝型选用温阳消瘿膏。

具体操作:取调好的药膏均匀涂抹在外用敷料上,涂抹范围直径超出病变范围,外敷于患者颈前处后再用医用胶布固定,具有较好效果,既能开门逐邪,又能使药物通过肌肤直达病灶,作用快而持久。

(五)耳穴压豆

中医学理论认为,耳与脏腑经络的关系十分密切,耳穴既是疾病反应点,又是疾病治疗点。耳穴压豆法通过刺激耳穴调节脏腑经络,调理阴阳平衡,可达到防病治病的效果。左新河针对GD所出现的眼突、心悸、手抖等交感神经兴奋症状,常取耳穴心、肝、肾、神门、内分泌、皮质下、眼、甲状腺等。所取耳穴中,内分泌、神门、皮质下可调和阴阳、镇静安神,在西医机制中具有调节内分泌系统功能、调节大脑皮层兴奋与抑制的作用;甲状腺为病本所在,取耳穴甲状腺可清热疏郁、化痰散结;取耳穴肝可疏肝理气,调畅情志;取耳穴肾可滋阴降火、补益肾气;取耳穴心可宁心安神、清泻心火;取耳穴眼可改善甲状腺相关眼病患者眼胀、眼突、畏光流泪等症。

具体方法:以棉棒探查,准确找到耳穴的敏感点,标记、消毒,以砭石籽固定所取耳穴,适当按压,使患者产生酸、麻、胀、痛或发热等得气感,并指导患者每天自行按压3～4次,两侧耳穴隔日交替进行。

(六)中医定向透药

中医定向透药技术是利用直流电将药物离子通过皮肤或穴位导入人体,作用于病灶,达到理气消瘿、活血化瘀、软坚散结、抗炎止痛等作用的一种操作方法,可充分实现中药经皮吸收的最大化,显著加强中药药力的发挥。左新河常将具有行气化痰、清肝散结作用的中药(郁金、牡丹皮、生地黄、穿山龙、鬼箭羽、夏枯草、猫爪草、法半夏、薄荷等)浸泡煎成浓汁,将药垫浸透药汁放在甲状腺部位,连接好直流电导药机进行治疗,每日1～2次,每次30 min,此法对减轻甲状腺肿疗效尤其显著。方中郁金疏肝理气、行气解郁,猫爪草化痰散结、解毒消肿,牡丹皮清热凉血、活血化瘀,生地黄清热凉血、养阴生津,穿山龙活血通经、利水祛痰,鬼箭羽破血通经、解毒消肿,夏枯草清肝泻火、散结消肿,薄荷清泻透散,解毒消肿,芳香透达,增强透发之力。诸药合用可减轻甲状腺充血,调节甲状腺细胞功能。

(七)总结

综上所述,外治法的干预在GD的治疗中独具优势。以辨病为先,明确诊断,而后以辨证为主,行个性化治疗,病证结合,采用中西医结合疗法治疗,标本兼治,可减少复发;与单纯西药治疗相比,还具有不良反应少、复发率低等优势,为GD患者的上佳之选,值得临床推广。

(李婵　李扬)

参 考 文 献

[1] 陈如泉,左新河.甲状腺病中医学术源流与研究[M].北京:人民卫生出版

第一章　医论医话选粹

社,2016.

[2] 左新河.甲状腺功能亢进症[M].北京:中国医药科技出版社,2010.

[3] 高聆,赵家军.肠道细菌小肠结肠炎耶尔森菌感染与Graves'病的发病机制[J].医学综述,2000,(1):17-18.

[4] 王志宏,左新河.从五脏论治甲状腺功能亢进症[J].江西中医药,2017,48(7):14-15.

[5] 贾思锋,李会敏,谢敏,等.浅述气血痰郁理论与甲状腺功能亢进症的关系[J].中西医结合研究,2021,13(6):412-414.

[6] 倪青.甲状腺功能亢进症病证结合诊疗指南(2021-01-20)[J].世界中医药,2021,16(2):193-196.

[7] Ariamanesh S, Ayati N, Mazloum K Z, et al. Effect of different 131I dose strategies for treatment of hyperthyroidism on Graves' ophthalmopathy[J]. Clin Nucl Med,2020,45(7):514-518.

[8] 中华医学会内分泌学分会,中国医师协会内分泌代谢科医师分会,中华医学会核医学分会,等.中国甲状腺功能亢进症和其他原因所致甲状腺毒症诊治指南[J].国际内分泌代谢杂志,2022,42(5):401-450.

[9] 朱天宇,甘文平,于莉华,等.《伤寒论》六经辨证源流与传承[J].中医学报,2022,37(1):15-18.

[10] 王安然.基于数学属性原理探讨瘿病(甲状腺功能亢进症)的六经辨治规律研究[D].广州:广州中医药大学,2019.

[11] 冯秋苑.甲亢的中医证候分布特点及其相关性研究[D].广州:广州中医药大学,2016.

[12] 郑凡超."火郁发之"理论及临床应用研究[D].广州:广州中医药大学,2020.

[13] 张志恒,张峰鹏."火郁发之"辨治体会[J].国医论坛,2014,29(4):60-61.

[14] 邱建荣."火郁发之"浅识[J].浙江中医学院学报,1991,(5):10-11.

[15] 周静鑫,苗桂珍,鲁轶臻,等.论"火郁发之"在亚急性甲状腺炎中的应用[J].中华中医药杂志,2020,35(9):4699-4701.

[16] 焦烁颖,付守强,汤阳,等.从朱丹溪"心动则相火动"论治复发性甲状腺功能亢进症[J].北京中医药大学学报,2022,45(7):733-737.

[17] 陈筑红,胡国庆.魏子孝教授治疗甲状腺功能亢进症经验[J].世界中医药,2016,11(8):1547-1548,1553.

[18] 赵进喜,邓德强,王新歧.甲状腺疾病相关中医病名考辨[J].陕西中医学院学报,2005,28(4):1-3.

[19] 汪晓露,赵勇,谢敏,等.从伏邪论治复发性毒性弥漫性甲状腺肿[J].云南中医中药杂志,2021,42(9):10-14.

[20] 朱烨,左新河.关于左新河人工周期治疗甲状腺月经病经验浅析[J].光明中医,2015,30(3):479-480.

[21] Chang C C,Cheng C J,Sung C C,et al. A 10-year analysis of thyrotoxic periodic paralysis in 135 patients:focus on symptomatology and precipitants[J].Eur J Endocrinol,2013,169(5):529-536.

[22] Neki N S. Hyperthyroid hypokalemic periodic paralysis[J]. Pak J Med Sci, 2016,32(4):1051-1052.

[23] Tu M L,Fang Y W,Leu J G,et al.An atypical presentation of high potassium renal secretion rate in a patient with thyrotoxic periodic paralysis:a case report [J]. BMC Nephrol,2018,19(1):160.

[24] 孙健,罗苏珊,乔凯,等.甲状腺功能亢进性周期性麻痹的研究现状与进展[J].中国临床神经科学,2017,25(1):98-104.

[25] Lin S H,Huang C L. Mechanism of thyrotoxic periodic paralysis[J]. J Am Soc Nephrol,2012,23(6):985-988.

[26] Paninka R M,Carlos-Lima E,Lindsey S C,et al. Down-regulation of Kir2. 6 channel by c-termini mutation D252N and its association with the susceptibility to thyrotoxic periodic paralysis[J]. Neuroscience,2017,346:197-202.

[27] Venance S L,Cannon S C,Fialho D,et al. The primary periodic paralyses: diagnosis,pathogenesis and treatment[J]. Brain,2006,129(Pt 1):8-17.

[28] Lin S H,Chu P,Cheng C J,et al. Early diagnosis of thyrotoxic periodic paralysis:spot urine calcium to phosphate ratio[J].Crit Care Med,2006,34(12):2984-2989.

[29] 郑晓敏,叶芳,刘翠平.甲状腺疾病与贫血的相关关系研究进展[J].中国医药导报,2018,15(30):40-43.

[30] 李会敏,付畅,胡州阳,等.左新河治疗甲状腺功能亢进症合并肝功能损害经验[J].湖北中医杂志,2019,14(10):26-29.

[31] 谢永红.甲亢合并糖尿病的饮食护理[J].中国医药导报,2011,8(1):95.

[32] 葛均波,徐永健.内科学[M].9版.北京:人民卫生出版社,2018.

[33] 常兴,张恬,孟庆岩,等.基于"形神一体观"的中医对疾病的治疗观探析[J].时珍国医国药,2018,29(5):1155-1157.

[34] 潘芳,吉峰.心身医学[M].3版.北京:人民卫生出版社,2018.

[35] Bauer A M,Bonilla P,Grover M W,et al. The role of psychosomatic medicine in global health care[J]. Curr Psychiatry Rep,2011,13(1):10-17.

[36] 蔡兵芳,冯健,周歆晨,等.甲状腺功能亢进症的中医心身医学认识与临床运用[J].中医药临床杂志,2020,32(1):58-62.

[37] 余强.甲状腺功能亢进症对心理—情志影响的临床研究[D].武汉:湖北中医学院,2008.

[38] 王红梅,姚韧寰,赵予韬,等.探究甲亢患者情绪及睡眠状况及其与血清学指标的相关性[J].标记免疫分析与临床,2022,29(1):19-22.

[39] 肖梓栋,谢培文,杨曙晖,等.精神心理障碍对 Graves 病患者药物治疗后复发的影响探讨[J].中国实用医药,2021,16(14):194-196.

[40] 孙元莹,郭茂松,赵新广,等.心宁胶囊治疗甲亢性心脏病临床观察[J].辽宁中医药大学学报,2007,9(4):115-116.

[41] 叶天士.临证指南医案[M].宋白杨,校注.北京:中国医药科技出版社,2011.

[42] 周乐,白建美.针对性护理对甲亢患者心理状态及护理满意度的影响[J].临床医学研究与实践,2022,7(19):167-169.

[43] 李梅.健康教育及心理护理干预对甲状腺功能亢进症患者负性情绪及生活质量的影响[J].黑龙江医学,2019,43(7):839-840.

[44] 于婷婷,邹伟,王珑,王冬.浅谈针灸"治神"与心身疾病的关系[J].黑龙江中医药,2013,42(2):46-47.

[45] 王光安,宁荣仙.针灸治疗甲状腺功能亢进症及相关突眼症选穴规律探讨[J].中国针灸,2019,39(6):667-672.

[46] 刘保君,徐世芬,倪卫民.何金森针灸治疗 Graves 病的临床经验辑要[J].四川中医,2017,35(10):14-15.

第二节　甲状腺功能减退症

一、谈甲状腺功能减退症的病因病机与辨证分型

甲状腺功能减退症(hypothyroidism),简称甲减,是由于甲状腺激素合成和分泌减少或组织作用减弱导致的全身代谢功能减退综合征。本病发病隐匿,病程较长,不少患者缺乏特异性的症状和体征。主要表现以代谢率降低和交感神经兴奋性下降为主,病情轻的早期患者可没有特异症状。典型患者可出现畏寒,乏力,手足肿胀,嗜睡,记忆力减退,少汗,关节疼痛,体重增加,便秘,表情呆滞,反应迟钝,声音嘶哑,听力障碍,面色苍白,颜面和(或)眼睑水肿,唇厚舌大、常有齿痕,皮肤干燥、粗糙、脱皮屑、温度低、水肿,手脚掌皮肤可呈姜黄色,毛发稀疏干燥,跟腱反射时间延长,脉率缓慢。女性患者可出现月经紊乱或者月经过多、不孕。少数病例出现胫前黏液性水肿。本病累及心脏可出现心包积液和心力衰竭。重症患者可发生黏液性水肿昏迷。

甲减在中医学中无专门病名,基于甲减临床上主要表现为元气亏虚,气血不足,脏腑受损的症状,故多主张将甲减归属于中医学"虚劳"的范畴。究中医经典之病名,有的学者认为甲减与《素问·奇病论》之"肾风"、《灵枢·水胀》之"肤胀"相似,盖肾风者"有病痝然,如有水状",皆颇似黏液性水肿之状。也有的学者认为甲减由甲亢行甲状腺次全切除或进行碘治疗所致者,当属于"虚损"之列。因甲减属甲状腺疾病范畴,多表现虚劳亏损证候,故又称为"瘿劳"。

(一)中医病因

中医学认为,本病之病因多为先天禀赋不足,胎中失养,体质不强,肾阳亏虚;饮食失调、或久病不愈、或失血过多,脾肾失养,阳气不足;或放疗以后,伤于气血,脾肾亏虚等,诸多因素致使全身功能不足而发为本病,其病位重在脾肾。

1.七情郁结

长期七情不遂,情志不畅,肝郁气滞,木旺乘土,脾失健运,又脾为后天之本,主四肢、肌肉,脾气虚弱,运化无权则肌肉无以充养。强烈的精神刺激、持久的精神压力常为桥本甲状腺炎患者甲状腺功能减退的诱因。抑郁可引起血中甲状腺自身抗体滴度增高,如部分产后甲状腺炎、甲减的发生可能与产后抑郁有关。有资料显示,

应激可导致下丘脑-垂体-肾上腺轴功能改变,引起机体全面性免疫抑制。若器官特异性抑制性 T 细胞功能受损或数量减少,可诱发自身免疫病。

2. 饮食失调

如隋代巢元方《诸病源候论·瘿候》曰"诸山黑土中出泉流者,不可久居,常食令人作瘿病。"明代《名医类案·肿瘿》记载:"汝州人多病颈瘿,其地饶风沙,沙入井中,饮其水则生瘿。""华亭有一老僧,昔行脚河南管下,寺僧童仆,无一不病瘿。"以上论述均说明了瘿病发生与水土饮食有关,现代医学已证明甲减由缺碘或碘摄入过多所致。导致甲状腺肿的物质较多,食用植物(如卷心菜、大豆制品、木薯等)和微量元素(如氟、锂等),可抑制甲状腺激素的合成而造成甲减。

3. 禀赋不足

母有瘿疾,子女亦常患瘿病,《柳洲医话》云,"禀乎母气者尤多",即在古代人们就已认识到瘿病"禀乎母气",这与现代医学认为甲状腺疾病与遗传有关相一致。先天性甲减的主要原因为甲状腺发育异常,包括甲状腺不发育、发育不良和甲状腺原基不下降。甲状腺原基不下降和下降不良形成的异位甲状腺,均存在甲状腺发育不良,其发病机制尚未明确,可能与出生前母体供给甲状腺激素有关;亦有人认为与母体存在甲状腺自身抗体和甲状腺组织细胞毒因子有关。患者甲状腺发育正常,但由于甲状腺激素合成的某一步骤发生障碍,造成甲状腺激素合成、分泌缺乏或不足,而形成甲减。本病属遗传性疾病,多见于近亲结婚的后代,常呈家族集中性。

4. 药物损伤

导致甲状腺肿的物质中,药用化学品(如硫脲嘧啶、碘剂、过氯酸盐、硫氰酸盐等)可抑制甲状腺激素的合成而造成甲减。其中最常见的为 GD 患者在使用抗甲状腺药物治疗过程中,由于药物剂量过大或使用时间过长导致的药物性甲减。

5. 疾病继发

亚急性甲状腺炎和其他甲状腺疾病。少数亚急性甲状腺炎亦可出现甲减。慢性纤维性甲状腺炎可引起甲减,但本病罕见;甲状腺恶性肿瘤、甲状腺转移癌、甲状腺结节等均可造成甲状腺组织的广泛破坏,而发生甲减。

6. 放射或手术损伤

接受放射性核素治疗过量时,损伤气血,阳气耗伤,导致气血亏虚或脾肾阳气损伤。

中医学认为,上述诸多因素可导致全身功能不足而发为本病。

（二）病机

1. 肾阳虚为甲减的主要病机

肾阳是功能活动的动力，也是人体生命的源泉。甲减为慢性疾病，临床多表现为元气亏虚、气血不足、脏腑虚损的阳虚证候。阳虚生寒，患者临床症状与典型的肾阳虚证表现一致，故一般认为肾阳虚为甲减的主要病机。肾阳不足是其关键。

2. 病变常涉及心脾两脏

甲减起病缓慢、病程较长，在发展过程中又有诸多变化。初病多因禀赋不足，素体阳虚，或因感受外邪，侵犯"奇经腺体"——甲状腺。开始在脾，日久及肾，脾肾同病，甚则肾之真阳衰竭，出现危象。脾为后天之本，气血生化之源，脾伤则不能化生气血，致使气血亏虚、倦怠乏力、少言寡语、面色无华；脾虚不能运化水湿，致水湿内停，发为浮肿。脾不能为胃行其津液，则大便干结，久病伤肾，日久肾阳虚衰，则督脉阳虚而见畏寒少汗，腰脊酸痛，不能作强，阳事异常，男子性欲减退甚至阳痿，女子经少或闭经。精血不能上承，髓海空虚、头晕昏重，表情呆痴，反应迟钝；肾阳虚不能化气行水则发为水肿；阳虚阴耗，皮肤苍白多屑，毛发枯稀脱落。至于放射性碘治疗后继发甲减，由治疗后脾虚失运、化源衰少，日久及肾所致。

脾为后天之本，脾虚摄食量少，饮食不周，后天给养来源匮乏，更有损于机体功能发挥。且因肾虚，脾阴亦衰，脾虚与肾虚形成恶性循环。脾又主肌肉、四肢，司统血之职。据观察，甲减患者有肌无力者占61%，并伴有感觉障碍，手足麻木，肌肉痛，僵硬或痉挛，此为"脾主肌肉"之功能减退，且有32%～82%的患者合并不同程度的贫血。甲减妇女常有月经紊乱，严重时出现持续大量失血，均系脾不统血之象。

甲减患者以心动过缓、脉沉迟缓为主要症状，此乃心阳不振之临床表现，乃因"肾命不能蒸运，心阳鼓动无权"所致，故病初虽不涉及心脏，但基于肾阳衰微，导致心阳不振，心肾阳虚。

3. 日久不愈，变证颇多

现代医学研究认为体内长期缺乏甲状腺激素可致心血管系统损害（属"心悸"范畴），其病机为脾肾阳虚、心气不足，其本为虚。而甲减并发肢肿，则属于中医水肿范畴，脾肾阳气虚衰，水寒之气不行，故腹胀大不舒；阳气虚衰，无以温化水湿，水无去路，泛溢肌肤，故面浮肢肿，可兼痰浊、瘀血的病理改变。肾阳虚患者会出现全身功能低下并伴见寒象，这是由于肾中元阳衰微，阳气不运，气化失司，开合不利，以致水湿、痰浊、瘀血等阴邪留滞，阻滞脑部脉络，出现面色晦暗，精神委顿，甚则神志昏蒙、舌质晦暗等，浊阴泛逆上阻于脑，出现神志异常神经病变。甲减患者的心脏可出现病理性改变,主要是心肌间质黏液性水肿,使心肌增大和扩张,临床以心动过缓、脉沉迟缓、心界扩大、心音低钝为主要症状。从中医而论,此乃"肾命不能蒸运,心阳鼓动无权"。肾阳虚衰,不能温煦心阳,而致阴寒内盛,血行瘀滞,水湿停留,从而导致心肾阳虚,进一步加重临床阳虚之症,形成水饮停聚心包之证。肾阳不足,命门火衰,日久则肾阳极度亏损,阳损及阴,导致肾之阴阳两虚,甚则脾肾阳虚,气滞血瘀,痰浊内停,蒙闭心窍,而致神昏窍闭之危象。

因此,肾阳虚为导致甲减的直接因素,随着病情的发展,还会出现脾肾阳虚与心肾阳虚及痰浊内停。肾阴阳两虚往往出现于甲减的后期,正气大衰,阴阳两伤是病理变化的最后转归,最终导致肾气败绝,阴阳离决之死候。

(三)辨证分型

甲减临床表现繁杂,轻症患者临床表现不明显;重症者又常有并发症,给辨证增加困难。大致可分为以下证型论治。

1. 主证

(1)肾阳虚证:症见畏寒、面色㿠白、腰膝酸冷、小便清长或遗尿、浮肿以腰以下为甚、阳痿滑精、女子带下清冷、宫寒不孕,舌淡苔白,尺脉沉细或沉迟。治以温肾助阳,方以右归丸加减,药用淫羊藿、鹿角胶、肉苁蓉、枸杞子、菟丝子、巴戟天、附子、茯苓、牛膝等。

(2)心肾阳虚证:症见形寒肢冷、心悸、胸闷、怕冷、汗少、身倦欲寐、浮肿、表情淡漠、女子月经不调、男子阳痿,舌质暗淡或青紫、苔白,脉迟缓微沉。治宜温补心肾、利水消肿,方以真武汤合苓桂术甘汤加减,药用炮附子、茯苓、白术、党参、黄芪、干姜、甘草、淫羊藿。兼有浮肿或心包积液者,加桂枝。成人甲状腺功能减退症者如错过治疗的最佳时期,或可发生危象(心阳虚衰)。

(3)脾肾阳虚证:症见神疲乏力、畏寒肢冷、记忆力减退、头晕目眩、耳鸣耳聋、毛发干燥易落、面色苍白、少气懒言、厌食腹胀、纳减便秘、男子遗精阳痿、女子月经量少,舌淡胖、有齿痕,苔白,脉弱沉迟。方以右归丸和附子理中汤加减,药用熟附子、肉桂、杜仲、山茱萸、熟地黄、山药、枸杞子、当归、党参、白术、茯苓、干姜、炙甘草。若见下利甚、五更泄泻,或女子宫寒不孕、带下清稀,宜附子理中汤合二仙汤加减。

2. 兼证

(1)水邪凌心证:除阳虚证候外,伴胸闷憋气、心悸怔忡、咳嗽气喘,动则加重;双下肢肿甚、小便短少;舌淡,苔白,脉沉迟细弱。治宜健脾温肾、补益心阳、化气行水,方以真武汤与生脉散加减,药用黄芪、人参、白术、桂枝、茯苓、干姜、红花、熟附子、炙甘草等。便溏、肢冷明显者,加补骨脂、淫羊藿等;喘促甚者,可加紫苏子、椒目;脘腹胀满者,加砂仁、陈皮、厚朴等;下肢肿甚者,加车前子、猪苓、泽泻等。

（2）痰血瘀阻证:成人甲减一般病程久,常缠绵不愈。"久病入血"又兼素体脾胃虚弱,运化失常,聚湿为痰,痰积日久,络脉瘀阻,从而形成痰瘀互结之证。此证多见于年迈体弱、长期未确诊、误治而成的甲减者。对于一般方药治疗乏效者,应考虑此证型的存在。症见面色蜡黄、皮肤甲错、非指凹性浮肿、感觉迟钝、表情痴呆、形体肥胖、纳呆泛恶、呕吐清涎、舌质暗红、舌苔白腻、脉涩或滑。治宜活血通络、温化痰浊,方用肾气丸与血府逐瘀汤加减,药用熟地黄、车前子、肉桂、制附片、益母草、川芎、泽兰等。便溏、肢冷明显者,加补骨脂、淫羊藿等;脘腹胀满者,加砂仁、陈皮、厚朴等;肢体麻木者,加鸡血藤、地龙等。

（3）气血两虚证:症见肢倦神疲、面色少华、皮肤干燥、饮食无味、多梦易醒、健忘心悸、头晕目眩、女性月经量少或闭经、舌质淡、苔薄、脉细弱。治宜补养心脾以生气血,方用归脾汤加味,药用炙黄芪、党参、炒白术、当归、白芍、熟地黄、枸杞子、酸枣仁、柏子仁、茯神等。便溏肢冷明显者,加补骨脂、淫羊藿等;脘腹胀满者,加砂仁、陈皮、厚朴等。如因心脾虚甚,而致冲任不固,症见面色苍白无华、阴道出血淋漓不断、色淡红、质稀、无血块,舌质淡、苔白、脉沉细,查体见贫血貌,宜温补脾肾、固冲止血,药用党参、淫羊藿、巴戟天、肉苁蓉、鹿角胶、山茱萸、菟丝子、当归、艾叶炭、炮姜、三七粉等。

（谢敏　左新河）

二、从脾肾论治甲状腺功能减退症

左新河认为甲减多以虚为主,虚实夹杂,病位主在脾肾,可从脾肾论治甲减。

（一）从脾肾论治

1. 肾阳亏虚

《素问·生气通天论》中提及"阳气者,若天与日,失其所,则折寿而不彰,故天运当以日光明,是故阳因而上卫外者也",肾为先天之本,主藏精、生长发育与生殖,五脏阳气皆取决于肾阳。肾阳不足,则命门火衰,不能温煦,出现形寒肢冷、面色苍白等症状。左新河认为肾阳不足也可导致其他脏腑阳气虚弱,如"肾命不能蒸运,心阳鼓动无权",心肾阳虚则见心悸怔忡、腰膝酸软、胸闷失眠等。脾肾阳虚,肾气的蒸腾作用减弱,脾不运化,导致机体水液代谢障碍,则见水肿;《景岳全书·痿证》云:"肾者,水脏也,今水不胜火,则骨枯而髓虚。"肾阳不足,髓化无源,骨骼失养,致记忆力减退、嗜睡等。

2. 脾虚痰湿

脾为后天之本,水谷精微生化之源。《诸病源候论·虚劳浮肿候》云,"肾主水,脾主土。若脾虚,则不能克制于水,肾虚则水气流溢,散于皮肤,故令身体浮肿",脾阳虚则运化水湿功能减低,而致水液停聚,"湿聚为水,积水成饮,饮凝为痰",水湿泛溢于肌肤则成黏液性水肿,痰饮流窜于经络筋脉,而出现关节肿痛、皮下结节等。脾肾两脏相辅相成。"脾胃内伤,百病由生",由于饮食不节、久服药物等易伤脾胃,脾气亏虚,气血失源,水谷精微不能升清降浊,易生湿气,湿困久病成痰,痰湿互结而发为本病,症见水肿面容、肌肤苍白、女性月经过多或闭经、精神倦怠、反应迟钝、肌肉松弛无力、肥胖、厌食、腹胀、便秘等。

3. 瘀血内阻

左新河认为甲减患者瘀血的产生主要是因虚致瘀。肾阳偏衰、脾虚气血生化乏源均可导致血瘀,而瘀血作为致病因素使精微不布,而致脾肾阳虚加重,血液生化运行无源,脉道失养而瘀血内停,痰浊与瘀血相互影响,相互转化,缠绵难愈。

(二)指导治疗

1. 治肾为主,温肾助阳

肾乃命门,阴阳之根,生命之本。肾精充沛,其气化功能才能正常发挥,脏腑各司其职,协调统一。在治疗甲减时,左新河常以甘温药物补益肾阳,以填精益肾,切合阳虚的基本病机。治疗常以右归丸加味方为主,方中肉桂、附子、鹿角胶温补肾阳,填精补髓;熟地黄、山茱萸、枸杞子培补肾阴;杜仲强壮益精;山药和炙甘草作用是调和诸药,补益中气;淫羊藿温补肾阳。诸药合用,共奏温补肾阳、脾肾双补之功。若患者头晕嗜睡,则可加入远志、石菖蒲;若患者纳呆不食,则可加入鸡内金、焦三仙;若患者水肿明显,则可在药方中加入茯苓。

2. 治脾为主,健脾化湿

若脾虚湿困,见神疲懒言、周身困重、胸闷纳呆、食少便溏、舌淡苔薄腻、脉滑者,乃脾气亏虚、湿邪留恋之象,应健脾祛湿。左新河常以温阳健脾利水法治疗,常用四君子汤加减,常用药物为黄芪、党参、白术、猪苓、茯苓、泽兰、泽泻、薏苡仁等。黄芪、党参补气健脾,白术益气健脾、燥湿利水,猪苓、茯苓、泽兰、泽泻、薏苡仁利水渗湿,与白术合用,使祛邪而不伤正。若患者兼有气滞血瘀,加用姜黄、郁金、香附;若兼有胸闷痰多,加用瓜蒌皮、白芥子;若脾胃失和,加鸡内金、炒谷芽和炒麦芽。

3. 脾肾同治以治虚

脾阳主升,温煦推动之力是其发挥运化水液、布散精微功能的原动力。而肾乃先天之本,脾阳充盛依赖于肾中原阳的蒸化,脾肾衰惫不仅可导致畏寒怕冷、腰酸乏力等肾阳亏虚之象,亦可见面浮肢肿、便溏纳呆等脾阳不足之象。左新河认为甲减辨证为脾肾阳虚,患者运化功能减弱,水湿聚集,血运不畅,治当温补脾肾之阳气,以化水湿,辅以活血化瘀,改善气血之运化。常用真武汤加减,常用药为制附子、茯苓、芍药、白术、生姜。附子温壮肾阳,白术健脾燥湿,茯苓利水渗湿,生姜温散水气,芍药利小便,止腹痛。诸药合用,既能温补脾肾之阳,又可利水祛湿。必要时佐以当归、赤芍等活血化瘀之品。寒湿凝滞重者常用附子汤加减。左新河重视温补脾肾,脾肾同调,能明显改善患者的临床症状,对甲状腺激素、血脂水平等均有一定的改善,临床疗效好。

(三)总结

随着甲减的发病率越来越高,该病的防治也越来越受到重视。左新河认为本病主要涉及脾肾两脏,病性属本虚标实。中医在治疗甲减方面有着疗效显著、副作用小、安全性高的特点,但目前甲减的中医辨证分型没有统一的标准,缺乏科学和规范化的管理。中西医结合治疗甲减能取各家所长,标本兼治,取得较好的效果。

（胡州阳　左新河）

三、治疗甲状腺功能减退症合并不孕症经验

甲状腺是人体重要的内分泌器官,其分泌的甲状腺激素是调节机体代谢的重要激素,它对人体组织分化、性腺睾丸发育成熟、生长发育及维持卵巢、月经的正常生理功能具有非常重要的调节作用。甲状腺激素可作用于卵巢,调节泌乳素及促性腺激素释放激素的分泌,从而调控月经周期。由于甲状腺激素与女性的性激素分泌及效应关系密切,而后者直接影响到女性的生殖功能,若甲状腺功能减退,可对女性生殖功能产生很多负面影响,如导致月经不调、不孕、自然流产及严重的母婴并发症等不良后果。甲状腺功能异常在生育年龄人群中并不少见,多因素非条件 Logistic 回归分析显示,甲减与女性不孕不育密切相关,甲减女性不孕不育的发生风险是正常人的3.984倍。甲减引起不孕的机制可能是甲状腺激素缺乏引起高泌乳素血症和促性腺激素释放激素分泌节律的改变,进一步导致排卵峰延迟和黄体功能不足,同时

甲状腺激素水平的降低影响了受精和囊胚发育的过程。因此在临床中,及时筛查出甲状腺功能异常的育龄女性,合理调整其甲状腺功能,减少并发症至关重要。

(一) 病因病机

左新河认为甲减合并不孕症属中医学"虚劳""瘿病""不孕""虚损"的范畴,其主要病因病机为肾脾两虚,兼以肝郁气滞痰瘀,其病机特点为"以虚为主,虚实夹杂",关键在于脾肾阳虚。

1. 肾脾两虚是根本

《素问·六节藏象论》:"肾者主蛰,封藏之本,精之处也。"中医学认为肾为先天之本,其主要生理功能是藏精,主生长发育和生殖。《傅青主女科》曰:"大凡妇人之怀妊也,赖肾水以荫胎。水源不足,则火易沸腾。"《医学衷中参西录》中亦记载"男女生育,皆赖肾之作强",充分说明了肾为生育的根本,肾气充盛则胎元固,肾气充盛、阴阳调和方可摄精受孕。卵子作为先天生殖之源,需在肾精肾气推动下方可成功排出,若肾精亏虚,冲任不调,则导致不孕。临床中甲减合并不孕症的患者,多因先天禀赋不足,肾气亏虚,肾阳虚衰,胞宫失于温煦,或经期调摄不慎,风寒客于胞中,胞宫寒冷,难以摄精成孕。因此,肾精不足,肾气亏虚,肾阳虚衰是甲减引起早期流产的重要原因。脾胃为后天之本,生机所系。《女科精要·月经门诸论》提到:"血者,水谷之精气也,和调五脏,洒陈六腑;在男子则化为精,在妇人则上为乳汁,下为月水。"且任脉主一身之阴,太冲主阳明,为血之海,故谷气盛则血海满而月事以时下。可见脾主运化正常,气血充足,则月事以时下。《四圣心源》载:"土者,所以滋生气血,培养胎妊之本也……血生于木火,气化于水金,而土则四象之中气也,故养胎之要,首在培土。"因此,脾胃乃气血生化之源,气血充足,则月事正常,此亦为养胎之要;若脾胃虚弱,气血生化乏源,冲任失养,则月事无常,也可导致不孕。可见脾肾两虚是甲减合并不孕症的根本病机。

2. 肝郁气滞兼血瘀

《傅青主女科》:"妇人有怀抱素恶不能生子者,人以为天心厌之也,谁知是肝气郁结乎……其郁而不能成胎者,以肝木不舒,必下克脾土而致塞。脾土之气塞,则腰脐之气必不利。腰脐之气不利,必不能通任脉而达带脉,则带脉之气亦塞矣。带脉之气既塞,则胞胎之门必闭,精即到门,亦不得其门而入矣。"清代张景焘《馤塘医话》云"妇人善怀而多郁,又性喜褊隘……肝经一病,则月事不调,艰于产育",指出女性善郁,会影响胞宫孕育胎儿的功能。因此,气机郁滞为本病的重要兼证。《临证指南医案》载,"女子以肝为先天",肝藏血,主疏泄,若反复情志不舒,肝疏泄失常,气机郁结,则冲任失调,表现为月经先后不定期、闭经甚至不孕等。同时,肝疏泄失常,肝木郁而乘脾土,导致脾失健运,水饮内停,聚而成痰,痰湿壅阻胞宫络脉,亦导致不孕。长期肝失疏泄,脾失健运,引起痰饮水湿内停,日久化瘀。因此,肝气郁结、肝失条达是甲减合并不孕症的重要病因病机。

(二) 辨证论治

鉴于甲减合并不孕症的病因病机,左新河认为治疗上当以补肾健脾、疏肝理气、化痰祛瘀为法。

1. 补肾健脾

甲减合并不孕症患者初期多以肾气不足,肾精亏虚为主,症见乏力懒言,神疲倦怠,腰膝酸软,日久命门火衰,多以肾阳虚证多见,多伴有小腹寒冷,形寒肢冷,经少色淡,颜面虚浮,便溏或秘结,兼见小便清长、月经后期、宫冷不孕等症。治疗上多采用温阳补肾益气之法,治以温肾暖胞,调补冲任,以温胞饮加减,药用补骨脂、杜仲、巴戟天、菟丝子、肉桂、附子、山药、白术、人参。若肾气不足日久兼膀胱气化不利,水湿不行,渗入胞胎,小便艰涩,腹胀脚肿,不能受孕,治宜温肾行水,暖宫助孕,可佐以芡实固肾涩精、止泻健脾,车前子清热利尿,茯苓利水渗湿健脾,以助膀胱气化,壮肾气以分消胞胎之湿。脾胃乃后天之本,气血生化之源。脾胃虚弱,气血生化无源,症见饮食少思、胸膈满闷、少气懒言、终日倦怠思睡。脾胃健而生精自易。人乏水谷之养,则精神倦怠,治以补中益气健脾,药用白术、党参、黄芪、熟地黄、山茱萸、枸杞子、柴胡、巴戟天。若脾胃气虚日久湿胜,兼见身体肥胖,痰涎甚多,下元虚损,腰膝软弱,夜有房劳,不能受孕,以补中益气汤加减,药用人参、黄芪、柴胡、当归、白术、升麻、陈皮、茯苓、半夏,本方助胃气而消于下,为津为液,则痰涎转易于上化。阳气充足,自能摄精,湿邪散除,自可受孕。

2. 疏肝理气兼化痰、活血

甲减合并不孕症患者,或因情志不畅,反复不孕导致肝气郁结,善太息,月经先后不定期,经前期乳房胀痛,治疗以疏肝理气消瘿为主,同时兼以化痰、活血。方选柴胡疏肝散、逍遥散等加减。药用柴胡、郁金、青皮、橘叶、香附、玫瑰花、香橼皮、佛手等。若兼痰涎盛,反复咽中如炙脔,则以半夏厚朴汤加减,药用半夏、厚朴、茯苓、陈皮等;兼脾虚痰湿重者可加用夏枯草、浙贝母、焦山楂、石菖蒲等健脾化痰;兼血瘀者配以丹参、赤芍、桃仁、益母草、川牛膝等活血养血。

3. 中西结合、衷中参西

随着孕前检查备受广泛关注,甲状腺功能异常引起的不孕、流产、胎儿发育异常等多种妊娠不良结局越来越引起人们的重视。2019年,中华医学会生殖医学分会推出《不孕女性亚临床甲状腺功能减退诊治的中国专家共识》,建议对不孕女性常规筛查血清促甲状腺激素水平。临床中对于不孕的育龄女性患者,一般常规筛查甲状腺功能。根据2019年《妊娠和产后甲状腺疾病诊治指南(第2版)》,妊娠早期促甲状腺激素上限的切点值可以通过以下两个方法得到:普通人群促甲状腺激素参考范围上限下降22%得到的数值或者4.0 mU/L。因此在临床中,左新河非常重视患者甲状腺功能筛查,对于妊娠前已经确诊临床甲减的妇女建议调整左甲状腺素钠片剂量,促甲状腺激素水平小于2.5 mU/L后再怀孕;对于妊娠后发现的甲减应该立即给予左甲状腺素钠片治疗,尽快使血清促甲状腺激素水平达标。妊娠4~6周监测甲状腺功能,及时调整左甲状腺素钠片剂量,同时根据中医辨证用方,调整用药,减少甲减引起的并发症。

4. 注重生活调摄

"勿乱服药,勿过饮酒,勿妄针灸,勿向非常地便,勿举重登高涉险,勿恣欲行房。心有大惊,犯之难产,子必癫痫。勿多睡卧,时时行步。勿劳力过度,使肾气不足,生子解颅。衣毋太温,食毋太饱。"此乃胎前调理避忌之法也。对甲减合并不孕症患者,除了指导其规律用药外,亦要指导其饮食有节,避风寒,起居有常,调畅情志,同时还要重视对患者的心理疏导。

(三)总结

左新河在治疗甲减合并不孕症中积累了丰富的临床经验,辨证以补肾健脾为主,疏肝理气兼以化痰、活血之法,随证加减,同时中西结合,佐以左甲状腺素钠片补充甲状腺激素,从而达到更好的治疗效果。

(杨咪 左新河)

参考文献

[1] 中华医学会内分泌学分会.成人甲状腺功能减退症诊治指南[J].中华内分泌代谢杂志,2017,33(2):167-180.

[2] 陈如泉,左新河.甲状腺病中医学术源流与研究[M].北京:人民卫生出版社,2016.

[3] 张美珍,逄冰,倪青.温阳健脾利水方治疗甲状腺功能减退症[J].中医杂志,

2018,59(21):1880-1882,1890.

[4] 曾明星,陈继东,向楠,等.陈如泉辨治甲状腺功能减退症特色探析[J].中国中医基础医学杂志,2020,26(8):1070-1072,1079.

[5] 李海洋,富晓旭,莫崇念,等.温补脾肾法治疗脾肾阳虚型甲状腺功能减退症临床观察[J].新中医,2016,48(2):66-68.

[6]《妊娠和产后甲状腺疾病诊治指南》(第2版)编撰委员会,中华医学会内分泌学分会,中华医学会围产医学分会.妊娠和产后甲状腺疾病诊治指南(第2版)[J].中华内分泌代谢杂志,2019,35(8):636-665.

[7] 杨晓丽,杨贵芳,李淑珍,等.内分泌疾病与女性不孕不育症的关系研究[J].中国妇幼保健,2019,34(2):387-389.

[8]（清）傅山.傅青主女科[M].北京:人民卫生出版社,2006.

[9] 中华医学会生殖医学分会第四届委员会.不孕女性亚临床甲状腺功能减退诊治的中国专家共识[J].中华生殖与避孕杂志,2019,39(8):609-621.

[10] 单忠艳.妊娠合并甲状腺功能减退症的进展和争论[J].内科理论与实践,2010,5(2):125-129.

第三节　桥本甲状腺炎

一、谈桥本甲状腺炎病名、病因病机与辨证分型

（一）中医病名的认识

桥本甲状腺炎(Hashimoto thyroiditis,HT)又称慢性淋巴细胞性甲状腺炎,由日本学者 Hashimoto 首次提出,属于自身免疫性甲状腺炎的类型之一。T 细胞浸润和甲状腺过氧化物酶抗体(thyroid peroxidase antibody,TPOAb)及甲状腺球蛋白抗体(thyroglobulin antibody,TgAb)水平升高是本病的主要特征。桥本甲状腺炎的发病率逐年增高,我国成人甲状腺自身抗体阳性总体患病率为 14.19%,TPOAb 和 TgAb 阳性率为 10.19% 和 9.7%。

中医文献中并没有关于桥本甲状腺炎的记载,大多医家将其归属于"瘿""瘿病""虚劳""瘿瘤"等范畴。瘿是对甲状腺疾病的总称。宋代陈言《三因极一病证方论·瘿瘤证治》对瘿病进行分类:"坚硬不移者曰石瘿,皮色不变者曰肉瘿,筋脉漏结者曰

筋瘿,赤脉交结者曰血瘿,随喜怒消长者曰气瘿。"甲状腺功能正常时将桥本甲状腺炎归属于"肉瘿"较为合适。由于自身免疫因素对甲状腺的破坏,腺体组织淋巴细胞浸润且伴有间质纤维化,导致甲状腺滤泡逐渐被破坏并刺激甲状腺受体抗体,使释放入血的甲状腺激素增加,导致甲亢。"瘿气"是中医对甲亢的命名,《中医内科学》指出:"瘿气,是颈前轻度或中度肿大,其块触之柔软光滑,无根无结,可随吞咽活动,并见急躁易怒,眼球外突,消瘦易饥等为特征的颈前积聚之病证。"桥本甲状腺炎合并甲亢可归属于瘿病、瘿气;若合并甲亢心脏病,以心慌为主要临床表现,可归属于瘿病、心悸;以多汗、怕热为主要表现的可归属于瘿病、汗证;伴过度兴奋、神经质、焦虑、抑郁时可以归属于瘿病、郁证。因甲亢所见症状较多,所以具体辨病时需根据患者的临床表现和主诉。《中医内科学》中对"虚劳"的阐述:"虚劳是以脏腑亏损,气血阴阳虚衰,久虚不复成劳为主要病机,以五脏虚证为主要临床表现的多种慢性虚弱证候的总称。"随着病程进展,甲状腺不断被破坏,导致激素水平下降,甲状腺功能低下,出现倦怠乏力、畏寒、肢肿、表情呆滞等临床症状,此为桥本甲状腺炎的甲减期,可归属于瘿病、虚劳。明代陈实功在《外科正宗》中指出:"夫人生瘿瘤之症,非阴阳正气结肿,乃五脏瘀血、浊气、痰滞而成。"桥本甲状腺炎患者因肝气郁滞而致痰血瘀阻,表现为甲状腺肿伴结节,可归属于瘿结;日久蕴结成毒,毒瘀互结,以致坚硬不可移,可归属于石瘿,其相当于西医甲状腺癌。

(二)病因病机

桥本甲状腺炎发病机制复杂,现代医学认为其发病主要与遗传因素和环境因素相关。左新河认为本病发病无非内因与外因两方面,遗传、体质与情志因素为内因,环境与饮食因素为外因,内外合邪而发病。

1. 内因

(1)先天禀赋不足。《素问·评热病论》曰:"邪之所凑,其气必虚。"《素问·刺法论》亦曰:"正气存内,邪不可干。"正气是决定疾病发病的主导因素,正气不足是疾病发生的内在因素。肾为先天之本,藏先天之精,主生长发育生殖与脏腑气化。《素问·金匮真言论》云:"夫精者,身之本也。"先天之精不足,禀赋虚弱,则易患甲状腺疾病。《柳洲医话》中说,"禀乎母气者尤多",这与西医认为本病的发生与遗传有关相一致。桥本甲状腺炎发病多呈家族聚集性,基因的易感性、多态性等均对桥本甲状腺炎的发病有着重要作用。因此,先天禀赋不足是桥本甲状腺炎发病的内在因素。

(2)情志因素。《济生方·瘿瘤论治》言:"夫瘿瘤者,多由喜怒不节,忧思过度,而成斯疾焉。"《诸病源候论·瘿候》也记载,"瘿者,由忧恚气结所生",均指出了甲状腺疾病的发病与情志失调、肝失疏泄有关。随着社会的高速发展,人们的精神心理压力也随之增长,若情志不舒、抑郁伤肝,使肝气失于条达,影响肝之疏泄而气机不畅,导致肝气郁结,进而影响津血运行,痰凝、瘀血结于颈前,则见甲状腺肿大。因劳思伤脾,脾与肝的关系密切,肝的疏泄功能有助于脾的运化,而肝气郁结又克伐脾土,使脾更虚,水湿运化不及,痰浊乃生,痰凝、瘀血壅结颈前则见瘿肿。

2. 外因

(1)环境因素:早在隋代的《诸病源候论·瘿候》中已有"诸山水黑土中,出泉流者,不可久居,常食令人作瘿病,动气增患"的记载,唐代《外台秘要》中也有"其饮沙水喜瘿,有核瘰瘰耳,无根浮动在皮中,其地妇人患之",可见环境因素会对瘿病的形成产生一定的影响。

(2)饮食因素:脾为仓廪之官,主运化,具有运化水谷精微及水液的功能。脾气健运,运化功能正常,周身水液才能正常代谢输布。脾为后天之本,气血生化之源,《脾胃论》有言:"内伤脾胃,百病由生。"若饮食不节,伤及脾胃,导致脾虚失健,水液代谢失调,津液停滞,化而为痰。若脾气虚弱,化源匮乏而使气血生成不足或因气虚无力运血、所生痰邪阻滞气机妨碍血的运行,均可致瘀。脾虚所生之瘀,又反过来影响气机,津液内停,化为痰湿。痰湿、瘀血搏结于颈前则可导致瘿病。

由上可见,瘿病的发病与体质、情志、环境、饮食等因素息息相关。明代《外科正宗·瘿瘤论》提出"夫人生瘿瘤之症,非阴阳正气结肿,乃五脏瘀血、浊气、痰滞而成",则是对本病病因的归纳总结。

3. 病机

先天禀赋不足,饮食不节,致使脾气虚弱,加之情志失常导致肝失疏泄,气机郁滞,从而影响肺、脾、肾三脏水液代谢的功能,气不行津,凝聚成痰。"气运乎血,血本随气以周流,气凝则血亦凝矣,气凝在何处,则血亦凝在何处矣。"若脾气虚弱,气血乏源,生成不足或气虚无力运血,所生痰邪阻滞气机妨碍血的运行,也可致瘀。左新河认为,痰浊、瘀血可相互转化,相互影响。正如《丹溪心法》言:"痰挟瘀血碍气而病。"《外科正宗·瘿瘤论》:"瘿瘤之症,非阴阳正气经肿,乃五脏瘀血、浊气、痰滞而成。"《诸病源候论》也记载:"诸痰者,此由血脉壅塞,饮水积聚而不消散,故成痰也。"气滞、痰浊、瘀血既是病理产物,又是本病的主要致病因素,三者共同搏结于颈前,形成颈前肿大,发为桥本甲状腺炎。

(三)辨证分型

左新河针对本病的病因病机特点,结合多年临床经验将本病分为气郁痰阻、肝郁脾虚、痰结血瘀、气阴两虚、脾肾阳虚五个证型。

1. 气郁痰阻证

症状:颈前肿大,按之质地柔软,未扪及明显肿块,可随情志波动而消长,易嗳气叹息,伴有胸胁胀满,乳房作胀。舌质淡红,舌苔薄白,脉弦。治以理气舒郁,化痰消瘿。以柴胡疏肝散合四海舒郁丸加减。

常用药物:柴胡、香附、郁金、夏枯草、浙贝母、橘核、川芎等。若颈咽部不适,可加桔梗、射干、牛蒡子;如有异物感,可加半夏、厚朴、紫苏;局部颈肿明显者,可加青皮、枳壳、橘核、荔枝核、八月札等。

2. 肝郁脾虚证

症状:颈前肿大,质地柔软,未触及明显肿块,情志抑郁,喜叹息,伴胸胁胀满,食少纳呆,神疲乏力,腹胀,便溏不爽。舌质淡红,舌体淡胖或有齿痕,舌苔薄白,脉弦细。治以疏肝解郁,健脾化痰。以逍遥散加减。

常用药物:柴胡、郁金、香附、当归、白芍、茯苓、炒白术、陈皮等。若颈肿明显,可加青皮、橘核、猫爪草、夏枯草等;血虚者,加熟地黄以养血;肝郁化火者,加牡丹皮、栀子以清热凉血。

3. 痰结血瘀证

症状:颈前肿大,表面凹凸不平,或可扪及肿块,质地较韧或硬,可伴有局部压迫或胀感不适,胸闷脘痞。苔白或薄腻,脉弦或滑。治以化痰祛瘀,消瘿散结。以活血消瘿汤加减。

常用药物:柴胡、郁金、山慈菇、土贝母、三棱、莪术、陈皮、半夏等。局部较韧或硬,经久不消,血瘀甚者,加蜈蚣、水蛭、土鳖虫、鬼箭羽等;痰浊甚者,加猫爪草、穿山龙、浙贝母等;伴有瘀毒者,加露蜂房、龙葵、白花蛇舌草、石见穿等。

4. 气阴两虚证

症状:颈部弥漫性肿大,按之质地柔软,伴有倦怠乏力,易疲劳,多汗,怕热,手抖,心悸。舌质红,舌苔薄,脉细或细数。治以益气养阴,柔肝消瘿。以二至丸合生脉散或益气养阴方加减。

常用药物:黄芪、牡蛎、女贞子、墨旱莲、玄参、麦冬、白芍等。气虚甚者,加党参、白术益气健脾;虚风内动,肢体颤抖者,加钩藤、石决明、白芍等平肝息风;痰偏甚者,加浙贝母、山慈菇化痰消瘿;阴虚甚者,加生地黄、鳖甲、龟板等滋阴清热;血瘀偏甚者,加鬼箭羽、急性子、莪术等活血消肿。

5.脾肾阳虚证

症状:颈部肿大,伴有畏冷,面色萎黄,腰膝酸软,乏力,少气懒言,食少纳差,男子阳痿,女子经少。舌质淡胖,苔白,脉沉细。治以温补脾肾,化痰消肿。以右归丸或温肾方加减。

常用药物:熟地黄、山茱萸、山药、淫羊藿、女贞子、补骨脂、肉苁蓉、桂枝等。肝阳虚甚者,加吴茱萸、黄芪、生姜、乌药等;肾阳虚甚者,加鹿角胶、仙茅等;脾阳虚甚者,加附子、肉桂、干姜;伴有水肿者,加生姜皮、泽泻、茯苓皮、桑白皮、猪苓等。

(谭艳　汪晓露)

二、运用"治未病"思想治疗桥本甲状腺炎

桥本甲状腺炎起病隐匿,病程较长,早期症状不明显,往往会被患者忽视。甲状腺功能可表现为正常。甲状腺超声也可表现为正常或者甲状腺对称性肿大,腺体回声呈弥漫性或区域性减低。随着疾病的进一步发展,甲状腺结构和细胞遭到破坏,出现甲状腺功能亢进症(甲亢)和甲状腺功能减退症(甲减)。据不完全统计,50%的桥本甲状腺炎患者会自然进展到甲减状态。

随着医学理念和人文环境的相互碰撞,预防医学被广泛关注,而在中医学中,《黄帝内经》就提出了"治未病"一说:"是故圣人不治已病治未病,不治已乱治未乱,此之谓也,夫病已成而后药之,乱已成而后治之,譬犹渴而穿井,斗而铸锥,不亦晚乎!"更是体现了防微杜渐、防患于未然的重要性。未病先防、已病防变及愈后防复是治未病思想的三大理念。未病先防是指在要防止未发生疾病的产生,平素要注重养生,使体内阴阳平衡,即所谓"正气内存,邪不可干"。疾病是动态变化的,已病防变是指通过预判疾病的变化趋势,在它还没有进一步转变的时候,采取适当的措施阻止其进一步发展,《素问·玉机真脏论》中"见肝之病,当先实脾"如是也。愈后防复是指在疾病治愈后需要防止其复发,这要求患者重视痊愈后的调护。"治未病"理论对治疗桥本甲状腺炎有重要的临床指导作用,如中医药可以以已病防变为切入点,进行干预,避免甲状腺功能正常的桥本甲状腺炎患者出现不可逆的甲减,以及预防甲状腺结节癌变等。

（一）未病先防

1. 调畅情志

桥本甲状腺炎病位在甲状腺,在中医学中属于瘿病范畴,与情志有关。《诸病源候论·瘿候》曰"瘿者,由忧恚气结所生""动气增患",指出长期忿郁恼怒或忧思郁虑,使气机郁滞,肝气失于条达,气滞痰凝,壅结颈前,则形成瘿病。同时颈前入肝经,妇女的经、孕、产、乳等生理特点与肝经气血有着密切的关系,遇有情志、饮食等致病因素,常引起气郁痰结、气滞血瘀及肝郁化火等病理变化,女性较男性更易患瘿病。因此,疏肝理气,肝气条达,心情舒畅,则疾病无以生。

2. 适碘饮食

《诸病源候论》曰:"诸山水黑土中,出泉流者,不可久居,常食令人作瘿病。"《杂病源流犀烛·颈项病源流》曰:"西北方依山聚涧之民……往往生结囊如瘿。"古代瘿病多发生在贫瘠之地,与碘摄入过少有关。但有研究表明,患者摄入加碘盐后甲状腺自身免疫反应的频率增高,这与碘摄入过少导致瘿病发生的观点似乎相悖。目前有研究表明,甲状腺抗体阳性的流行率随着碘摄入量的增加而下降。因此,左新河推荐桥本甲状腺炎患者摄入适碘饮食。碘摄入中位数稳定在300 μg/L的人群可能获益更大。

3. 顾护正气

《素问·上古天真论》:"法于阴阳,和于术数,饮食有节,起居有常,不妄作劳。"遵循自然界的变化,生活规律,合理饮食,适度锻炼,戒烟戒酒,不过度劳累,保持正常的生活作息,可使"正气内存",达到"邪不可干"的目的,防止疾病的发生。

（二）已病防变

左新河认为甲状腺疾病的病位主要在肝,肝失条达与桥本甲状腺炎的发病密不可分,渐次会影响脾、肾。桥本甲状腺炎早期可能主要责之于肝气郁滞,脾肾可同调,防微杜渐。如魏军平对桥本甲状腺炎病机发展过程分期论治,首先,肝郁须疏肝;其次,肝郁生热须清肝;再次,肝郁乘脾须柔肝;最后,肝脾肾亏损须滋肝。分期论治进行调治,延缓桥本甲状腺炎病程的进展。当桥本甲状腺炎病情持续发展到后期阶段,部分患者或伴有甲状腺功能低下,出现精神萎靡、记忆力减退、疲劳、皮肤苍白、畏寒等症状,向楠认为此时须从肾论治,温补肾阳,运用肉桂、淫羊藿、锁阳等治病求本,效果良好。

出于治未病思想,临证还可配伍化痰散结之品,因为痰邪是桥本甲状腺炎的主要病理因素,痰邪可随气机升降,遍布全身,从而影响疾病的发生、发展及预后。而在"消痰"过程中,当先调气,是以气郁成痰,治痰先治气,气顺则痰消。左新河临床多选用夏枯草、半夏、浙贝母、猫爪草等化痰散结,同时酌情予以活血化瘀之品。中医素有久病入络之说,桥本甲状腺炎病程迁延,可导致脉络凝滞、气滞血瘀,从而使桥本甲状腺炎更加迁延难愈。

（三）愈后防复

脾胃为后天之本,气血化生之源,人体气机升降的枢纽。人体保持生命活动正常运行所需的物质和能量,均来源于脾胃运化功能的正常。桥本甲状腺炎作为一种自身免疫病,与先天禀赋相关。患者在本身脾胃功能受损的情况下,更易感病,"百病皆由脾胃衰而生",更何况疾病初愈的患者,其脾胃功能本身就较弱,此时更应顾护脾胃,可适当予以益气健脾的药物,如黄芪、党参、白术等,提高自身的免疫力。还可应用药膳调养,选择药食同源的食物。左新河还提出,桥本甲状腺炎的患者应当保持良好的心态,节制各种不良情绪,拥有一个健康的心理状态。

（四）总结

治未病是中医传统文化的一部分。左新河认为,在治疗桥本甲状腺炎时,也要用"治未病"理论充分考虑其发生、传变、预后的变化情况,从而有效阻止其进一步发展,康复后预防其再次复发。

（刘家迪　左新河）

三、从正气亏虚、痰瘀内伏论治桥本甲状腺炎

桥本甲状腺炎是一种常见的甲状腺疾病,好发于女性,起病隐匿,临床表现繁杂多样,典型症状为甲状腺弥漫性肿大、质韧如橡皮,峡部较甚,病理学以广泛的淋巴细胞或浆细胞浸润并形成淋巴滤泡为特征。由于桥本甲状腺炎的发病机制尚不明确,目前西医尚无公认有效的治疗手段,对于甲状腺功能正常的桥本甲状腺炎患者,多推荐定期随访,当甲状腺组织被破坏,出现甲减时,可口服左甲状腺素钠片以维持甲状腺功能正常。左新河认为,中医可以从正气亏虚、痰瘀内伏的理论来论治桥本甲状腺炎。

（一）正气亏虚、痰瘀内伏与桥本甲状腺炎

1. 正气亏虚

桥本甲状腺炎发病是一个逐渐累积的过程，正气亏虚是内在因素。邪气的量尚未达到发病阈值，正气亦非过虚时可暂不发病，或正邪交争的程度较低而不能彰显于外，故暂时没有临床症状。桥本甲状腺炎常常起病隐匿，缺乏典型的临床症状及体征，患者通常在"无意中"或在常规体检时发现甲状腺肿大或甲状腺自身抗体滴度增高。育龄妇女常因不孕症或胎停、流产等而发现本病，或因合并白癜风、系统性红斑狼疮等疾病而确诊桥本甲状腺炎。虽然甲状腺自身抗体滴度显著增高是最有意义的诊断指标，但甲状腺自身抗体往往可伏藏而不立即发病。

桥本甲状腺炎在发病之前需要经历一个长期隐匿积累的过程，因自身免疫因素而甲状腺滤泡细胞不断被破坏，甲状腺激素分泌减少而出现甲减。正气亏虚者，若因情志内伤、饮食及水土失宜以及禀赋因素导致肝、脾、肾功能失调，气滞、痰浊、瘀血互结则发为本病。

2. 痰瘀内伏

左新河认为，桥本甲状腺炎的基本病机以正气亏虚为本，痰瘀内伏为标。痰浊、瘀血既是本病的致病因素，又是病理产物。《丹溪心法》云："痰之为物，随气升降，无处不到。"痰瘀结成窠囊，犹蜂子之穴于房中，莲子之嵌于蓬中，伏邪"难于剿伐"。邪伏脏损，多有内生之毒蓄积，并与痰瘀相结为患。痰瘀毒相互影响、相互滋生。痰浊、瘀血为阴邪，具有收敛、凝滞、沉降、潜藏之性，更易伏藏，难以清除。桥本甲状腺炎发病之初以气滞为主，气郁日久化火，渐而影响津液、血液运行，形成痰浊、瘀血。痰瘀胶着，酿邪成"毒"，蓄积体内，损伤气阴，形成了"气—火—痰—瘀—毒—虚"这一由浅入深、由简单到复杂的病理变化。桥本甲状腺炎在早期可能表现为"甲亢"且呈一过性，若用抗甲状腺药物治疗，虽能迅速缓解但会遗邪内伏，破坏甲状腺滤泡细胞，易导致甲减。桥本甲亢是指 GD 和桥本甲状腺炎并存。左新河在临床中发现，桥本甲亢患者经抗甲状腺药物治疗后，甲状腺功能可恢复正常，而甲状腺自身抗体及甲状腺肿往往难以缓解，一部分患者能停药观察，随访时抗体水平依然增高，而另一部分患者却难以停药，反复复发或甲亢变为甲减，均可责之于遗邪内伏，使疾病缠绵难愈。

（二）桥本甲状腺炎的防治

1. 补气扶正法

正虚是邪伏的病理基础,病邪常常伏于正气亏虚之处。有学者采用以补气扶正为主的中药方治疗桥本甲状腺炎,能有效地降低血清甲状腺自身抗体水平,纠正和改善甲状腺功能,并对甲状腺肿有效。药理研究表明,补气药大多数含有多糖和皂苷成分,具有免疫调节的功效。使用补气药除可补虚外,还能扶助正气,使正盛而能胜邪。左新河在临床中常用黄芪、党参、白术等品。黄芪味甘,有补气升阳、固表止汗等功效,现代药理学研究发现,黄芪的主要活性成分黄芪多糖具有调节免疫器官、免疫细胞、免疫因子及调控免疫相关基因等免疫调节作用。章丽琼等研究发现,黄芪应用于桥本甲状腺炎患者,较对照组能使患者的甲状腺自身抗体滴度水平显著降低,可调节自身免疫紊乱,且未见不良反应。

2. 虫类搜剔法

叶天士认为:"经年累月,外邪留着,气血皆伤,其化为败瘀凝痰,混处经络。"《血证论》云:"瘀血在经络脏腑之间,则结为癥瘕。"本病病程日久,多为顽痰凝瘀所致,欲松动病根,必当除痰和瘀。吴鞠通言:治疗非一般草木所能达,当用虫类药剔凝痰通经络。叶天士亦指出:病久则邪正混处其间,草木不能见效,当以虫蚁搜逐,以搜剔络中混处之邪。左新河对甲状腺局部较韧或硬、经久难消的患者,常选用蛴螂、土鳖虫、蜈蚣、全蝎等,配伍活血化瘀、祛痰散结之品(可制成丸药,取丸药缓攻之意)。左新河还指出,虫类药多属有毒中药,临床需合理应用,控制使用剂量,通过合理配伍降低药物毒性,孕妇禁用,使用过程中注意观察有无毒副作用,中病即止,不可久服。

（三）总结

左新河提出,临床治疗桥本甲状腺炎有很多难点,一是难于早期诊断,二是甲状腺自身抗体水平难降,三是甲状腺肿难消,四是可合并结节性甲状腺肿、甲状腺癌、GD等甲状腺疾病及系统性红斑狼疮等一系列免疫系统疾病,五是一旦出现甲减,多数情况需终生服用甲状腺激素替代治疗。左新河认为,根据桥本甲状腺炎自身特点,可从正气亏虚、痰瘀内伏论治,并借助现代检验检查,发挥中医药在预防、治疗中的整体调节作用,治病求本,祛除伏邪,提高临床疗效。

（谢敏　左新河）

四、从络病论治桥本甲状腺炎

目前,桥本甲状腺炎的病因与发病机制仍不明确,西医也尚无针对其病因的治疗方法,主要通过补硒来调节患者的免疫功能。中医药治疗桥本甲状腺炎独具优势,在改善症状方面,无论是单独使用还是中西医结合治疗,疗效皆更优于单纯口服西药。桥本甲状腺炎早期,以颈前肿大为主要表现,病机为痰瘀互结于颈前,以实证为主;病程发展至后期,患者甲状腺形态和功能已发生难以逆转的改变,出现明显甲减的症状,此时以脾肾阳虚的虚证为主。本病病性虚实夹杂,涉及肝、脾、肾等多个脏腑,缠绵难治。人体络脉纵横交错,运行气血,络病以虚损、瘀滞为特点,与桥本甲状腺炎病机相合。基于络病理论与桥本甲状腺炎发病机制的相关性,左新河提出,可从络病学角度论治桥本甲状腺炎。

(一)络病与甲状腺疾病

络脉,即经脉别出的分支,纵横交错于全身,状如网络。吴以岭院士基于时间、空间和功能角度,提出了"三维立体网络系统",认为气血在络脉中是按一定速度和规律运行输布于周身的,由此,络脉可分为气络(经络之络)和血络(脉络之络),分别运行经气和血液。根据络脉在人体的分布,又可将其分为浅层体表的阳络和深层脏腑的阴络。络脉细小曲折,气血运行较缓,故易虚易损易瘀滞,发而成络病,病久则难愈。

1977年,Basedovsky提出了NEI网络学说,即在神经-内分泌-免疫网络中,细胞之间通过各种神经递质、激素、细胞因子等分子进行信息沟通,从而使三大系统形成一个多维立体网络结构来维持人体稳态。中医学中的"气"于气络中运行,遍布全身,维持人体正常生理功能,抵御外邪侵袭,与NEI网络的作用具有很强的相关性。甲状腺是人体重要的内分泌器官,从位置上看,甲状腺位于颈前区,为任脉、足厥阴肝经和足少阴肾经所过之处,亦属督脉分支,又任督二脉分别为"阳脉之海"和"阴脉之海",联系十二经,故甲状腺病变与经络中气血运行状况密切相关。从功能方面看,甲状腺对人体的生长发育、脏腑功能和新陈代谢等具有广泛的调节作用,一旦发病,症状复杂,病程绵长,经久难愈,符合络病"久病入络"的发病机制。由此可知,甲状腺病变多由气络受损所致,病位多深入脏腑之阴络。

桥本甲状腺炎是一种常见的甲状腺疾病,临床表现以颈前肿大、质韧为主要特征,后期常伴见乏力、畏寒、浮肿等症状,虚象与瘀滞之象并见,体现了络脉易虚、易损、易瘀滞的病理特点。故当桥本甲状腺炎患者临床症状难以改善时,左新河常考虑从络病论治。

（二）从络病阐述桥本甲状腺炎病因病机

1. 先天禀赋不足——肾络亏虚

有学者认为，桥本甲状腺炎与诸多遗传基因相关，即先天禀赋对该病有一定影响。先天肾精亏虚，则肾络亦虚，若再感六淫邪气或内伤杂病，一旦邪气入里侵于肾络，后虽病情可好转，但余邪仍易伏于肾络。此时，正气若再受损，无力与余邪相抗，则气血运行受阻，瘀滞于颈前，日久成疾，可见颈前肿大；气血瘀滞而新血不生，使得阳气更伤，导致畏寒、乏力等甲减症状。

2. 情志调节不畅——肝络不畅

情志不舒一直被认为是甲状腺疾病的重要病因之一，有研究显示，桥本甲状腺炎患者较正常人更容易焦虑和抑郁，以合并甲减的患者为甚。焦虑则易怒，怒而不发则郁。中医认为肝主怒、主藏血，又主疏泄。《笔花医镜》有云："怒气泄则肝血必大伤，怒气郁则肝血又暗损。"常常发怒则肝火旺盛，肝气易泄，肝血亦被灼伤，气血耗伤则运行无力，或是常常怒而不发，则气郁不疏，同样会导致气血运行不畅。络脉最细小曲折，其中的气血运行也最缓慢，而气血运行不畅所生之瘀血首先阻于肝络，再逐渐发展。肝木之邪克制脾土，脾虚不运又生痰，痰瘀互结，随肝木之邪上循肝经至颈部，就形成了桥本甲状腺炎患者典型的颈前肿大之象。因而在使用祛痰消瘀之法治疗桥本甲状腺炎之时，当重视疏通肝络之气血。

3. 病程缠绵日久——络脉瘀闭

病程发展至后期，甲状腺滤泡结构已经大量被破坏，甲状腺组织纤维化明显，形成间隔，甲状腺逐渐萎缩。此时的甲状腺功能已严重受损，临床可见明显甲减症状。目前已有研究证实，甲状腺纤维化与凝血酶的作用密切相关，相当于中医学之瘀血积聚。此时病程已较久，久病入络，痰浊瘀血阻于络脉，颈部络脉闭阻，气血不通，甲状腺不得濡养，故逐渐萎缩。久病及肾，肾络不得气血濡养，日渐亏虚，伤及先天之元气，可见畏寒肢凉、腰膝酸软、疲劳乏力等肾阳亏虚之象。左新河认为此时辨证施治，既要化瘀通络以促进气血运行，又要兼顾温肾助阳以缓解患者症状。

（三）应用虫类药

虫类药为血肉有情之品，可走窜于人体全身之经络，既能走表而搜风，泄热解毒，如蝉蜕、乌梢蛇、白僵蚕等，又能入里而行气，破血散结，如土鳖虫、地龙、蜈蚣等。《神农本草经》中就有虫类药的记载，后世虫类药逐渐发展为治疗络脉重证和顽固难愈之症的要药,非草木之品所能替代,可使络痹易开,结邪易去。左新河认为从络病论治桥本甲状腺炎当与应用虫类药相配。

1. 固本培元,补肾络之亏虚

除了常见的通络活血作用以外,还有部分虫类药具有补益作用,如桑螵蛸、龟甲、蛤蚧等。这类药物既能增强补益效果,使补而不滞,又可入络以温养修复受损的络脉。当桥本甲状腺炎患者后期出现明显的脾肾阳虚证时,单用植物药有时难以达到理想的补益效果,甚至出现虚不受补。而具有补益作用的虫类药物,多入肝肾二经,可走窜修补深处之络脉,补益肝肾络脉之气血,固本培元,对久病不愈的体虚患者有独到之功效。贾坤静等的研究表明,各种制法的桑螵蛸皆能改善肾阳虚大鼠下丘脑-垂体-甲状腺轴的功能,其中又以盐炒桑螵蛸和盐炒桑螵蛸卵的效果为最佳。

2. 理气和血,疏肝络之不畅

目前临床上用于理气和血的中药,多以植物药为主,如香附、郁金、合欢皮等,但对于肝络郁闭之象严重的患者,处方中添一二味虫类药,如九香虫(加强疏肝之力),或是蜣螂、白僵蚕等(祛除肝络之痰瘀),往往可收获更好的疗效。陆源源等使用的健脾疏肝和络方中就有一味九香虫,疏肝理气且能温脾肾之阳,与其余草药相辅相成,共同调节免疫功能,对桥本甲状腺炎起到良好的治疗效果。

3. 破血祛瘀,通络脉之瘀滞

张仲景于《伤寒杂病论》中创制了多个以虫类药为主的经典名方,用以活血通络、化瘀散结,对多种顽疾都有较好的疗效。目前现代医学研究也已证明多种虫类药具有抗凝和抗血栓的作用,可改善患者微循环,抑制纤维化病变。在桥本甲状腺炎后期纤维化病变明显之时,不妨考虑使用蜈蚣、土鳖虫等具有破血逐瘀通络作用的虫类药,入肝经、通肝络,效专力强。但也需要考虑桥本甲状腺炎患者的体质大多偏虚,所以在使用虫类药时,恐伤气血,可制成丸剂或是与其他药物进行配伍,缓和药性,以顾护正气,祛瘀而不伤正。张维丽等就曾使用以虫类药为主要成分的通心络胶囊来治疗桥本甲状腺炎,经临床观察证明其确能使甲状腺肿进一步缩小,并能使甲状腺质地变软,这是单用西药所无法达到的效果。朱跃兰在治疗痰瘀所致的桥本甲状腺炎时,也强调化痰通络,选用僵蚕、土鳖虫、全蝎等虫类药治疗,收效良好。

4. 引药入络,剔络脉之余邪

虫类药物除了自身可走窜人体全身经络外,可作为引经药来引导方剂中其他药物深入细小络脉。将虫类药与行气药配伍,可行络脉气血;与活血药配伍,既可增强活血化瘀之效,又可祛除络脉中沉积不化的瘀血;与化痰药配伍,则可搜剔络脉中的痰邪。痰瘀之邪得化,气血行之无阻,则瘿瘤渐消。临床应用时,处方中虫类药大多仅需一二味,就可使疗效明显提高,由此可知其引经作用之必要。如阴建军治疗桥本甲状腺炎所用的通络活血汤中,仅一味全蝎,活血化瘀的同时,引诸药入肝络,疏散肝络之瘀,取得良好疗效。

(四)总结

桥本甲状腺炎是一种慢性自身免疫病,中医学认为,本病病机为气滞痰凝、瘀血内阻于颈部。甲状腺是重要的内分泌器官,对人体的生长发育、脏腑功能和新陈代谢等具有广泛的调节作用,与中医学络脉的功能具有一定联系。左新河认为,可从络病理论与桥本甲状腺炎发病机制的相关性来论治,从肾络亏虚、肝络不畅和络脉瘀闭三个方面来阐明病因病机。左新河将虫类药运用到桥本甲状腺炎的临床治疗中,获得独到功效,作用机制主要包括固本培元、理气和血、破血祛瘀和引药入络四个方面。

(丁环宇　赵勇)

五、左新河辨病-辨证-辨体治疗桥本甲状腺炎

近年来,受社会环境、压力的影响,桥本甲状腺炎患病率呈逐年上升的趋势。桥本甲状腺炎是导致甲减的主要原因,随着病情的发展,20%~30%的患者会发展为甲减,出现便秘、心率减慢、肥胖、低代谢状态、黏液性水肿等,严重影响患者的生活质量。目前西医尚无特异性治疗本病的药物,主要有糖皮质激素治疗、甲状腺激素替代治疗、手术治疗等方法,但都具有一定的副作用。近年来,中医药防治桥本甲状腺炎展示出独特的优势,可以缓解患者的临床症状,有效降低甲状腺抗体水平,调节甲状腺免疫环境。

"辨病-辨证-辨体诊疗模式"是基于疾病、证候、体质之间的联系,以"体病相关"和"体质可调"理论为依据,将辨病-辨证-辨体相结合,以辨证论治为核心的诊疗体系。下文主要介绍左新河以"辨病-辨证-辨体诊疗模式"治疗桥本甲状腺炎的经验。

(一)辨病施治

病是疾病的总称,反应疾病全过程的总体属性、特征和规律。桥本甲状腺炎属于中医学"瘿病"的范畴。早在春秋战国时期,古代医家就对瘿病的病因病机进行记载,《吕氏春秋》云:"轻水所,多秃与瘿人。"《诸病源候论》记载:"瘿者,由忧恚气结所生,亦曰饮沙水,沙随气入于脉,搏颈下而成之。"《外科正宗》中指出:"夫人生瘿瘤之

症,非阴阳正气结肿,乃五脏瘀血、浊气、痰滞所成。"综合古代文献分析,本病的病因主要是情志内伤、饮食、水土失宜,为本虚标实之病,其本在脾肾亏虚,标在气滞、痰浊、瘀血。

左新河指出,情志不遂是甲状腺疾病发病的重要因素。现代社会经济快速发展,生活节奏加快,人们面临越来越大的压力,长期情志不畅,忧恚气结,可导致本病。肝主疏泄,调节人体的情志活动,情志不遂则影响肝的疏泄功能,肝气失于条达则气血运行不畅,蕴结于颈前发为瘿病。

水土、饮食亦是甲状腺疾病的重要病因。水土、饮食失宜,影响脾胃的功能,脾失健运,不能运化水湿,湿聚生痰,又脾胃为气机升降之枢纽,脾胃功能失调影响气的运行,痰气凝结颈前而发瘿病。古人早已认识到瘿病的发病与水土地域有关,现代医学已证明其由缺碘所致。1995年后我国开始实施全民食盐加碘政策,随着碘盐的普及,由缺碘导致的甲状腺疾病得到了控制,但同时也出现过度摄入碘的问题。研究表明,碘的摄入量与甲状腺疾病患病率之间的数量关系呈"U"形曲线,碘的摄入量过多或过少都会使甲状腺疾病的患病率增高。动物实验研究也证实,高碘饮食可刺激甲状腺自身抗体的产生。《柳洲医话》云,"禀乎母气者尤多",可见早在古代,人们就已经认识到瘿病与父母遗传、先天禀赋有关。甲状腺激素能促进体格生长、大脑和骨骼的发育等,这与肾为先天之本、主藏精的功能相似;甲状腺激素促进糖类、脂肪、蛋白质代谢的作用与脾为后天之本、气血生化之源、主运化的功能一致。故许多医家认为桥本甲状腺炎发生的主要原因为脾肾失调,健脾温肾为主要治法。现代研究表明,桥本甲状腺炎具有遗传和家族聚集倾向,同卵双胞胎患者桥本甲状腺炎的共同患病率高达55%。

(二)辨证论治

证是疾病发展过程中某一阶段病理本质的概括,辨证论治是中医认识疾病和治疗疾病的基本原则。桥本甲状腺炎的中医辨证分型目前尚无统一的标准。张兰将西医辨病分期与中医辨证相结合,认为桥本甲状腺炎亚临床期为肝郁脾虚型,甲亢期为阴虚内热型或兼痰凝血瘀型,甲减期为脾肾气虚型或脾肾阳虚型。魏军平根据患者免疫功能变化将桥本甲状腺炎病程分为初期、中期、后期,强调初期以肝论治,中期疏肝理气,佐以健脾化痰,后期温补脾肾,软坚散结。陈如泉将本病分为气郁痰阻、痰结血瘀、气阴两虚、脾肾阳虚四型。左新河根据多年临床观察及实践,认为甲状腺功能正常期的桥本甲状腺炎患者多为气虚血瘀证。所谓"正气存内,邪不可干;邪之所凑,其气必虚",元气作为生命的本源,正气虚为本病的内在因素。神疲乏力、少气懒言等气虚证候多伴随桥本甲状腺炎病变的全程,气虚无力推动血瘀运行,则血行瘀滞,壅结于颈前,可见甲状腺肿。桥本甲状腺炎作为慢性器官纤维化性疾病,在中医学上,器官纤维化性疾病多归结于阻塞脉络、实邪阻络。左新河认为桥本甲状腺炎的纤维化期是由于瘀血阻塞脉络,致局部阻碍,治疗当补虚通络,以陈如泉经验方——芪箭消瘿方为基础方加减。使用芪箭消瘿方的对照研究显示,本方能显著降低桥本甲状腺炎患者甲状腺自身抗体水平,缩小甲状腺体积,提高机体抗氧化能力。随着疾病的发展,患者出现甲减,当责之气虚,日久损及阳,出现脾肾阳虚证候,常见疲倦嗜睡,便秘,颜面或下肢水肿,面色少华,形寒肢冷,腰膝酸软,女子见月经稀少或推迟,带下清冷,男子见阳痿、精少,舌淡苔白,脉沉。治以益气健脾,温肾助阳,方用右归丸或右归饮加减。

(三)辨体施治

体质是人体生命过程中,由先天遗传和后天所得形成的固有的、相对稳定的特性。个体体质的差异决定病邪的易感性和疾病发展的倾向性。根据王琦的体质分类标准,体质分为平和质、阴虚质、阳虚质、气虚质、瘀血质、痰湿质、湿热质、气郁质、特禀质。部分桥本甲状腺炎的患者无临床症状,常通过体检发现,需要通过辨体质论治。张柳香团队的调查显示桥本甲状腺炎患者的体质以气郁质、气虚质、阴虚质为主。左新河通过临床观察发现桥本甲状腺炎好发于痰湿质、气郁质、气虚质人群。痰湿质之人喜食肥甘厚腻之品,体形多肥胖,痰多,口黏腻,脉滑。患者因过食厚腻,损伤脾胃,脾失健运,水湿内停,聚而生痰,聚于颈前,则为瘿病。脾为生痰之源,痰湿质者应健脾去湿化痰,可选用白术、茯苓、薏苡仁,再辨证运用清化热痰药或温化寒痰的药物。气郁质人群平素多性格内向,郁郁寡欢,喜叹息,脉弦。患者因素体气郁,情志不遂,肝脉受阻,肝失疏泄,则气血运行不畅,血行瘀滞,脾胃的气机升降功能失调,从而导致津液停聚,化生痰湿,瘀血、痰浊搏结于颈前,发为瘿病。治当疏肝解郁理气,常选用玫瑰花、佛手、木香、八月扎、陈皮、枳实等。"悲则气消",长期悲伤情绪易损耗气机,抑郁憋闷导致肝气郁结,肝旺乘脾,脾虚而气血生化无源,促成气虚质,气虚之人见形体消瘦,倦怠乏力,少气懒言,舌淡,脉细弱,气虚无力推动血液、津液的运行,生痰、生瘀,痰瘀交阻于颈前而为瘿。治以益气健脾,常用黄芪、太子参、山药、党参、茯苓等。

(四)总结

左新河认为桥本甲状腺炎病机为脾肾亏虚,气滞、痰浊、瘀血壅阻颈前,气虚贯穿本病的全程,强调情志因素在甲状腺疾病发病过程中的重要作用,指出与既往缺碘导致的甲状腺疾病不同,碘盐普及后,过食碘导致的甲状腺问题逐渐增多,故桥本甲状腺炎患者应适碘饮食。临床最常见的证型为气虚血瘀证，芪箭消瘿方是治疗该证型的基础方，在临床取得了显著的疗效。对于症状不明显者，应根据患者的体质选方用药。此即辨病-辨证-辨体"三位一体"的综合诊疗模式。

（邹倩　汪晓露）

六、从肝脾肾论治桥本甲状腺炎

中医药治疗桥本甲状腺炎独具优势，疗效也优于单纯口服西药。左新河认为本病发生的主要原因为肝、脾、肾功能的失调，临床上应时刻注意此三脏功能变化，针对患者的具体情况，辨证施治。

（一）肝脾肾与桥本甲状腺炎

1. 经络循行

就经脉循行部位而言，足厥阴肝经"循喉咙之后"；足太阴脾经"上膈，挟咽，连舌本，散舌下"；足少阴肾经"入肺中，循喉咙，挟舌本"。可见肝、脾、肾三经均经过甲状腺所处的喉咽附近，必然对甲状腺的生理功能有一定的影响。甲状腺的功能通过甲状腺激素的作用来实现，影响全身多个器官和系统，如消化系统、神经系统、循环系统等，与中医的肝脾肾三脏功能有诸多相似之处。因此，甲状腺的病变多与肝脾肾功能的失调相关。

2. 病程发展

桥本甲状腺炎的主要临床表现为甲状腺弥漫性肿大，质韧，从中医学角度来看，当属瘿病，其发病常与情志因素关系密切。情志不畅日久，导致肝气不舒，气机不畅则阴液代谢失调，致使痰瘀互结于颈前。在本病早期，以颈前肿大为主要表现，无明显全身症状，甲状腺功能大多正常，甲状腺内有淋巴细胞浸润，此时以实证为主；病程发展中期，大量淋巴细胞浸润，甲状腺滤泡细胞被大量破坏，导致甲状腺功能减退，此时为肝郁日久乘脾，脾气愈虚，难以维持正常功能，为病情发展的关键环节；病程发展至后期，患者甲状腺形态和功能已发生难以逆转的改变，甲状腺组织发生纤维化，出现明显甲减症状，此时以脾肾阳虚的虚证为主。整个病程中虚实夹杂，涉及多个脏腑，尤以肝、脾、肾为主，缠绵难治。

（二）病因病机

1. 禀赋不足——肾精不足

调查显示,桥本甲状腺炎与诸多遗传基因相关,遗传易感性疾病在中医学中称为"胎传",遗传基因的相关概念属中医学"禀赋"范畴,即先天禀赋对该病有一定影响。"夫禀赋为胎元之本,精气受于父母者是也。"受之于父母的精气也称先天之元气,所承载的便是遗传信息,封藏于肾,与后天水谷之气共同滋养全身。在临床辨证过程中,元气不足、脏腑功能衰退一般认为是因为先天肾精不足。先天肾精亏虚,则正气不足,若再感六淫邪气或内伤杂病,一旦邪气入里,后虽病情可好转,但余邪仍易伏于内。此时正气若再受损,无力与余邪相抗,则气血运行受阻,瘀滞于颈前,日久成积,可见颈前肿大,气血瘀滞而新血不生,使得阳气更伤,导致畏寒、乏力等甲状腺功能减退的症状。因此,先天元气不足即肾精不足是该病的重要病因。

2. 情志不畅——肝气郁滞

情志内伤是甲状腺疾病的重要原因之一,与正常人相比,桥本甲状腺炎患者更容易产生异常情绪如焦虑、抑郁等。从中医脏腑学说来看,肝脏和情绪密切相关,"肝主疏泄,为刚脏,喜条达而恶抑郁"。肝脏的疏泄功能正常,则能较好地调节自身情绪活动。肝木之邪克制脾土,脾虚则气血生化不足,日久致气虚,气虚导致气血津液无力运化,则生痰生瘀,若凝结颈前则成瘿。因而治疗桥本甲状腺炎时,当重视疏通肝经气血,取治病求本之意。

3. 病久迁延——脾肾两虚

"肾为先天之本","脾胃为后天之本","先天"与"后天"相互资生、相互促进。桥本甲状腺炎病程较长,病邪伏于体内,日益损害各脏腑功能。脾失健运,"后天"无力资"先天",久病及肾,致肾阳虚衰。肾阳为一身阳气之本,"五脏之阳气,非此不能发",肾阳虚衰,无力推动、温煦全身脏腑,则脏腑功能减退;肾主水,肾阳的蒸腾气化作用能促进津液的输布排泄,《素问·水热穴论》曰:"肾者,胃之关也,关门不利,故聚水而从其类也,上下溢于皮肤,故为胕肿。"此证多见于病程后期,常可见神疲乏力,形寒肢冷,面浮肢肿,纳呆腹满,大便稀溏,小便清长,舌质淡,苔薄白,脉沉细或沉缓,且此期患者多伴有甲减,临床以虚证为主,这也是本病发展的最终结果,患者需终生口服左甲状腺素钠片以补充体内所需甲状腺激素。

（三）治则治法

对于桥本甲状腺炎,西医治疗以改善症状为主,而中医将辨病辨证相结合,从脏腑病机和脏腑传变角度出发,切中病机,确立主证、兼证,辨证施治,可取得较为显著的临床疗效。肝脾肾功能失调是桥本甲状腺炎的发病基础,故调理肝脾肾乃是其治法之本,临床上再根据病理因素的不同而予相应变通。

1. 早期——疏肝理气,固本培元

先天禀赋不足为本病发病的遗传因素,肝气郁滞为本病的诱发因素。本病患者早期表现多为肝气郁滞证或兼有肾精亏虚证,故治疗应以疏肝理气为主,兼以固本培元。在实际临床运用中,"从肝论治"占重要的地位,所用药物也多入肝经,如夏枯草、柴胡等。肾作为先天之本,禀赋之源,早期可通过调补肾气、补益肾精,延缓病情进展,降低其发展为甲减、甲状腺结节、甲状腺癌的风险,常用药物为淫羊藿、桑螵蛸、蛤蚧等。

2. 中期——调肝健脾,化痰散结

肝郁脾虚是桥本甲状腺炎发展的关键环节,此期甲状腺功能大多正常或轻度异常,在此时积极治疗,阻止甲状腺进一步被损害,是防止甲减发生的关键环节。脾主四肢、肌肉,脾运化无权则肌肉无力,日久则成本病患者甲减期常见的乏力症状。水液的运行也有赖于脾气的输布,脾气不足还可致水液运化失常,凝聚成痰,阻于循经。上阻于颈前导致颈部肿大,泛溢于四肢头面而成浮肿。故此期患者的脾胃功能调节极为重要,常用白术、茯苓、黄芪等药,并配伍化痰散结药如瓜蒌、土贝母等。

3. 后期——补脾益肾,祛瘀通络

病程发展至后期,久病及肾,常见畏寒、乏力、腰酸、水肿等肾阳虚损的征象;久病入络,痰浊瘀血已经阻于络脉,颈部络脉闭阻,气血不通,甲状腺不得濡养,故逐渐萎缩。肾阳虚是甲减的直接因素,随着病情的发展,最终会致阴阳两虚。在临床用药时,应尤其注重温补肾阳,如右归丸、金匮肾气丸等方加减。后期久病入络,甲状腺组织纤维化病变明显之时,不妨考虑使用蜈蚣、土鳖虫等可破血逐瘀通络的虫类药,入肝经,通肝络,效专力强。

（四）小结

综上而言,桥本甲状腺炎病机复杂,对病位进行认识是进行脏腑论治的前提。由于本病有明显的阶段性,在疾病的不同阶段可表现出不同证型,故分期论治格外重要。左新河认为,总体而言,早期病位在肝,中期在脾,后期在肾,在临床实际辨证

过程中,还应与八纲辨证、气血津液辨证相结合,辨明阴阳寒热虚实郁。临床实践证明,调肝补脾益肾的中医治法不仅能有效地改善患者症状,还能使相关免疫指标好转,这与西医单纯对症治疗相比,有着鲜明的特色。故在临床运用过程中,应辨证论治,灵活地将疏肝、健脾、益肾结合运用,从而收获良效。

（丁环宇　汪晓露）

参 考 文 献

[1] 赵勇.陈如泉教授诊治桥本甲状腺炎学术思想及临床应用研究[D].武汉：湖北中医药大学,2016.

[2] 董佳妮.中医论治桥本甲状腺炎探析[J].中国民间疗法.2022,30(11):4-6.

[3] 田昌平,梁栋.桥本氏甲状腺炎之中医命名初探[J].中医药导报.2018,24(12):45-46,53.

[4] 陈如泉,左新河.甲状腺病中医学术源流与研究[M].北京：人民卫生出版社,2016.

[5] 周凯伦,王旭.从脾肾论治桥本甲状腺炎合并甲状腺功能减退[J].中国中医基础医学杂志,2018,24(2):170-172.

[6] 吴雅兰,周云,邵迎新.中医"治未病"在桥本甲状腺炎中的应用[J].现代中西医结合杂志,2017,26(16):1745-1747.

[7] 汪晓露.芪箭消瘿方治疗气虚血瘀型桥本甲状腺炎临床观察及对氧化应激的影响[D].武汉：湖北中医药大学,2022.

[8] 王欢,何其函,李思思,等.从脾论治桥本甲状腺炎[J].西部中医药,2023,36(8):45-48.

[9] 闻璐,周慧敏,向楠.向楠辨治桥本甲状腺炎合并甲状腺功能减退经验[J].湖北中医药大学学报,2022.24(2):115-117.

[10] 裴迅,陈如泉."治未病"思想在防治甲状腺疾病中的应用[J].湖北中医杂志,2008,30(10):23-24.

[11] 左新河,谢敏,陈继东,等.从伏邪论治桥本甲状腺炎探讨[J].中国中医基础医学杂志,2017,23(8):1058-1059,1062.

[12] 丁环宇,赵勇,左新河.从络病理论谈桥本甲状腺炎的病机及虫类药的运用[J].江苏中医药,2021,53(12):28-30.

[13] 陶红,李俊,杨攀,等."三辨"诊疗模式在桥本甲状腺炎中的应用与思考[J].中国民族民间医药,2022,31(1):13-16.

[14] 张兴涵,张怀锐,李姝蒙,等.辨体质、辨病、辨证"三位一体"辨治肺结节临证经验[J].北京中医药,2022,41(5):498-500.

[15] 张耀夫,赵进喜,蒋里,等.赵进喜辨体质、辨病、辨证"三位一体"诊治甲状腺功能减退症经验[J].中华中医药杂志,2020,35(4):1875-1877.

[16] 陈银.魏军平教授治疗桥本氏甲状腺炎经验总结[D].北京:北京中医药大学,2016.

[17] 王小龙,高城翰,高天舒.辨体辨证治疗甲状腺功能正常桥本甲状腺炎[J].环球中医药,2015,8(11):1397-1399.

[18] 杜丽坤,张雯.从中医角度探析桥本甲状腺炎发生与体质的关系[J].长春中医药大学学报,2015,31(3):441-443.

[19] 冯静,周志刚,郑寒丹,等.近十年中医药治疗桥本甲状腺炎概况与思考[J].江西中医药,2019,50(5):70-74.

[20] 邓清献,吕钢.从肝脾肾传变论桥本甲状腺炎病程进展[J].湖北中医杂志,2020,42(7):46-48.

[21] 程锦.成年桥本甲状腺炎患者的焦虑、抑郁情绪分析[D].合肥:安徽医科大学,2020.

第四节 甲状腺相关眼病

一、谈甲状腺相关眼病的病因病机与辨证分型

(一)病因

甲状腺相关眼病(thyroid-associated Ophthalmopathy,TAO)属于中医学"鹘眼凝睛"范畴。结合临床发病特点,研究者认为其与"瘿病"的发病原因有相似性,但又有不同之处。甲状腺相关眼病的发生与情志损伤、禀赋体质、劳倦过度、环境因素、失治误治损伤等病因密切相关。

1. 情志损伤

喜、怒、忧、思、悲、恐、惊七情的情志活动失常,引起脏腑气血功能失调而致病。

长期忧思、郁怒、悲伤等情志失调，可致肝郁气滞，郁而化火，灼伤津液，津液不归正化而凝聚为痰，肝火夹痰上逆，聚集于目窠而致眼球突出。《银海指南》云，"鹘眼凝睛者，阴阳不和，火克金也"，说明了甲状腺相关眼病大都归咎于肝火上逆，痰火内结而致目瞳如怒视之状。

2. 禀赋体质

父母有瘿疾，子女亦常可患瘿病，《柳洲医话》云，"禀乎母气者尤多"，说明古代已认识到瘿病"禀乎母气"，与现代医学认为甲状腺疾病与遗传有关相一致。甲状腺相关眼病往往因"气阴两虚"之体质，气虚无以推动血行，血液阻滞于脉络而成瘀，瘀血壅滞于肝窍而致目突难消。《素问·金匮真言论》："东方青色，入通于肝，开窍于目，藏精于肝。"亦有病久致肝肾阴虚而见视物模糊、目涩流泪之人。

3. 劳倦过度

劳倦内伤，伤及脾气，或素体脾胃虚弱，不能运化水谷，反为痰浊；或阳气虚弱，气不化津而成痰。劳倦过度，脾气虚弱，眼睑下垂、胞睑肿胀、结膜水肿者，属脾虚痰凝。肝气不舒，肝木乘脾，影响脾运，脾虚水湿不化，聚而生痰，气滞痰凝，痰湿壅滞于目窠而成胞睑肿胀、结膜水肿。由于气血与津液同源，日久痰凝而致血瘀，故中医有"痰瘀同源""痰瘀同病"的说法。现代医学对甲状腺相关眼病的确切发病机制尚不完全清楚。目前普遍认为免疫系统自身稳定机制紊乱引起的异常T细胞对甲状腺及眼外肌的反应激活了异常的免疫反应，导致眼外肌和眼眶成纤维细胞特异性的组织病理学改变。最初表现为炎症反应，后逐渐进展，最终肌肉纤维化、萎缩。这些病理变化可能与脾虚、痰滞、血瘀密切相关。

4. 环境因素

吸烟与甲状腺相关眼病的发生存在一定关系。研究证实，吸烟是甲状腺相关眼病发生及进展的高危因素之一。临床发现，80%以上的甲状腺相关眼病者都吸烟。吸烟可能导致氧化应激状态，引起眼眶成纤维细胞增殖反应。甲亢患者中吸烟者较一般人群高1.5倍，而在甲状腺相关眼病患者中则高达2倍以上。吸烟者的IL-1受体减少，故导致IL-1作用增强，引起本病。中医学认为，吸烟过程中，烟草燃烧所形成的尼古丁、烟碱等有毒物质，可视为火毒之邪。火毒熏灼，上犯于目，可致目赤肿痛，诱发甲状腺相关眼病。

5. 失治误治损伤

对于放射性碘治疗、甲状腺手术治疗等治疗手段，如未规范评估治疗风险，不谨慎选择，可能导致甲状腺相关眼病。放射性碘治疗可能使15%～20%的重度甲状腺相关眼病的病情加重。其机制可能是放射性碘进入人体后破坏甲状腺滤泡细胞,引起自身抗原尤其是促甲状腺激素受体大量释放,T淋巴细胞和B淋巴细胞激活,导致血清TRAb增加,触发眶内炎症反应,所以放射性碘治疗可诱发和加重甲状腺相关眼病。多数学者认为手术次全切可导致突眼的加重,故临床中有甲状腺相关眼病的患者通常不采用手术治疗。

(二)病机

肝开窍于目,肝主藏血,上奉于目,又主疏泄,调畅气机。病理上,若情志不遂,疏泄失职,气郁化火,复受肝火炽灼,目无所养,则目赤肿痛,畏光多泪,视力减退。或肝气郁久化热,痰火互结,循肝脉而上结于目,则眼球外突,眼睑肥厚,闭合不全。目为宗脉之所聚,若气机失调,气血运行无力,血行不畅,瘀滞经络,目睛瘀滞,则眼突兼见眼部异物感、刺痛,甚则失明。有研究通过血液流变学检查发现,本病的病理是痰瘀内结,并认识到甲亢症状发生之前即有突眼者以轻度浸润性突眼多见,系痰气凝结之病机,以痰凝为主;甲亢症状缓解后稳定期之突眼患者的血液处于"浓""黏"状态系血行不畅之异常表现,以瘀血为主。

综上所述,中医认为甲状腺相关眼病病位在目,病本在肝,与脾、肾有关。火、痰、湿、瘀是本病主要的病理产物,病理特点是本虚标实,虚实夹杂。

(三)辨证分型

甲状腺相关眼病辨证分型大体可分为肝火亢盛证、脾虚痰阻证、肝肾阴虚证、痰瘀阻络证和脾肾阳虚证:

1.肝火亢盛证

主证:双目突出,红肿疼痛,畏光多泪,焦躁易怒,怕热口苦,两手颤抖,多食易饥,小便短赤,舌质红,苔黄,脉弦数有力。

治则:清肝泻火,疏肝明目。

方药:龙胆泻肝汤或丹栀逍遥散加减。

临床大多属甲状腺相关眼病活动期患者。

2.脾虚痰阻证

主证:目突或不突,眼睑浮肿,畏光流泪,头晕多梦,乏力多汗,舌质淡胖、有齿印,苔腻或浊,脉缓。

治则:补脾益气,化痰散结。

方药:四君子汤合二陈汤加减。

大多属甲状腺相关眼病稳定期伴眼睑、结膜水肿或伴有重症肌无力患者。

3. 肝肾阴虚证

主证:目突,眼易疲劳,目涩,视物不清,头晕目眩,虚烦不寐,腰酸耳鸣,女子月经量少,舌红少苔,脉弦细数。

治则:滋补肾阴,养肝明目。

方药:杞菊地黄丸加减。

大多属甲状腺相关眼病稳定期患者。

4. 痰瘀阻络证

主证:眼球突出或两眼不等大,视物重影,两黑睛不在平行线上,久久不愈,舌淡红,苔白滑腻,脉滑或涩。

治则:化痰活血,散结明目。

方药:桃仁红花煎加减。瘀血甚者可加用蜈蚣、水蛭等虫类搜剔之品。

大多属甲状腺相关眼病中后期伴眼肌纤维化患者。

5. 脾肾阳虚证

主证:眼球突出或两眼不等大,肢体浮肿,便稀、小便频数等。

治宜温补脾肾,以右归丸加减。

本证多出现在甲状腺相关眼病后期或桥本甲状腺炎突眼或放射性核素治疗后出现甲减突眼患者。该证在临床中是不常见的一种类型。

上述中医证型在临床中不是相互独立存在的,而常相互兼夹,随着病情变化,主证次证兼夹移位,治法、选方用药当灵活配伍为宜,且病程较长,治疗宜缓图守方,方可获得满意疗效。

(牧亚峰　左新河)

二、从络病论治甲状腺相关眼病

甲状腺相关眼病是成年人常见的眼眶疾病,其发病常与 GD 的自身免疫性病因相关,故又称格雷夫斯眼病。目前发病机制尚未完全阐明,治疗面临较大的困难,属于难治性疾病。本病轻则影响患者容貌,重则危及并损害视力。甲状腺相关眼病属于中医学"鹘眼凝睛"范畴,其病势缠绵难愈,符合"久病入络"的特点。因此,左新河认为甲状腺相关眼病的发病与络病密切相关,可从络病论治甲状腺相关眼病。这为治疗本病提供了新的思路。

（一）络病理论渊源

《说文解字》曰："络，絮也。一曰麻未沤也。"而古典医籍中关于络脉的概念最早见于《黄帝内经》，书中记载"经脉为里，支而横者为络，络之别者为孙……当数者为经，其不当数者为络"，指出了经脉与络脉的联系；"经脉十二，络脉十五，凡二七以上下"及"阳络伤则血外溢，血外溢则衄血；阴络伤则血内溢，血内溢则后血"等条文，阐述了经络的组成、分类及循行路线，为络病理论的形成奠定了基础。受《黄帝内经》及《难经》的影响，张仲景所著《伤寒杂病论》从络脉瘀阻病机论治血痹、虚劳、积聚、水肿等多种疾病，提出虫药通络之法，并创制旋覆花汤、大黄䗪虫丸、鳖甲煎丸、抵当丸等络病名方，对后世络病的临床辨治产生重要的影响。叶天士遵《黄帝内经》络病之说，在其代表作《临证指南医案》中创造性地提出"久病入络""久痛入络"观点，并认为病邪"初病气结在经，久则血伤入络"。叶天士继承张仲景络病用药特点，根据《黄帝内经》"辛甘发散为阳"的论点，提出"络以辛为泄"，临床中善于运用辛味药通络治疗络病。叶天士全面总结并发挥络病辨治特色，对络病理论的发展做出了卓越的贡献。

（二）络病理论的内涵与特点

1. 络脉的生理特点

从狭义的角度来看，吴以岭院士将络脉分为经络之络（主运行经气）和脉络之络（主运行血液），即气络和血络，二者共同发挥"气主煦之，血主濡之"的正常生理功能。络脉在气血的作用下，其生理特点如下。

（1）渗灌血气。《灵枢·本脏》曰："经脉者，所以行血气而营阴阳，濡筋骨，利关节者也。"人体阴阳的调和、筋骨的滋养、关节的通利是通过络脉中气血的交换来实现的。《灵枢·卫气失常》亦云，"血气之输，输于诸络"，再次印证了气血运行于络脉，络脉是其渗灌血气的通道。

（2）互渗津血。《灵枢·邪客》谓"营气者，泌其津液，注之于脉，化以为血。"《灵枢·营卫生会》又曰："夺血者无汗，夺汗者无血。"这说明津血同源而异流，通过络脉的互相渗化，血渗络外而成津，津返络中则又成血。

（3）贯通营卫。《素问·气穴论》曰："孙络三百六十五穴会，亦以应一岁……以通荣卫。"营行脉中，卫行脉外，说明孙络有贯通营卫的生理功能。

（4）环流经气。十五经脉像树枝一样逐层细化，形成别络、孙络，遍布全身脏腑、四肢百骸，气血津液在孙络中发挥渗灌濡养作用后，又复入别络，回归经脉，如环无端，畅流经气。

2.络病的病机特点

络脉是气血运行的通道,也是病邪侵入的通路。六淫外邪、七情内伤、饮食起居、跌仆金刃等各种致病因素均可损伤络脉而导致络病发生,从而产生络脉瘀阻、络虚不荣、络脉损伤等主要病机变化。

(1)络脉瘀阻:邪气袭络,壅滞络道,络脉气机升降出入失常,络气郁滞,气滞则血行不利,故而为瘀;或久病耗气,气虚运血无力而致血瘀。气血津液输布障碍,津凝为痰,痰、气、瘀交阻于络脉,绵绵不休。

(2)络虚不荣:"至虚之处,便是容邪之处。"久病邪气入络,则络脉行气血、渗灌濡养功能失常。络中气虚,因虚而留滞,可导致痰凝、血瘀的出现,络血不足则使络脉更虚。络中气血不足又可加重痰、瘀等病理产物的蓄积。

(3)络脉损伤:各种致病因素导致络脉损伤,影响其运行气血的功能,血瘀痰凝于络脉中,日久郁而化毒。毒邪不易排出脉外,久之又会损伤络体。

因此,络病的病机主要表现出与络脉结构和气血循行相适应的特点:易滞易瘀、易入难出、易积成形。然而在不同的病机变化之中,左新河认为"络脉瘀阻"是其共同病机,随着病情的发展,痰、湿、瘀、毒等病理因素蓄积于络,使疾病缠绵难愈。

(三)甲状腺相关眼病从络病论治依据

1.眼与经络联系紧密

《素问·五脏生成》曰:"诸脉者皆属于目。"眼作为体内相对封闭的器官,其与脏腑的联系离不开体内经络的沟通。人体十二经络均直接或间接同眼相关联。除此之外,奇经八脉中的任脉、督脉、阳维、阴维及阳跷、阴跷六条经脉也与眼存在一定的联系。同时,眼为人体唯一可视的终末血管,极为纤细,属中医络脉,尤其是孙络范畴。正如《灵枢·邪气脏腑病形》所说:"十二经脉,三百六十五络,其血气皆上于面而走空窍,其精阳气上走于目而为之睛。"这说明经络脉道的通畅是保证精气血津液上注于目而行使生理功能的前提。

2.络病与甲状腺相关眼病

甲状腺相关眼病是一种与多种甲状腺疾病相关的,累及眼外肌和眼眶结缔组织的自身免疫病。本病最常见的临床表现是炎症反应导致的眼球突出、眼睑退缩、球结膜水肿及眼外肌纤维化所致的眼球运动障碍、复视、视神经压迫等症状。在本病的发展过程中,始终存在着络脉的病理改变。络脉是气血运行的通路,络中气血充实,眼内众多细小的络脉能够为其输送气血津液,维持正常的视觉功能。现代医学认为络脉可能与微血管病变、微循环代谢异常有关。李岩等进一步提出,中医络病病理机制中瘀、虚、痰、毒等病理变化与血管活性物质调控异常,血管内皮细胞、血管平滑肌细胞的损伤机制,细胞外基质代谢异常,细胞因子及信号传导通路调控异常等病理实质相关。周霞通过对已行眼眶减压术和复视矫正术的30例甲状腺相关眼病患者的眼眶及眼外肌脂肪结缔组织进行HE染色和Masson染色,分析组织病理切片,发现眼眶脂肪间新生血管增多,纤维增生,眼眶脂肪后透明质酸堆积和脂肪细胞数量增加。彭娟等通过手术方式获得甲状腺相关眼病患者的眼外肌组织,采用光学显微镜和透射电镜对其结构进行结构观察,发现各种病理改变中间质内血管组织增生发生频率最高,为78.6%。同时有研究结合血液流变学检查发现,稳定期甲状腺相关眼病的患者血液处于"浓""黏"状态系血行不畅之异常表现,主要以"瘀血"为主。以上研究说明,甲状腺相关眼病发病过程中眼部血管存在不同程度的微循环障碍和显著的血液流变学异常。

此外,公认的甲状腺相关眼病的发病机制为多种因素(遗传、免疫、吸烟及放射性碘治疗)共同作用,激活T淋巴细胞及B淋巴细胞并产生各种细胞因子,进而刺激眼肌成纤维细胞增生,分泌大量糖胺聚糖,引起局部炎症反应,导致组织间隙水肿,最终导致本病的发生。吴以岭院士认为气络病变与神经-内分泌-免疫系统网络高度相关,这也能解释络脉受损导致眼部局部微循环障碍及代谢异常。这些微血管病变、微循环异常的产物为中医学中的"毒",系脏腑功能和气血运行失常,不能濡养脏腑,病理产物久久不能排出,缓慢蓄积,以致邪气壅塞,郁而化火成毒;或甲状腺疾病患者经放射性碘治疗后,毒邪(放射性碘)损伤眼部络脉,又与痰湿瘀互结,使得络脉中气血阻滞,失于输布。加之眼为密闭的器官,且细络众多,毒邪入络,难以消除,以致本病复杂多变,病情漫长,治疗颇为棘手。综上所述,痰、火、湿、瘀、毒是甲状腺相关眼病的病理基础,络脉瘀阻在本病的病机演变过程中起关键作用。

(四)以"通络"为治疗大法

左新河认为甲状腺相关眼病的主要病机为痰、火、湿、瘀、毒停聚络脉,治疗原则以"通络"为主,采用逐瘀通络、化痰通络、利湿通络、解毒通络法治疗本病。但随着病情的发展,不同时期偏重有所不同。

早期为邪气郁结肝络,气有余便是火,又肝开窍于目,火毒为患,兼夹湿邪,壅滞络脉,气血运行不畅,当以清肝火,利湿热,祛邪通络。方选龙胆泻肝汤或丹栀逍遥散加减,临床常选用苦寒之龙胆草、栀子、黄芩清肝火;夏枯草、决明子清肝明目;柴胡疏肝解郁,肝气条达,则木火自降;车前草清热利湿,引火下行;牡丹皮、赤芍清热凉血,生地黄清肝不忘养肝柔肝;蒲公英、甘草清热解毒,又能补土缓木;加半枝莲、土茯苓、金银花、贯众以透邪解毒通络。

中期痰湿阻滞络道,兼夹血瘀,损及肝脾,湿热之象并不显著,当利湿化痰,活血通络,补益肝脾。方选杞菊地黄丸合二陈汤加减,常投以半夏、陈皮、橘核化痰通络,茯苓、泽泻利水渗湿,当归、鸡血藤、赤芍补血活血通络,山药、山茱萸、生地黄、枸杞子健脾补肝,滋阴养血。

疾病反复缠绵难愈,病至后期,阴损及阳,脾肾阳虚,气不行血,痰瘀胶结眼络,以络瘀为甚,当温补脾肾,化痰活血通络。方选右归丸和桃仁红花煎化裁,常予炮附子、肉桂、鹿角胶温补元阳,干姜、茯苓、白术暖补脾阳,熟地黄、菟丝子、杜仲益精填髓,以取阴中求阳之意,佐以青皮、延胡索、郁金、法半夏行气开郁化痰,桃仁、红花、三棱、莪术祛瘀活络,瘀血较甚者,可加用水蛭、蜈蚣、蛞蝓、土鳖虫等善于破血逐瘀之虫类搜剔之品。

(五)总结

甲状腺相关眼病发病过程与络病息息相关,其致病因素为情志不畅,邪气郁结于肝络,又肝开窍于目,久之化火成毒,或外邪袭络,又目为宗脉之所聚,络脉气血阻滞,气不行水则聚湿生痰,气滞或气虚影响血液运行,则瘀阻于络,进而痰火湿瘀毒互结,痹阻络脉,最终导致络病。因此,基于络病理论,针对血瘀贯穿疾病发生发展全程的病理特点,左新河提出以"通络"为主,兼顾逐瘀、化痰、利湿、解毒等方法治疗本病。

(牧亚峰 左新河)

三、从痰瘀论治甲状腺相关眼病

甲状腺相关眼病是以眼球后及眶周眼组织的浸润性病变为特征的自身免疫病,属于中医"鹘眼凝睛"范畴,亦称为"目珠突出""神目自胀""状如鱼胞"等。目前,西医治疗本病主要采用糖皮质激素、免疫抑制剂等,但由于不良反应较多,难以长期使用。中西医结合治疗可减少西药的副作用,在降低远期复发率及提高疗效上优于单纯西医治疗。左新河在治疗甲状腺相关眼病上具有丰富的临床诊疗经验,学著颇丰。他认为痰瘀互结贯穿甲状腺相关眼病的不同时期,运用痰瘀互结理论为指导治疗甲状腺相关眼病,取得了满意的疗效。

（一）痰、瘀之理论源流

1. 痰之源流

早在先秦时期，古代医家就已经有了对痰的初步认识与治疗初探。《诗经》"陟彼阿丘，言采其虻"中的"虻"即为贝母，具有化痰作用。《黄帝内经》虽未明确提出"痰"字，但多称其为"饮""积饮""汁沫""津液涩渗"，并对其进行了分类。《素问·六元正纪大论》中提到"太阴所至，为积饮否隔"，指出痰主病在中焦脾胃。《灵素节注类编·辨脉平病死旺之象》中"是内有风痰，如中风之类也"指出无形之痰多与风相关；而诸风病证篇描述的"肺下之邪，与津液胶结，故唾出稠痰如涕"点明有形之痰多与肺相关。此后，历代医家通过研究痰的病因病机、理法方药等各个方面发展丰富了痰证的内容。如《金匮要略》中"膈上病痰……必有伏饮""其人素盛今瘦，水走肠间，沥沥有声，谓之痰饮"描述痰聚集在不同部位可导致不同病证，并提出温化之法；《诸病源候论·虚劳痰饮候》中"劳伤之人，脾胃虚弱，不能克消水浆，故为痰也。痰者，涎液结聚在于胸膈；饮者，水浆停积在膀胱也"，不仅指出痰证成因，还以停聚部位明确区分痰与饮；《丹溪心法》中"凡痰之为患，为喘为咳，为呕为利……不作脓者，皆痰注也"认识到痰证致病症状的多样性，与"百病多由痰作祟，怪病从痰治"不谋而合。《康熙字典》将痰定义为"液所以养筋血，涩不行，则痰聚于鬲上，而手足弱。旧云病液，非也"，其中"病液"即性稠质黏的可致病异常水液，高度概括了痰证的内涵。

2. 瘀之源流

瘀最早记载于战国《楚辞·九辩》，其中"蒴樆惨之可哀兮，形销铄而瘀伤"一句形象地描述了瘀血日久伤身致身体焦枯之貌。古人对病理产物瘀血的认识相对清晰，并称其为菀陈、留血、凝血、恶血、蓄血等，将血液运行迟缓、流动不畅的病理状态称为血郁。《马王堆简帛·十问》载"王子乔父问彭祖"一问中记载"阴精漏泄，百脉菀废"，说明当时医家已认识到阴精亏损、脉道不充、因虚致瘀的病机过程；另《素问·针解》中"菀陈则除之者，出恶血也"提出祛除瘀血常用刺络放血之法。唐宗海在《血证论·瘀血》记载"盖血初离经……虽清血鲜血，亦是瘀血"，纠正瘀血应依据病机而非颜色来诊断，此外，还详细描述了瘀血的病机概要、蓄积部位及对应论治，极大地促进了瘀血及血瘀证理论的发展。《说文解字》将"瘀"定义为积血，符合古人对于瘀血病理实体的认识。

（二）甲状腺相关眼病与痰瘀致病的关系

痰瘀相关学说源远流长，内容丰富。《黄帝内经》对痰瘀相关的理论和治疗已有论述，如《灵枢·百病始生》记载"凝血蕴里而不散，津液涩渗，著而不去而积皆成矣",说明了津液与血瘀相互影响的病变过程。近年来,痰瘀互结理论已被广泛应用于临床各科。痰瘀互结证,又名痰瘀内阻证、血瘀痰凝证,指在疾病的形成发展过程中,出现了由痰证和瘀证两种证型所组成的一系列复杂的证候群。甲状腺相关眼病临床上可表现为胞睑局部肿块疼痛、目珠外突、运动受限等。左新河在辨治本病时充分运用因地制宜的中医核心理论,结合华中地区夏季气候炎热、潮湿,脾土易受困而聚湿生痰的特点,认为华中地区甲状腺相关眼病的发病多与痰湿相关,并在历代医家"痰瘀"相关学说的理论基础上,提出"痰瘀互结"是华中地区甲状腺相关眼病发病的主要特点,故临证十分注重气血痰瘀的调治。"气为血之帅,血为气之母",若气虚无力或气机郁滞,可导致水液运化无力、血运不畅而结为痰湿,形成瘀血,同时,痰瘀又可影响气机运行,互为因果。脾失健运,痰湿内生,临床甲状腺相关眼病患者可表现为眼睑肿胀、结膜水肿;痰阻气郁,气机阻滞,痰瘀互结,故患者眼球运动异常、眼球突出。

(三)分期论治

1. 活动期

活动期甲状腺相关眼病患者病机多为肺卫失调,肝火上炎,临床表现为眼突、眼睑肿胀、凝视、畏光流泪、眼痛、复视等。治疗以清热泻火,疏风活血,理气健脾,化痰祛瘀为基本大法。

热盛者结膜充血水肿,便秘或大便偏干,舌红,苔薄白或厚腻,脉浮,治疗宜疏风清热、化痰散结通络。方以小柴胡汤合消瘰丸加减:柴胡、黄芩、桔梗、薄荷、竹叶、荆芥、牛蒡子、生牡蛎、玄参、浙贝母、夏枯草、三棱、莪术等。

风盛者可表现为上睑退缩,眼肌麻痹,表现为眼球运动异常或斜视,舌质淡红,苔薄白或腻,治疗宜疏风解表、化痰通络。方以参苏饮合二陈汤、消瘰丸加减:苏叶、防风、半夏、陈皮、茯苓、三棱、莪术等。

风胜夹痰者加半夏、白附子、白芥子、胆南星、僵蚕等化风痰。

湿胜者表现为结膜水肿明显,流泪严重。方以五苓散加减:茯苓、猪苓、茯苓皮、白术、泽泻、大腹皮、瞿麦、桂枝等。

活动期均可酌情加入活血化痰之药,以免疾病缠绵难愈,转为慢性。

2. 稳定期

稳定期甲状腺相关眼病患者病机多为活动期迁延不愈,气阴两伤或久病阳虚,痰瘀凝滞。临床表现为眼球突出、眼外肌肿胀、眶周脂肪和结缔组织扩张等,均为痰瘀凝聚的表现。治疗以调理阴阳、活血化痰为基本大法。

气虚者多见恶风、汗多、乏力、面色少华、精神不振、声低、舌质淡、苔白、舌体偏大、脉弱无力等症状。治疗宜活血化瘀、健脾化痰、温阳固气。方拟桂枝茯苓丸合肾气丸加减：桂枝、茯苓、白芍、桃仁、牡丹皮、肉桂、附片、熟地黄、山茱萸、夏枯草、昆布、海藻等。

阴虚者可见面微红、盗汗、手足心热、口渴多饮、心烦气躁、咽干、小便短少、大便干、舌红、少苔、脉细数等。方以二至丸合桂枝茯苓丸加减：女贞子、墨旱莲、桂枝、茯苓、白芍、桃仁、牡丹皮、牡蛎、鳖甲等。

痰瘀互结者可表现为眼球突出不易消退，眼球外肌纤维化，眼球容易充血，舌质暗红或有瘀斑，舌下络脉迂曲，脉涩或滑等。方用大黄䗪虫丸合温胆汤加减：酒大黄、䗪虫、水蛭、竹茹、陈皮、荔枝核、橘核、夏枯草、贝母等。

（四）总结

左新河对甲状腺相关眼病的中医辨治具有独到见解。华中地区物产丰富，人民生活水平较高，多食肥甘厚腻之品，容易滋生痰湿，血不利则为水，时间长了则易形成痰瘀同病的病机特点。通过多年临床观察及用药的反复验证，左新河采用整体与局部辨证相结合，将活血化瘀、化痰散结之法用于本病的治疗，灵活遣方用药，在中医中药治疗瘿病眼病上取得了显著的疗效，值得推广。

（覃佐涛　左新河）

四、从肺脾论治甲状腺相关眼病

甲状腺相关眼病是一种甲状腺外的器官特异性自身免疫病，居成年人眼眶病发病率的首位。甲状腺相关眼病是多种因素造成的复杂的眼眶疾病，主要影响眼外肌、泪腺和眼球后脂肪。其临床表现多种，包括眼球突出、眼睑肿胀、眼睑退缩、结膜充血水肿、眼外肌受累及视神经受累等。甲状腺相关眼病的病变一般仅局限在眼部。左新河认为从中医药论治本病可从肺脾入手。

（一）立论依据

1. 从肺立论

清代吴谦在《医宗金鉴》中云"肺主气，劳伤元气，膜里不密，外寒搏之，致生气瘿，宜清肺气，调经脉，理劳伤，和荣卫"，沈金鳌在《杂病源流犀烛》亦指出"惟忧患耗伤心肺，故瘿多着颈项及肩"，表明肺与瘿病的发生发展息息相关。《素问·五脏生成》

云：" 诸气者，皆属于肺。"《灵枢·决气》云：" 气脱者，目不明。"眼与肺的关系主要表现在肺为气主，气和目明。若肺气不足，以致目失所养，则昏暗不明。肺主宣发肃降、通调水道，若肺宣降功能失调，肺气郁闭，气血津液不能敷布全身，血脉不利，浊物上犯，则胞睑水肿。目为清窍，位居高位，若肺气不得下降，水行逆乱，上渍于目，则眼睑肿胀。肺为五脏之华盖，外合皮毛。肺为娇脏，外邪袭人首先犯肺。若外邪入侵，风水相搏，湿聚不行，客于玄府，行于皮里，则表现为眼睑虚浮肿胀、皮色光亮，正如《金匮要略》所述，" 视人之目窠上微拥，如蚕新卧起状"" 目病虽多由肝，而常统于肺"。

2. 从脾立论

《兰室秘藏》指出，" 夫五脏六腑之精气，皆禀受于脾而上贯于目，脾者诸阴之首也，目者血脉之宗也，故脾虚则五脏之精气，皆失所司，不能归明于目矣"，充分说明眼的视物功能与脾的关系密切。眼睑在五轮中为肉轮，在脏属脾。脾胃具有升清降浊之功，升降得宜，则九窍通利。《素问·至真要大论》云：" 诸湿肿满，皆属于脾。"《脾胃论》中说" 百病皆由脾胃衰而生"，脾为后天之本，主运化水谷精微，为气血生化之源。若脾运健旺，目得所养，则目光有神。若脾虚，运化失常，水湿内生，湿聚成痰，痰湿壅盛，致水液代谢与输布发生障碍，易发组织水肿，上泛于目，则眼睑浮肿。

3. 从肺脾论治

肺脾两脏在生理病理上紧密相关。" 肺为主气之枢，脾为生气之源"，若肺脾两脏相互调和，则能维持人体正常气机的出入与升降。" 肺主通调水道，脾主运化水液"，若肺脾两脏相互为用，则能保证人体津液正常的输布与代谢。" 脾为生痰之源，肺为储痰之器"，若肺脾两脏相互调和，则痰液无所化生。肺脾两脏在多个方面能协调配合、相互为用。同时，肺脾两脏在中医五行中属相生关系，脾为肺之母，脾土生肺金，脾气亏虚尚可出现" 母病及子"致土不生金；肺气亏虚亦可出现" 子病犯母"致脾脏受损。综上，目病的论治可突破常规，从肝论治。基于整体辨证、局部辨证与微观辨证，甲状腺相关眼病可责之于肺脾气虚，水液失治。因此，可结合肺脾生理病理遣方用药。

（二）治则治法

甲状腺相关眼病基于从肺脾论治的理论，治疗遵循" 虚则补之，实则泻之"原则，以达到标本兼顾的效果。

1. 补肺益气法

张景岳说：" 肺主气，气调则营卫脏腑无所不治。"肺朝百脉，主一身之气，肺气调和,气血流畅,则五脏六腑之精气皆能源源不断地输注于目。若施以补肺益气法,则达固本清源之旨。临床中常用黄芪、党参。黄芪为治疗气虚水肿之要药,一般炙用,常用剂量为30 g,若合并中气下陷而致眼睑下垂,用量可达50~100 g。而黄芪并非单独补肺,而是母子同补,可配伍白术、茯苓等补脾之品。党参补中益气,《本草纲目拾遗》载其"治肺虚,能益肺气",同时有润肺而不犯寒凉的特点。

2. 疏风宣肺法

《素问·阴阳应象大论》云:"其高者因而越之。"甲状腺相关眼病病位在目,居高,病在上,宜因势利导,开宣汗道,引邪外出,可用麻黄、苏叶、荆芥、防风等轻灵向上之品。麻黄宣肺解表、利水消肿;苏叶辛散,解表宣肺行气;荆芥质轻透散,祛风宣通;防风为风药之润剂,祛风散邪,胜湿止痉。《脾胃论》云:"诸风药皆能胜湿。"祛风类药轻扬善行,走窜发散,散湿最速,能杜绝生痰之源。

3. 健脾利湿法

张三锡言:"脾胃之气一虚,不能上升,而下流于肾肝,故阳气者闭塞,地气者冒明,邪害空窍,令人耳目不明。"健脾益气,增强化气行水之功,同时利水渗湿,使痰湿之邪有出路。常用药物有党参、白术、茯苓、泽泻、薏苡仁等。党参健运中气,鼓舞清阳,亦能补肺气;白术既能补气以复脾运,又能燥湿利尿以除湿邪;茯苓、泽泻、薏苡仁健脾渗湿、利水消肿;或可用"四苓汤"加减配对,常选用茯苓-茯苓皮、猪苓-土茯苓,使水湿多渠道分消。

4. 化痰消脂法

当肺脾功能失调,水液代谢失常时,会导致痰湿内生,若不能及时转化和排泄,留而不去,即成浊脂。当根据痰证轻重及药性而选择不同的药物,轻者多用陈皮、法半夏、浙贝母等品,重者用山慈菇、猫爪草、穿山龙等品;清热痰用浙贝母、夏枯草等品,温寒痰用陈皮、法半夏、白附子等品。

5. 活血消肿法

中医学认为久病多瘀,久病入络。陈如泉认为肺朝百脉,脾主统血,一旦肺脾功能失调,气血运行失常,脉络瘀滞,最终导致结缔组织增生,眼肌纤维化,形成"痰-瘀"叠加式、渐进式的病理过程。有研究结合血液流变学检查发现,甲亢症状缓解后稳定期突眼患者的血液处于"浓""黏"状态,系血行不畅所致,主要以瘀血为主。此时患者可见眼球突出、复视、眼肌纤维化等,此时非一般草木药物所能见效,左新河多用虫类等搜剔之品化痰祛瘀。虫类药擅走窜,长于搜剔络中瘀浊凝痰,使血行气畅,则眼络通畅。当用水蛭、蜈蚣、全蝎、土鳖虫、地龙等虫类药,配伍选用桃仁、莪术、鬼箭羽等活血通络、化瘀消肿。

（三）总结

辨证论治是中医学的精髓,整体辨证是通过综合分析、望闻问切四诊获取的资料,对疾病某一阶段的本质做出判断,而局部辨证是围绕病变部位进行辨证。当局部病变表现突出或全身症状不典型时,可通过局部辨证判断病变的病因、病机、性质。中医学历来注重眼病的局部辨证。从肺脾着手治疗甲状腺相关眼病具有一定的理论基础,但在临床治疗中宜审时度势,融会贯通。历代从肺脾论治水肿的方剂较多,如防己黄芪汤、五皮散、五苓散、玉屏风散、越婢加术汤等。此外,本病病程较长,选用中药免煎冲剂服用方便,患者依从性好。病情稳定后改用丸剂服用,图"丸者,缓也"之意,既能巩固疗效,又防滋腻太过。

（赵勇　左新河）

五、从整体辨证-局部辨证-微观辨证治疗甲状腺相关眼病

甲状腺相关眼病又称格雷夫斯眼病或甲亢眼病,是伴随甲状腺疾病出现的以突眼为主要特征的自身免疫病。甲状腺相关眼病临床表现多样,包括眼球突出、眼睑退缩、眶周水肿等,患者容易出现视力减退和损容性改变,严重影响患者心理健康及生活质量。关于中医药治疗甲状腺相关眼病的报道越来越多,在改善患者眼球突出、眼球活动度等临床症状方面有一定的疗效与优势。左新河认为,可从整体辨证-局部辨证-微观辨证治疗甲状腺相关眼病。

（一）整体辨证

甲状腺相关眼病的整体辨证是以中医理论(阴阳、五行、四诊八纲、脏腑、气血、经络等)结合病因病机,将全身症状和体征、舌诊、脉象,分析归纳成"证"的临床-理论-临床的思维过程。《黄帝内经》载,"五脏六腑之精气,皆上注于目,而为之精……此则眼具五脏六腑也",阐述了眼与五脏六腑之间的关系,同时脏腑辨证可以基于五轮学说来进一步阐述眼病与脏腑的紧密联系。五轮学说:内眦及外眦的血络属心,称为"血轮";黑珠属肝,称为"风轮";白珠属肺,称为"气轮";瞳仁属肾,称为"水轮";眼胞属脾,称为"肉轮"。

目与肝在生理上、病理上存在紧密的联系。"目者,肝之外候。"肝开窍于目,肝主藏血,肝藏精,《审视瑶函》则进一步阐述"肝中升运于目,轻清之血,乃滋目经络之血也",指出血与眼内神水、神膏、瞳神等关系密切。肝主疏泄,调畅气机,气能生血、生

津，又能行血、行津，眼部的血行有赖于气机的推动。《灵枢·决气》所谓"气脱者，目不明"，阐述肺与目的关系，又肺朝百脉，主一身之气，肺气调和，则五脏六腑精气充足，上输于目，故目视精明。《兰室秘藏·眼耳鼻门》"夫五脏六腑之精气，皆禀受于脾，上贯于目……脾虚则五脏之精气皆失所司，不能归明于目矣"，阐述了目之清明赖脾之精气供养，脾主升清，主运化，气血上输于目，则视物清明。《素问·上古天真论》说，"肾者主水，受五脏六腑之精而藏之"，目之精明、视觉与肾所受脏腑精气充足有关。《黄帝内经》："夫心者，五脏之专精也，目者，其窍也。"心主神明，人之精气盛衰与否可反映于目。当甲状腺相关眼病患者眼睑浮肿，病位多属脾肾，眼结膜充血，病位多属于肺，眼部内外眦红肿瘙痒，多病位在心，眼部视物模糊，眼部活动受限，病位多属于肝肾，故甲状腺相关眼病在脏腑辨证时需紧扣脏腑病机特点。

（二）局部辨证与微观辨证

整体辨证是甲状腺相关眼病中医辨证论治的基础，局部辨证是甲状腺相关眼病中医辨证论治的主要组成部分，而微观辨证可以弥补中医四诊的主观局限性，依据现代检验技术收集的客观数据，加深对中医病证实质的认识。其微观辨证体系包含甲状腺相关眼病复杂的临床表现、相关甲状腺功能、甲状腺自身抗体、眼球突出度以及眼球超声、CT、发射计算机断层显像、MRI等现代检查手段。

从临床表现来看，甲状腺相关眼病病程分为水肿期与纤维化期，甲状腺相关眼病水肿期的病理表现主要为眼眶脂肪膨胀、横纹肌炎症、泪腺扩张、淋巴细胞浸润、房水回流受阻、巩膜静脉压升高、视神经纤维病变等。甲状腺相关眼病纤维化期是甲状腺相关眼病疾病非活动期，宏观表现为CT显示眼外肌厚度增加以及瘢痕挛缩，微观表现为成纤维细胞分泌大量的物质，诱导免疫细胞募集和浸润在眼外肌，进一步促进纤维化。

水肿期，患者常表现为眼睑水肿、畏光流泪等，实验室检查提示红细胞沉降率和血清透明质酸、趋化因子水平等均明显升高，临床活动性评分（CAS≥3分）、NOSPECS评分及眼表功能相关指标均较正常人升高，动态增强MRI可见眼外肌时间信号强度曲线（TIC）以Ⅱ型为主。若伴有结膜充血、眼球疼痛、内外眦红肿瘙痒，多为火热上炎之势，常见于心火上炎、肝火亢盛证，常选用龙胆泻肝汤加减，清热泻火明目，可加野菊花、菊花、谷精草、决明子明目；若眼睑浮肿明显，多因水湿痰饮内聚或阳虚水泛所致，多与肺脾肾相关，需利水消肿，常选用五苓散加减，药用猪苓、茯苓、土茯苓等。对于眼睑水肿应分虚实，《丹溪心法·水肿》将水肿分为阴水、阳水两大类，指出"若遍身肿，烦渴，小便赤涩，大便闭，此属阳水""若遍身肿，不烦渴，大便溏，小便少，不赤涩，此属阴水"。兼风水、湿毒、水湿、湿热等为阳水，脾阳虚、肾阳虚为阴水。眼睑水肿伴食少、便溏、体倦乏力等,常见于脾肾两虚证,此类眼睑水肿称为阴水,加健脾益肾之品来利水消肿,若伴有风、寒、热、湿等外邪,利水消肿的同时加散寒、泄热、除湿等祛邪之品。

纤维化期,患者眼球活动受限,常表现为斜视或眼睑下垂,临床活动性评分(CAS)<3分,CT可见眼外肌厚度增加,动态增强MRI可见眼外肌时间信号强度曲线(TIC)以Ⅰ型为主。

甲状腺相关眼病患者眼球斜视多为肝风内动,牵引目系所致,且患病日久,久病缠绵,气血精津,流通不畅,血脉不通。阻滞不行必成瘀血,玄府瘀滞,宜搜剔开玄,选用长于走窜的虫类药,钻透搜剔,开通玄府,常选用蝉蜕、蜈蚣、全蝎、地龙等虫类药祛痰化瘀。眼睑下垂者,多为脾气亏虚、清阳不升所致,需要健脾举陷,常加黄芪、升麻、葛根、柴胡等。再者,以症测证,对于视物模糊者,若伴有火热实证,以清肝明目为主要治则,常用菊花、野菊花、金银花、决明子等,若伴有畏光流泪、眼部干涩等肝肾亏虚之证,多因阴血不足而目失所养,常选用墨旱莲、女贞子、白芍、生地黄等滋阴养血之品滋阴明目。

(三)总结

甲状腺相关眼病发病复杂,临床表现多样。治疗时以整体辨证为基础。甲状腺相关眼病与脏腑之精气失调有关,主要责之于肝,涉及心、肺、脾、肾,五脏和调,脏腑精气充盛,则目之充养精明。同时,掌握整体大局,针对甲状腺相关眼病复杂的临床表现,抓其主证,结合水肿、斜视、视物模糊等症状,以症测证,将整体辨证与局部辨证、微观辨证相结合,形成完整而丰富的甲状腺相关眼病诊疗模式。

(李会敏　赵勇)

六、分期论治甲状腺相关眼病

甲状腺相关眼病是一种与甲状腺功能相关的器官特异性自身免疫病,属于中医"目珠突出""鹘眼凝睛"等范畴。据其发病机制和临床表现可将甲状腺相关眼病病程分为早、中、后三期,左新河在临床治疗中常以药对进行分期论治。

(一)甲状腺相关眼病分期和治疗

临床多采用严重程度及临床活动性评分对甲状腺相关眼病进行分期。根据临床相关症状对甲状腺相关眼病患者进行活动性评分的结果,可将甲状腺相关眼病分为活动期甲状腺相关眼病与静止期甲状腺相关眼病。根据疾病的严重程度,可将甲状腺相关眼病分为轻度甲状腺相关眼病、中重度甲状腺相关眼病和极重度甲状腺相关眼病。轻度患者治疗以稳定甲状腺功能,局部治疗观察及补充硒制剂为主;中重度活动期患者以糖皮质激素静脉冲击治疗为主;中重度静止期患者治疗以手术治疗为主;对于危及视力的患者经静脉行超大剂量激素冲击治疗,无效者行眼眶减压术。因甲状腺相关眼病发病机制尚不明确,治疗上有一定难度,激素冲击治疗可产生较多或较重的不良反应,药物减量过程或停药后病情可能反复,故手术治疗具有一定风险。左新河认为配合中医分期论治对延缓甲状腺相关眼病病情的进展、改善相关症状及减少治疗中的不良反应具有积极意义。

(二)药对的临床应用

药对,是两味单药的合用,是医家在长期临床治疗中归纳总结出来的配合运用。具有良好功效的中药组合,是中药配伍应用中最基本的形式。现代研究发现,药对配伍后其有效成分的溶解会显著增加而有毒成分的溶解则会减少,能达到增效解毒的目的;药对配伍后还会产生新成分,应用的范围会相应扩大。左新河在甲状腺相关眼病的分期论治中运用大量的药对,取得了较好的治疗效果。

(三)常用药对

1. 早期清肝解郁

左新河认为甲状腺相关眼病病位在肝,早期病变以火热犯睛为主。肝为风木之脏,性喜条达而恶抑郁,若情志不遂,肝气郁结,气郁日久则可化火,或嗜食肥甘油腻而化火。肝火上炎灼目则表现为目赤肿痛,眼睑、结膜充血,畏光,流泪等症。此期多用花类药对,清肝明目、疏肝理气。

(1)菊花-密蒙花:菊花味甘、苦,微寒;长于疏散风热,清肝明目,清热解毒。入肝、肺经,既能清泄肝热明目,又能疏散肝经风热,解肝经之热毒,清肝之中还有养肝阴之力。《本草正义》有载:"凡花皆主宣扬疏泄,独菊花则摄纳下降,能平肝火,息内风,抑木气之横逆。"密蒙花味甘,微寒,归肝经,善于清热泻火,养肝明目,退翳。用于目赤肿痛,多泪羞明,目生翳膜,视物昏花等,为眼科专用药。甲状腺相关眼病肝火郁阻于上,病位较高,配伍升散之品菊花。菊花味辛,辛者能散。二者合用加强清肝明目之效,能清能散,使郁火散除。实验研究表明,菊花、密蒙花还能有效防治干眼症。

(2)玫瑰花-月季花:玫瑰花味甘、微苦,温,归肝、脾经,善于行气解郁,活血散瘀。《本草正义》言:"玫瑰花,香气最浓,清而不浊,和而不猛,柔肝醒胃,流气活血,宣通室滞而绝无辛温刚燥之弊,断推气分药之中、最有捷效而最为驯良者,芳香诸品,殆无其匹。"月季花味甘,温,归肝经,善于活血调经,疏肝解郁。月季花偏于活血,玫瑰花偏于理气。玫瑰花、月季花均入肝经,质地轻柔,芳香透达,不辛不燥,不伤阴血,为日常调理气血之品。二者合用,疏肝理气,使气血通调,防化火犯睛。

2. 中期化湿利水

甲状腺相关眼病中期以湿邪为患。甲状腺相关眼病病本在肝,若肝气不舒,则易横犯脾胃,影响脾的运化功能。脾虚水湿聚而成痰,痰湿结聚于目则见眼睑、结膜水肿和异物感等症。湿性重浊黏滞,易与其他病邪夹杂,使甲状腺相关眼病病情反复,病程较长。利水以甘淡之"四苓汤"配对为主,能引火下行透热,使湿邪得去,从而缓解甲状腺相关眼病眼睑肿胀、结膜水肿等症状。

(1)茯苓-茯苓皮:茯苓味甘、淡,平,归心、肺、脾、肾,善于利水渗湿,健脾,宁心,可治各种水肿。茯苓甘补,淡渗,利中有补,补中有利,既可祛邪又可扶正,利水又不伤正气。茯苓皮味甘、淡,平,归肺、脾、肾经,长于利水消肿。茯苓与茯苓皮同出一根,茯苓为多孔菌科真菌茯苓的干燥菌核,茯苓皮为菌核的干燥外皮,二者相须配伍后对水湿停滞、水肿等症疗效佳,具有利水而不伤正的特点。

(2)猪苓-土茯苓:猪苓味甘、淡,平,归肾、膀胱经,长于利水渗湿,为多乳菌科真菌猪苓的干燥菌核。《本草新编》言:"盖猪苓之性,不特下走于阴窍,而且兼走于皮毛之窍。"猪苓能利小便,又可开腠理。土茯苓味甘、淡,平,归肝、胃经,长于除湿,通利关节,解毒,尤善于治疗梅毒。《本草纲目》载:"土茯苓能健脾胃,去风湿,脾胃健则营卫从。"土茯苓旺中焦,则湿易去,还能调畅营卫。猪苓与土茯苓同用能外发腠理,下出膀胱,内健脾胃,使水湿多渠道分消,增强化湿利水之效。

3. 后期化痰祛瘀

后期阶段病变以痰瘀阻络为主。"病久血伤入络",络脉凝滞,瘀阻眼络。"怪病多由痰作祟",痰是甲状腺相关眼病后期阶段眼肌纤维化的主要致病因素。痰瘀为阴邪,重浊黏滞,难以祛除,瘀积日久,阻滞气血,致使疾病缠绵难愈,预后欠佳。痰瘀阻络则见眼球突出、复视、眼肌纤维化等。此期多用虫类等搜剔之品化痰祛瘀。虫类药擅走窜,长于搜剔络中瘀浊凝痰,使血行气畅,眼络通畅。

(1)猫爪草-山慈菇:猫爪草味甘、辛,温,归肝、肺经,善于化痰散结,解毒消肿。山慈菇味甘、微辛,凉,归肝、脾经,可清热解毒,化痰散结。《本草新编》载:"大约怪病多起于痰,山慈菇正消痰之圣药,治痰而怪病自可除也。或疑山慈菇非消痰之药,乃散毒之药也。不知毒之未成者为痰,而痰之已结者为毒,是痰与毒,正未可二视之也。"山慈菇辛香走窜,通行之力较强,可散皮里膜外之痰;猫爪草长于散日久之老痰。二药合用,增强化痰散结之功,使痰毒俱祛,有利于甲状腺相关眼病预后。

（2）土鳖虫-地龙：土鳖虫味咸、寒,有小毒,归肝经,能破血逐瘀,续筋接骨。《神农本草经》列其为中品,破血之力尤强。地龙咸、寒,归肝、脾、膀胱经,清热定惊,通络,平喘,利尿。地龙因其走窜之性力强,善于息风止痉,通络活络,常用于治疗经络不利、血脉不畅。二者配伍,可增强活血通络,化瘀消痰的功效。甲状腺相关眼病眼球后组织纤维化期眼睑部肌肉痉挛收缩及眼外肌麻痹,常以二者活络通痹。

（四）总结

"临证如临阵,用药如用兵。"左新河认为,临床治疗切勿堆砌药味,药对的应用能有效避免杂乱无章用药的情况。甲状腺相关眼病病理因素多样,病情复杂,分期治疗能抓住主要矛盾。临床治疗时不应仅局限于特定药对,还当辨病与辨证相结合,四诊合参。左新河认为,甲状腺相关眼病的病理因素为火、毒、湿、痰、瘀,常夹杂致病。依据其发病机制和临床表现,可将甲状腺相关眼病病程分为早、中、后三期。早期阶段多以火热犯睛为主,主要表现为目赤肿痛,眼睑、结膜充血,畏光流泪等,当以清法为主,左新河善用花类药；中期阶段多以湿邪为犯,主要表现为眼睑、结膜水肿和异物感等,当以化湿利水为主,左新河多用"四苓汤"加减；后期阶段以痰瘀阻络为主,主要表现为眼球突出、复视、眼肌纤维化等,当以化痰祛瘀为主,左新河喜用虫类等搜剔之品。

（汪晓露　赵勇）

参 考 文 献

[1] 何志伟,胡欣,陈国芳,等.甲状腺相关性眼病病因、发病机制及免疫靶向治疗的研究进展[J].山东医药,2020,60(28):90-93.

[2] 闵晓俊,厉晶萍,华川,等.陈如泉诊治甲状腺相关性眼病经验[J].中医杂志,2011,52(23):1994-1995,2012.

[3] 邵嘉锴,闵晓俊,卢园园,等.基于中医传承辅助系统分析中医药治疗甲状腺相关眼病组方规律[J].中国中医眼科杂志,2020,30(7):483-486,510.

[4] 王志宏,左新河,赵勇.左新河治疗甲状腺相关眼病临床经验[J].湖北中医杂志,2017,39(8):13-15.

[5] 左新河,牧亚峰.从络病理论探析甲状腺相关性眼病的辨治[J].湖北中医杂志,2017,39(10):31-33.

[6]　江政烨,衡先培.衡先培治疗甲状腺相关性眼病临证经验[J].中华中医药杂志,2019,34(4):1510-1513.

[7]　陈如泉,左新河.甲状腺病中医学术源流与研究[M].北京:人民卫生出版社,2016.

[8]　石晶琳.甲状腺相关眼病常见中医证候及证候要素的现代文献研究[J].中医文献杂志,2017,35(3):19-22.

[9]　左新河,王志宏.陈如泉教授治疗甲状腺相关眼病验案三则[J].天津中医药,2017,34(9):577-580.

[10]　左新河,陈继东,裴迅,等.陈如泉从肺脾论治甲状腺相关眼病的临床研究[J].中国中医基础医学杂志,2017,23(5):672-673.

[11]　左新河.甲状腺功能亢进症[M].北京:中国医药科技出版社,2010.

[12]　汪晓露,赵勇,谢敏,等.左新河运用药对分期治疗甲状腺相关眼病经验[J].吉林中医药,2021,41(8):1025-1027.

[13]　陈继东,赵勇,徐文华,等.陈如泉运用活血利水法治疗甲状腺相关疾病经验[J].中国中医基础医学杂志,2015,21(9):1113-1114.

[14]　陈如泉.陈如泉教授医论与临床经验选萃[M].北京:中国医药科技出版社,2008.

[15]　Perros P,Hegedüs L,Bartalena L,et al. Graves' orbitopathy as a rare disease in Europe:a European Group on Graves' Orbitopathy (EUGOGO) position statement [J]. Orphanet J Rare Dis,2017,12(1):72.

[16]　Mishra S,Maurya V K,Kumar S,et al. Clinical management and therapeutic strategies for the thyroid-associated ophthalmopathy:current and future perspectives [J]. Curr Eye Res,2020,45(11):1325-1341.

[17]　Bartalena L,Baldeschi L,Boboridis K,et al. The 2016 European Thyroid Association/European Group on Graves' orbitopathy guidelines for the management of Graves' orbitopathy [J]. Eur Thyroid J,2016,5(1):9-26.

[18]　张月,陈一兵,王炜,等.疏肝健脾法治疗活动期甲状腺相关眼病的临床观察[J].中国中医眼科杂志,2019,29(3):188-191.

[19]　牧亚峰,向楠,李会敏,等.从《审视瑶函》刍议陈如泉治疗甲状腺相关性眼病经验[J].湖北中医药大学学报,2021,23(3):107-110.

[20]　Dolman P J. Grading severity and activity in thyroid eye disease[J]. Ophthalmic Plast Reconstr Surg,2018,34(4 S Suppl 1):S34-S40.

[21] Haefliger I O, von Arx G, Pimentel A R. Pathophysiology of intraocular pressure increase and glaucoma prevalence in thyroid eye disease: a mini-review [J]. Klin Monbl Augenheilkd,2010,227(4):292-293.

[22] Perri P, Campa C, Costagliola C, et al. Increased retinal blood flow in patients with active Graves' ophthalmopathy [J]. Curr Eye Res,2007,32(11):985-990.

[23] 王鑫研,陈瑾,姜发纲,等.甲状腺相关眼病免疫学及遗传学研究进展[J].华中科技大学学报(医学版),2021,50(3):381-386.

[24] Stoyanova N S, Konareva-Kostianeva M, Mitkova-Hristova V, et al. Correlation between intraocular pressure and thickness of extraocular muscles, the severity and activity of thyroid-associated orbitopathy [J]. Folia Med (Plovdiv),2019,61(1):90-96.

[25] 马铭绅,范懿,李月月,等.甲状腺相关眼病继发性高眼压和青光眼发病机制与治疗的研究进展[J].中华眼科医学杂志(电子版),2020,10(6):380-384.

[26] 徐文双.甲状腺相关眼病与血清中透明质酸及趋化因子-8水平的相关性研究[D].长春:吉林大学,2018.

[27] 霍蕾.动态增强MRI对正常和不同期别甲状腺相关眼病眼外肌的评估价值[D].天津:天津医科大学,2014.

[28] 胡州阳.甲状腺相关眼病临床特征分析及四苓汤治疗脾虚痰湿型疗效观察[D].武汉:湖北中医药大学,2020.

[29] 李会敏,魏军平,韦茂英,等.基于"玄府郁闭-眼部微循环障碍"探讨甲状腺相关眼病[J].中华中医药学刊,2023,41(5):107-110.

第五节　甲状腺结节

一、谈甲状腺结节的病因病机与辨证分型

（一）甲状腺结节的病因

甲状腺结节是指各种原因导致甲状腺内出现的一个或多个组织结构异常的团块。多种甲状腺疾病都有可能伴有甲状腺结节。根据致病原因的不同,可将甲状腺结节分为增生性结节性甲状腺肿、肿瘤性结节、囊肿、炎症性结节等。根据甲状腺结

节的临床表现,可将其归属于中医学"瘿瘤"等范畴。中医学认为甲状腺结节的发病与情志内伤、饮食与环境因素、体质因素、劳逸失常等有关。

1. 情志内伤

《诸病源候论》有云:"瘿者,由忧恚气结所生。"《三因极一病证方论》亦云:"随忧愁消长。"长期忿郁恼怒或忧思郁虑,使肝气失于条达,气机郁滞。而人体津液的正常循行及输布均有赖气的统帅。气机郁滞,则津液易于凝聚成痰。气滞痰凝,又使得血行不畅,产生瘀滞,最终气滞、痰凝、血瘀壅结颈前,形成瘿瘤。

2. 饮食与环境因素

居住在山间、险阻之地的居民往往多生瘿瘤之疾,盖其成因往往是这些地区的水土不能与居民的生活调摄相适应,在一定程度上损害了机体气血津液的正常运行。气血运行一有所损,则津液代谢失常,日久延及五脏,终致气滞、痰结、血瘀结于颈前而生瘿瘤之疾。《名医类案》记载"汝州人多病颈瘿,其地饶风沙,沙入井中,饮其水则生瘿",表明瘿病的发生与水土地域有关。

3. 体质因素

母有瘿疾,其子女亦可常患瘿病,《柳洲医话》云:"禀乎母气者尤多。"女性往往甲状腺结节的患病率较高,究其成因,应与女子经、带、胎、产的生理特点和多生情志之疾有关。女子以肝为先天之本,以血为用,经、带、胎、产不断耗伤肝血,而肝乃体阴用阳之脏,肝血不足,肝失所养,则其疏泄功能失常,气机失调,故可见气滞、痰结、血瘀的病机变化,发为瘿病。

4. 劳逸失常

劳逸无度,作息失宜,每多损伤脾胃,形成痰湿为患,脾虚日久及肾,则脾肾两虚,水湿潴留,气血津液代谢失常。正气亏虚不足,气血乏源,气机不畅,则病邪留而为患,或病程日久,缠绵难愈,亦可耗伤正气,终成气滞、痰结、血瘀,而发为瘿瘤。

(二)甲状腺结节的病机

甲状腺结节的病位主要在肝脾,涉及多脏腑功能紊乱。其发病总因情志不畅、烦躁易怒而致肝郁气滞,气滞常为诱发因素。肝木郁滞,失于疏土,脾土失健,水液布化失司,阻于颈部而为痰凝,气滞痰凝于局部,影响气机调畅,气滞则血不行,气血痰凝聚为有形之邪,发为瘿病。本病大多缠绵难愈,病久则可耗伤正气而致气虚。反之,正气亏虚,气血乏源,可使气机不畅。本病是在正气亏虚,脏腑功能失调的基础上,加之痰凝、气滞、血瘀而为病,病理特点为本虚标实,虚实夹杂。这四大病理环节不能截然分开,往往相互兼夹,临证需辨别哪一环节为重点,遣方用药,灵活变化。

(三)甲状腺结节的辨证分型

甲状腺结节可分为气郁痰阻证、肝郁化火证、痰结血瘀证及正虚血瘀证等证型。

1. 气郁痰阻证

主证:颈部可触及结节,质地柔软,时有喉间梗阻感;情志不舒,嗳气叹息;胁肋疼痛时作,头晕目眩,乳房胀痛,舌质淡红,舌苔薄白,脉弦或滑。

治则:疏肝理气,化痰散结。

方药:柴胡疏肝散合四海舒郁丸。

2. 肝郁化火证

主证:多食消瘦,性急手抖,心悸气促,颈部弥漫性肿大,可触及多个大小不等的结节,无触痛,质较硬,舌质红,舌苔黄,脉弦。

治则:清热疏肝,软坚散结。

方药:丹栀逍遥散或栀子清肝汤合消瘰丸。

3. 痰结血瘀证

主证:颈部可触及结节,质地坚韧,颈部时有作胀,胸闷痰多,伴颈部憋闷、刺痛时作,妇女痛经、经色暗红伴有血块,舌质紫暗,或舌边有瘀斑,脉涩或细。

治则:活血化瘀,软坚散结。

方药:海藻玉壶汤合桃红四物汤。

4. 正虚血瘀证

主证:颈部可触及结节,伴有畏冷,面色萎黄,腰膝酸软,乏力,少气懒言,食少纳差,男子阳痿,女子经少。或伴有五心烦热,口干咽干,失眠多梦,盗汗自汗,形体消瘦,便秘,耳鸣。舌质淡胖,色偏紫暗,舌下静脉曲张,苔白,脉沉细,或涩。或舌红,苔少,脉弦细数。

治则:温补脾肾或滋阴清热,消瘿散结。

方药:阳和汤或天王补心丹加桃红四物汤。

(牧亚峰　左新河)

二、从辨病论治、辨体论治无症状甲状腺结节

甲状腺结节的发病率呈逐步攀升之势,临床上大部分甲状腺结节患者就诊时常无明显症状或处于无症状阶段,基于四诊的传统辨证论治可能不适合此类患者。左新河认为,可从辨病论治、辨体论治相结合的方法对无症状甲状腺结节进行辨治。辨病当辨甲状腺结节的性质及其成因,确定治则,以治其标。辨体时从患者形体、心理、舌脉等特征辨识,确定治则,以治其本。

(一)概述

中国甲状腺结节患病率为20.43%,依托于现代技术的发展,甲状腺结节的检出率也逐渐增高。中医治疗以辨证论治为主,证是疾病过程中某阶段病位病性的集中概括,而症状是辨证的主要依据。临床上甲状腺结节患者来就诊时常常无明显症状或处于无症状阶段的早期,能从传统四诊收集来的资料少之又少。左新河认为,当从辨病辨体结合论治无症状甲状腺结节。

(二)辨病论治

对于无症状甲状腺结节患者的诊治,首当辨病,要甄别甲状腺结节的性质,包括良性与恶性。通过病史询问、体格检查、实验室检查、影像学检查、细针穿刺细胞学检查等进行鉴别。良性结节可表现为增生性、炎性、囊性、肿瘤性结节,以边界清楚,表面光滑,活动良好等为特点。恶性结节多有头颈部放射线暴露史,家族史,主要表现为肿瘤性结节,以质地不均匀,形态不规则,活动度差,表面不光滑,压迫其他器官为特征。恶性结节多生长迅速,或长期甲状腺肿大,短期内迅速增大或变硬,伴有颈部淋巴结肿大。当辨清疾病缓急与预后,良性结节且甲状腺功能正常的患者可单纯用中药治疗,而恶性结节患者应行手术评估。

1.增生性结节

增生性结节可见甲状腺弥漫性肿大,可为多个大小不等的结节或孤立结节,结节可长期保持不变,中医病名归为"肉瘿",如结节性甲状腺肿。气无形,气郁则气血结聚或郁久化火,炼液成痰,早期致甲状腺肿大,痰瘀互结日久,壅塞局部形成结节。主要以柴胡、青皮、郁金、橘叶等疏肝理气之品及化痰散瘀之品治之。

2.炎性结节

亚急性甲状腺炎及自身免疫性甲状腺疾病如桥本甲状腺炎和GD,由于处于病

变的中期或后期,甲状腺受到炎症刺激和浸润,易形成炎性结节,表现为甲状腺弥漫性肿大,可触及边界清楚的结节,表面光滑,质地中等偏韧,活动度好。

(1)亚急性甲状腺炎:亚急性甲状腺炎多由外感风热所致,若失治误治,易加重热势,形成火毒,所形成的结节多由火热炼津为痰,灼血成瘀,痰瘀粘连,凝聚成结块,质地偏硬。治当清热解毒,活血化痰,可选用中成药犀黄丸及夏枯草制剂等。本病迁延,若结节质硬,当配伍性猛力强之虫类药,剔除凝痰瘀滞;若局部疼痛,可配活血止痛之品。

(2)桥本甲状腺炎:桥本甲状腺炎患者早期由于肝气郁滞,日久肝克脾土,脾虚湿蕴成痰,破坏正常甲状腺组织,日久局部形成结节。甲状腺呈弥漫性肿大,可出现多结节。治当疏肝健脾化痰。

(3)GD:早期多为肝火亢盛证,表现为甲状腺功能亢进症,日久耗气浊阴,气虚无以化津而生痰,阴虚生内热,炼血成瘀。GD病程中期或后期痰瘀互结,形成结节,治当益气养阴,化痰祛瘀。

3.囊性结节

囊性结节触之柔软,可随吞咽上下移动,无压痛,皮色正常,中医病名可归为“瘿囊”,相当于甲状腺囊肿。多由脾虚湿盛、痰湿内聚、瘀水互结、阳虚水停等导致瘀水痰浊等有形之湿内滞于甲状腺,积聚形成结节。当随证治之,侧重于活血利水祛痰,消除有形之湿。

4.肿瘤性结节

良性肿瘤性结节以病史长,生长缓慢为特点,表面光滑,边界清楚,活动度好,无外侵体征,无颈部淋巴结肿大,大多为孤立结节,可随吞咽而上下移动,如甲状腺腺瘤,中医病名可归为“瘿瘤”“肉瘤”,为气滞、痰凝、瘀血互结颈前而成。对结节柔软者,侧重于用理气舒郁之品,兼以化痰消瘿;结节按之较硬者,侧重于用活血消瘿之品,兼以理气化痰。

恶性结节多为肿瘤性结节,以单发结节多见,以触之形状不规则,边缘不清,表面不平,质地坚硬,活动性差,基部固定为特征,如甲状腺癌或甲状腺癌术后残留的甲状腺结节。中医病名归为“石瘿”,乃痰毒、瘀毒及痰瘀毒并行瘤结颈前而成,难以消散,可用露蜂房、山慈菇、全蝎、蜈蚣等虫类药攻癌散结。术后所见结节责之于本虚标实,以气阴不足为主,兼毒邪残留,当扶正解毒,以益气养阴为主,配以龙葵、半枝莲、树舌等以消癌肿。

左新河认为辨病论治当辨清甲状腺结节良恶性,良性结节的发生多与气机郁滞,肝气不舒有关,治疗以理气解郁为本。恶性结节多为痰、瘀、毒夹杂所致,治疗当以攻伐祛邪为要。再结合结节形成的原因,分别论治。

此外,"坚者消之""结者散之",对于既成结节,软坚散结当立于治疗的全过程,以治其标,消除肿块。咸味药如昆布、海藻、海蛤壳、鳖甲、龟板、生牡蛎、僵蚕、瓦楞子及夏枯草、牡蛎等被广泛运用。现代研究发现,昆布-海藻中的有效成分槲皮素、花生四烯酸等可治疗甲状腺结节。牡蛎可有效改善甲状腺肿大鼠甲状腺组织的增殖。甲状腺结节以甲状腺细胞异常增殖分化为特征,夏枯草、山慈菇能抑制甲状腺肿瘤细胞的增殖。软坚散结类中药治疗甲状腺结节具有可观的疗效,可明显缩小结节或使其消散。

(三)辨体论治

中医体质是个体身心特性(包括生理学和心理学)的综合体现,具有相对稳定的特征,基于先天遗传和后天获得。同类疾病患者的体质有很大的相似性,左新河发现大多数甲状腺结节患者都有相关家族史,这提示临床可以通过体质类比来辨治无症状甲状腺结节。甲状腺结节患者以偏颇体质多见,其中又以阴虚质、气郁质、气虚质、痰湿质和瘀血质常见。体质与情志因素关联密切,研究表明,甲状腺结节的发生与负性情绪有相关性。

1. 气虚质

"悲则气消",长期悲伤抑郁易致气机郁结或消耗。肝气郁结,肝旺克脾,脾虚气血生化不足及气消耗日久易促成气虚质。气虚导致气血津液无力运化,则生痰生瘀,交阻于颈前而成瘿。肌肉松散或形体瘦薄,易于疲乏,性格内向,舌淡红,舌侧有齿状痕迹,脉弱。对于此类体质患者,侧重于补气健脾,气血津液运行得法,则痰瘀无生,选用黄芪、太子参、茯苓、白术、山药等药。

2. 痰湿质

忧思过度易伤脾,致水湿运化不利,酿湿成痰,痰湿内蕴或因饮食不当致中焦运化失常,痰湿聚结颈前而成瘿。形体肥胖,性格温和沉稳,苔腻,脉滑。对于痰湿质不能只化痰祛湿。脾为生痰之源,究其发病机制,应当健脾祛湿化痰。选用白术、茯苓、薏苡仁等健脾祛湿,再辨寒热,选用清化热痰药或温化寒痰药。

3. 阴虚质

《素问》曰,"暴怒伤阴",怒则气逆而上,是肝阳亢奋的体现,阳亢易使肝阴受损。女子生理上具有多气少血的特征,经历经、带、胎、产,易于耗伤阴血,致阴虚体质。阴虚血少不能柔肝养肝,气血郁滞,生痰生瘀,壅积颈前成瘿。此类体质患者结节质软,形体偏瘦,耐寒不耐热,外向急躁,舌红少津,脉细数。治当滋阴养阴,选用养阴之品,重于补阴血以柔肝,如芍药、生地黄等,以鳖甲、龟板、墨旱莲、女贞子等补肝肾真阴。

4. 气郁质

情志失畅可影响肝失疏泄而引起气郁或因肝郁致脾失健运,气血津液运行不正常后,痰浊、瘀血从内而生,搏结颈前致瘿。此类体质患者结节质软无痛,体瘦,精神抑郁,易烦躁,自我调节能力差,妇女可见月经不调,舌淡或淡红,苔薄白,脉弦。治当疏肝理气解郁,可用陈皮、橘核、木香、香附、玫瑰花等药。可选用由柴胡、郁金、青皮、猫爪草、土贝母、蛞蝓、白芥子、莱菔子、三棱、莪术等组成的经验方理气消瘿丸治疗。

5. 瘀血质

情志不畅之人,气机郁滞,或因情志不遂伤及脾胃,久而气虚,均可致气不行血,血液瘀阻于脉道则易成瘀血质。血瘀凝结颈前成瘿。此类体质患者结节质偏硬,可有触痛,表情淡漠,性格沉默,肤色、口唇暗淡,易出现瘀斑,舌质暗或有瘀点,舌下络脉紫暗或增粗,脉涩。治当活血化瘀,结节质硬者可选择三棱、莪术、急性子等破血之品,病势顽固当选用血肉有情之品虫类药。可选用鳖甲煎丸或用由王不留行、桃仁、蜈蚣、土鳖虫、莪术、蛞蝓等构成的经验方活血消瘿丸治疗。

不同体质者对疾病的易感性不同,在疾病状态下,体质也会影响治疗结果,并影响疾病的转归。甲状腺结节的防治应围绕辨体展开。左新河指出,情志可影响多种体质的形成,甲状腺结节患者尤其需调节情志,可选用质地轻柔、芳香透达之花类药调理,如玫瑰花、月季花等日常泡水服用。对于无甲状腺结节的偏颇体质人群,也应按照体质类型,积极调护,改善体质,调畅情绪,定期体检。

(四) 总结

"无症可辨"是在收集资料过程中出现的,"无症可辨"不等同于"无证可辨"。"无证可辨"中的"证"还包括既病后机体发生的病理性改变,这种改变在广义上也是"症状"。左新河认为,对于无症状患者可从辨病、辨体、望舌察脉等进行辨治,标本同治,可取得较好的治疗效果。对于无症状甲状腺结节,当先辨清结节良性、恶性及其成因,以软坚散结为基本治疗原则,以治其标;次辨体质,根据不同体质选择方药、调畅情绪及进行日常调护,以治其本。左新河指出,甲状腺结节大多病程较长,口服药物疗程偏长,需注意药物毒性及副作用。若长期服用中药而甲状腺结节无变化或增大,应停药观察或更换治疗方案。

（汪晓露　赵勇）

三、治疗甲状腺结节舌证辨析经验

甲状腺结节是内分泌科常见病、多发病。本病属于中医学瘿瘤、瘿病等范畴。大量文献研究表明,中医在治疗甲状腺结节方面有显著优势,理论丰富,经验充足,方法众多,疗效肯定,安全可靠。左新河认为,甲状腺结节大多通过体检发现,临床症状往往不明显,中医四诊资料不齐全,遣方用药没有抓手。经过多年临床实践,左新河从舌象入手总结出一套中医中药治疗甲状腺结节的有效办法。舌证这个概念以往医家很少提出,左新河对舌证有深刻理解,即舌象反映的疾病背后的病机。

(一)舌证辨病机

1. 首辨阴阳,次辨寒热虚实

《黄帝内经》曰:"阴阳者,天地之道也,万物之纲纪,变化之父母,生杀之本始,神明之府也。"八纲辨证,阴阳为首,阴阳反应人体整体状态。《医宗金鉴》说:"漫言变化千般状,不外阴阳表里间。"阴阳辨证决定了治疗的大方向,阴证当用补法,阳证当用攻法。寒热虚实辨证在阴阳辨证的大前提下,处于从属地位,阴阳呈现在医生前面的是质变状态,寒热虚实是疾病的量变过程。寒热虚实往往交错在一起,寒热、虚实的不同比例反映整体的阴阳状态。左新河在临床治疗无症状甲状腺结节时,通过舌诊,首先辨阴阳,次辨寒热虚实,指导临床确立治疗的根本大法。

甲状腺结节患者阴证、阳证的辨别体现在舌象上,当看舌面津液的润燥。舌面湿润,津液充足,当属阴证;舌面干燥,津液稀少,当属阳证。辨寒热时当看舌质、舌苔的颜色。舌质红,舌苔黄当属热证、阳证,当以攻法为治疗大法;舌质淡、舌苔白当属寒证,阴证,当以补法为治疗大法。临床中也有舌质、舌苔颜色不一致的情况,如舌质淡、舌苔黄,或舌质红、舌苔白,当属寒热错杂,治疗当清上温下。辨虚实时当看舌苔、舌质的厚薄。舌苔、舌质厚重当属实证,治疗当以祛邪为主;舌苔薄,甚至光红少苔,舌体瘦小而薄,当属虚证,治疗当以扶正为主。临床中也有舌苔、舌体厚薄不一致的情况,如舌苔厚,舌体瘦小,当属邪实正虚,治疗当攻补兼施。应结合舌面的润燥判断整体的阴阳。如果舌面津液充足,甚至伸舌欲滴,舌苔黄、厚腻,舌质淡红、舌体瘦小,整体属阴证,局部寒热错杂,虚实错杂。在治法上当以补为基本大法,兼以清热、祛实。

2.对于病位,辨气、血、津液

对甲状腺结节的诊治,不仅要通过舌诊进行八纲辨证。为了治疗更加精准,还要在气、血、津液上下功夫。

在辨气上,当分清气郁、气滞、气虚。气郁者的舌象为舌体厚实,甚至局部隆起。如果肝胆气郁,舌体两侧可比较饱满,甚至隆起。如果中焦脾胃气滞,饮食积滞,则在舌面中间脾胃区可有局部隆起,或局部舌苔厚腻;如果上焦气滞,舌尖部位可饱满,或有隆起等。同理,气虚在舌体的不同区域可有相反的反应。例如,中焦脾胃气虚,则在舌体中间脾胃区域可有凹陷等。针对气郁,左新河喜用逍遥散加减化裁,在选药上常用柴胡、郁金、八月札、枳壳等;针对气虚,喜用四君子汤加减化裁,在选药上常用党参、白术、黄芪、白扁豆等。

在辨血上,当分血虚、血热、血瘀。血虚患者舌体的不同部位干瘪,颜色无华。例如,肝血不足的甲状腺结节患者,舌体两边肝区可比较瘦薄,舌体淡而无华。针对血虚,左新河常用二至丸加减化裁,用药为女贞子、墨旱莲、当归、仙鹤草等。血热可表现为在舌体的不同区域局部舌质颜色红,或有点刺。例如上焦有热,可表现为舌尖红。针对上焦血热,左新河常用栀子豉汤加减化裁,多选用栀子、淡豆豉、赤芍、丹参等。血瘀可表现为在舌体不同区域的瘀点,例如肝郁有瘀,可表现为舌体两侧肝区有瘀点。左新河常用鳖甲煎丸加减化裁,药用鳖甲、牡蛎、红花、赤芍、牡丹皮、鬼箭羽等。

在辨津液上,当分津液虚少和津液过剩。例如舌根瘦小而舌苔有裂纹,甚至光红少苔,可辨为下焦阴精虚少。针对下焦阴虚,左新河常用百合地黄汤加减化裁,常用药为百合、生地黄、山茱萸、枸杞子、牛膝等。津液过剩即成痰饮水湿,例如舌中间苔厚如积粉,可辨为中焦痰浊。对此左新河喜用二陈汤加减化裁,常用药为陈皮、白芥子、夏枯草、山慈菇、荔枝核、猫爪草、法半夏等。

(二) 总结

对于甲状腺结节的治疗首先要辨别结节的良恶性。对良性结节可采用中医药的方法。左新河认为,在临床中甲状腺结节临床多无症状,可结合现代科学技术综合判断,比如甲状腺功能检查、甲状腺彩超、甲状腺核素扫描等。借助先进科学技术对机体的结构、代谢和功能进行辨识,能"延伸四诊",克服自我感观的局限。当现代监测技术也不能为我们提供有价值的信息时,我们可以回归到传统的舌证辨析,获取对诊疗有价值的信息。

治疗甲状腺结节时,在微观上要结合舌证辨析遣方用药,在宏观上,左新河认为甲状腺结节受情志因素影响非常大,且现代医学认识到甲状腺是人体最大的内分泌器官,其功能活动主要受下丘脑－垂体调节。左新河认为此甲状腺轴类似于中医学中心-肝-甲状腺轴,治疗甲状腺结节从宏观上要把握心肝同调的大方向,在临床中常用柏子仁、琥珀等养心,用香附、柴胡、八月札调肝。同时在宏观上结合辨病辨体学说,比如瘀血质侧重活血化瘀,气虚质侧重补气健脾,痰湿质侧重祛湿化痰等。在其他方面无法获得有效的诊疗信息时,宏观和微观二者结合才能使辨证用方有效。在临床实践中,甲状腺结节的病程较长,口服中药疗程偏长,往往需要用丸药缓图之,需要注意疾病发展过程中病机的演变,随时调整辨证用方思路,当甲状腺结节明显增大时,需结合现代医学的方法进行综合诊疗。

(覃佐涛　左新河)

四、从湿论治甲状腺囊肿

甲状腺囊肿是一种常见的甲状腺疾病,甲状腺呈一侧或双侧肿大,触诊柔软,压之有囊性弹动感,无压痛,局部皮肤温度、色泽正常。在中医中当归属于"瘿瘤"范畴。通过中药内服治疗时大多采用理气化痰、活血散结之法,左新河提出,甲状腺囊肿应从湿邪论治,重在利湿健脾。

(一)病因病机

甲状腺囊肿属于中医"瘿瘤""肉瘿"范畴。关于其病因病机,《济生方》认为"夫瘿瘤者,多由喜怒不节,忧思过度,而成斯疾焉。大抵人之气血,循环一身,常欲无滞留之患,调摄失宜,气凝血滞,为瘿为瘤。"明代陈实功认为:"夫人生瘿瘤之症,非阴阳正气结肿,乃五脏瘀血、浊气、痰滞而成。"自古以来人们对瘿瘤的认识不断加深,气滞、痰凝、血瘀的致病机制得到广泛认可。左新河认为其多与饮食水土失宜、情志损伤、禀赋不足等因素有关。左新河认为,本病女性多发,多由情志不遂,气滞多诱发,湿邪是致病的重要因素。肝郁失于疏泄,脾土不疏,运化失职,水液代谢失常,阻于颈前,是本病发病的重要机制。湿邪阻滞,最易困脾,致脾气不化、肺气不宣、肝气不疏,脏气郁滞日久又可痰水互结,终成湿阻之患。另外,湿为阴邪,易伤阳气,湿邪为患,易致脾阳不运、肾阳失温,而脾肾阳虚,又易感湿邪,致湿邪更为壅盛,如此恶性循环,湿病乃成。

(二)湿邪与甲状腺囊肿的联系

关于湿,《黄帝内经》中论述众多,见解深刻,如《素问·五运行大论》"中央生湿,湿生土,土生甘,甘生脾,脾生肉,肉生肺。其在天为湿,在地为土,在体为肉,在气为充,在藏为脾。其性静兼,其德为濡,其用为化,其色为黄……其味为甘,其志为思,思伤脾,怒胜思;湿伤肉,风胜湿;甘伤脾,酸胜甘"指出了自然界的湿与人体脏腑、精神、情志等的相关性及辨证关系。中医理论认为,湿在正常的情况下,属六气之一,是自然界正常的气候变化,如《素问·阴阳应象大论》云:"天有四时五行,以生长收藏,以生寒暑燥湿风。"当六气太过或不及,气候变化急骤,遇人体正气不足时,六气成为致病因素,称为"六邪"。湿为阴邪,易阻遏气机,损伤阳气,其性重浊、黏滞、趋下,致病迁延缠绵难愈。湿邪中人,有两条途径:一是自外而得,如坐卧湿地,或伤雾露水湿之邪;二是自内而生,如饮食生冷,以致脾胃运化失常,水湿内停。左新河认为,湿邪可分为有形之湿与无形之湿。

所谓有形之湿,如吴鞠通《温病条辨·下焦》所言:"湿之为物也,在天之阳时为雾露,阴时为霜雪,在山为泉,在川为水,包含于土中者为湿。"其致病多因外感天地之有形湿邪,如气候潮湿、久居湿地、感寒露凉、涉水游泳、汗出淋雨湿衣黏身等。湿邪侵袭,易伤人阳气,尤其是脾阳,使其受损而致运化功能失常,湿邪不得布散,水液停留于颈前而为本病。此种甲状腺囊肿患者的甲状腺中含有较多液体,彩色多普勒超声声像图特点:囊肿以单侧多见,边界清晰,边缘光滑,呈圆形或椭圆形的无回声暗区,后壁回声增强。

无形之湿多因脏腑功能失调,肺、脾、肾等主水之脏功能紊乱,水液的生成、输布、运行、排泄失常,聚集颈前而成。另外,不良的生活方式,如暴饮暴食,或嗜食生冷,或过食肥甘,长久以往,必然导致脾胃损伤,功能失健,痰、饮、湿等病理产物阻于颈前则致瘿瘤。诚如《丹溪心法》云"瘿气须先断厚味……如肿毒者,多是湿痰流注,作核不散",此种湿邪的侵入与聚集,隐匿性强,人多不觉,内湿的蕴积多数在脏腑功能失调或阳气不足之后,渐渐汇集,初起无明显不适,往往要经年累月才会出现较严重的症状,患者经常无法说出准确的发病时间。

(三)从湿辨证论治甲状腺囊肿

人们对湿邪普遍易感,但湿邪致病却很隐匿。甲状腺囊肿大多病程较长,常在无意中或体检时被发现,发现时囊肿已成。左新河认为,诊断本病时首先观察是否为单侧或双侧甲状腺出现圆形或椭圆形肿块。囊肿边界清楚,表面光滑,表面皮色不变,压之囊性感,无压痛,可随吞咽上下移动,以局部症状为主,一般无明显全身症状。然后查甲状腺功能、[131]I摄取率,排除甲亢、单纯性甲状腺肿、甲状腺炎、甲状腺肿瘤等其他甲状腺疾病,最后结合甲状腺B超或甲状腺超声造影可明确诊断本病。甲状腺囊肿可根据其内容物来辨证,经甲状腺囊肿穿刺,其内容物有的是新鲜血性液体,有的呈咖啡样,有的为淡黄色液体,少数如胶样黏液或浆液性液体。辨证机制各不相同,一般而言,囊内物为新鲜血性液体者,属肝郁蕴热,迫血妄行,离经之血充于囊内。囊内物为咖啡样液体者,多系离经之血久瘀囊内之故。囊内物为浆液性液体或胶样黏液者,则为脾虚湿阻或气滞痰凝之证。左新河从事甲状腺疾病治疗多年,临床经验丰富,认为甲状腺囊肿从湿论治时,应结合其临床表现分型治疗。

1.脾虚湿盛证

症见颈前包块,质地尚软,无疼痛,表面光滑,随吞咽动作上下移动,伴腹胀,纳呆,大便溏薄,口淡无味,肢体沉重倦怠,嗜睡,舌淡,苔白,脉缓。

治当健脾利湿。

常用药物:茯苓、猪苓、薏苡仁、苍术。茯苓味甘而淡,甘则能补,淡则能渗,药性平和,既可祛邪,又可扶正,利水而不伤正气,实为健脾利水之要药。猪苓甘淡渗泄,利水作用较强,用于水湿停滞所致的各种疾病。薏苡仁淡渗甘补,既利水消肿,又健脾补中。常用于脾虚湿盛之水肿腹胀,小便不利。苍术苦温燥湿以祛湿浊,辛香健脾以和脾胃。对湿阻中焦,脾失健运而致诸症,最为适宜。

2.痰水互结证

症见颈部肿块,质地中等,表面光滑,不痛,随吞咽动作上下移动,伴眩晕头胀如裹,呕吐痰涎,肢体沉重,舌淡,苔白腻,脉弦滑或浮。

治疗重在化痰祛湿。

常用药物:半夏、瓦楞子、海藻、昆布、浙贝母、泽泻。半夏内服能消痰散结,外用能消肿止痛。治瘿瘤痰核时,常配昆布、海藻、贝母等。临床常用法半夏,取其燥湿之力强而温性较弱。瓦楞子消痰软坚,化瘀散结,制酸止痛,本品咸能软坚,消痰散结,常用于治瘿瘤、瘰疬。海藻消痰软坚,利水消肿,主治瘿瘤、瘰疬、睾丸肿痛,本品咸能软坚,消痰散结,治瘿瘤时,常配昆布、贝母等药,如海藻玉壶汤。《神农本草经》:"主瘿瘤气,颈下核,破散结气,痈肿癥瘕坚气,腹中上下鸣,下十二水肿。"昆布消痰软坚,利水消肿,常与海藻相须为用。浙贝母清热化痰,散结消痈,主治瘿瘤、瘰疬,常配伍海藻、昆布。泽泻利水消肿,渗湿,泄热。本品淡渗,其利水作用较强,常治痰饮停聚诸症。

3.阳虚水停证

症见颈前肿块,表面光滑,伴眼睑浮肿,畏寒肢冷,小便不利,肢体沉重,舌淡,苔白滑,脉缓或沉而无力。

治宜温阳利水。

常用药物:白术、桂枝、鳖甲、补骨脂。白术健脾益气,燥湿利尿,本品甘苦性温,主归脾胃经,以健脾、燥湿为主要作用,被前人誉为"补气健脾第一要药",既长于补气以复脾之健运,又能燥湿、利尿以除湿邪。桂枝发汗解肌,温通经脉,助阳化气,本品甘温,既可温扶脾阳以助运水,又可温肾阳、逐寒邪以助膀胱气化,而行水湿痰饮之邪。鳖甲滋阴潜阳,退热除蒸,软坚散结,本品味咸,长于软坚散结,适用于癥瘕积聚。补骨脂补肾壮阳,固精缩尿,温脾止泻,纳气平喘,本品苦辛温燥,善壮肾阳暖水脏。

(四)总结

甲状腺囊肿临床比较常见,西医治疗多以外科手术为主,但是手术治疗存在并发症多,患者不易接受等缺点,中医药治疗可发挥一定优势。左新河根据临床经验,结合甲状腺生理、病理、免疫学等现代医学资料,立足中医基础理论,认为有形之湿邪阻滞是甲状腺囊肿发病的重要机制,并以此立法,治疗上以利湿健脾为主,用药专功利水消肿散结,辅以行气、化痰、活血之药,辨证施治,临床上可获良效。除此之外,根据患者的具体情况,左新河会辨证选择医院自制的金黄膏、理气消瘿膏等膏剂外敷甲状腺,加强中药治疗效果。部分患者囊肿较大,且B超显示有液平面,左新河会采用超声引导下甲状腺局部抽液注射治疗,效果满意。综上可见,为达到更好的治疗效果,临床上不应仅仅拘泥于某一种治疗方法,应多角度、全方位治疗。

(王志宏　左新河)

五、甲状腺结节热消融术后中医药治疗经验

甲状腺结节发病率逐年攀升,超声引导下的甲状腺结节热消融术越来越普及。中医药治疗对术后并发症及术后未完全消融或无法完全吸收的结节有一定效果。左新河认为,甲状腺结节热消融术后需治疗的情形主要责之于热毒袭于肌表、郁热结里、伏邪内滞、气虚阴亏。以养阴清热、化痰散瘀为基本治疗大法,主要选用清热解毒、化痰散瘀、活血利水消肿、养阴清热等方药治之。

(一)概述

随着超声技术的进步,甲状腺结节的检出率可达65%。超声引导下甲状腺结节热消融术(以下简称消融术)是运用物理、化学的方法,使甲状腺结节组织、细胞变性、坏死、吸收,以达到治疗目的。超声引导下甲状腺结节热消融术包含射频消融、微波消融、激光消融、超声波消融等,要根据其适应证与禁忌证选择相应治疗方案。

其基本原理都是通过声、光、热等产生高热,导致局部凝固性坏死,最终造成局部组织坏死,从而完全消融结节或使结节缩小。

(二)病因病机

1. 热毒袭于肌表

左新河认为消融术的强热相当于中医之"水火烫伤"范畴。早期强热作用于人体,致热毒入侵,气血内乱,瘀滞内生。甲状腺结节患者消融术后多见肌腠的局部损伤,出现色红、肿胀、灼热、疼痛,或可见红斑、水疱等,甚或日久肉腐成脓。左新河提出,高温烫伤引起的机体损伤不仅限于肌腠的可见损伤,若正气本虚,则火邪之毒入侵人体,重者热毒燔灼,耗伤阴液,阴阳失调。

2. 郁热结里

水火烫伤可导致火邪之毒入侵人体,郁热结里可变生实邪。左新河指出,热毒浸淫肌肉皮肤可导致经络受损,邪客脉络,致脉络不畅,影响气血运行,气血不通则气血津液凝滞,形成瘀血病理产物。或由《医林改错》所言"血受热则煎熬成块",热邪煎灼导致血液黏稠而成瘀滞。或责之于消融术中损伤血络,血热交结,致血不循经,溢于脉外,而成瘀血。热邪灼津炼液成痰,痰瘀胶固于颈前可致结节变生。

3. 伏邪内滞

消融后残余体积增大多发生在结节再生前1年左右,可能是结节再生的早期表现。消融术后的结节虽可能无活性,但仍以实性结块残留。《医林改错》言:"无论何处,皆有气血……气无形不能结块,结块者必有形之血也。"结节若未完全消融,且机体无法吸收残余病灶时就属于"气有形""血有形"的情形。左新河认为此种情形多由气机积滞,痰瘀内结所致,对于此类结节,需要重复治疗以防止复发。未治疗完全或吸收的结节及结节再生均可归纳为广义"伏邪"的范畴,即痰瘀内伏,壅积颈前,伏而不发,过时而发。

4. 气虚阴亏

甲状腺结节的中医证型,以气虚证、阴虚证及血瘀证较常见。甲状腺结节患者消融术后多本虚标实,本虚以气虚、阴虚为主,责之于实邪内伏,耗伤正气,或火热耗气伤阴,又气行津行血,气虚则推动作用失常,导致痰瘀郁结加重。左新河指出,火热最易耗伤阴液,且操作中亡血伤津不可速生,若阴虚失于荣养,病程日久可致气阴两虚,其中又以阴虚为重。

（三）治法方药

1. 清热解毒

左新河指出，消融术的强热类似于中医中的"火"，火盛则血热，热邪窜血可致皮肤疮疡。《本草备要》言："凡肿而痛者为实邪，肿而不痛为虚邪，肿而赤者为结热，肿而不赤为留气停痰。"热甚则疮痛，热微则疮痒；实热则局部痛重且胀，虚热则局部痒而不痛。早期火热郁在表，局限于肿块处，可见颈前局部皮肤发红、灼热，甚者疼痛。热胜则肉腐，可致肌肤腐烂，外毒侵袭的同时有内攻可能，故认为除热外还有毒。火毒内攻，气火逆乱则可表现为发热、恶心、呕吐等症。术后早期主要病因为热毒，治疗上多采用清热解毒之法，以苦寒收敛为治则。左新河常用金银花、栀子、黄芩、白蔹、紫草、连翘等清热药治之，以去热毒。金银花清热解毒，被赞誉为消肿散毒治疮之要药，《本草新编》言："消毒而不耗气血，败毒之药，未有过于金银花者也。"栀子苦寒，泻火解毒，清热凉血散瘀。栀子配黄芩泻火而清邪热。白蔹清热，解毒，散结，生肌，止痛，《本草正义》载："白蔹苦泄……结气以热结而言，苦泄宣通，则能散之，痛者亦热结之不通。"紫草性寒，有清热凉血、解毒之功，用于血热毒盛，症见斑疹紫黑、疮疡、水火烫伤等。连翘性凉味苦，清热解毒，消肿散结，轻清上浮，尤能解毒消痈而散结。左新河还在此期常伍以敛疮生肌之品如黄芪、龙骨、白及，加速局部伤口愈合。

2. 化痰散瘀

消融术利用高温致使肿瘤细胞发生凝固性坏死，容易造成大量的结缔组织在周围增生并包裹坏死组织。治疗后的结节虽无活性，但仍以实性肿物形式存在，肿物未消。左新河认为，此种情形可归属于中医"痰瘀"范畴。由于甲状腺本身血流较为丰富，与颈动脉相邻，且组织较软，消融过程中容易引起出血。此为离经之血，易形成瘀滞。瘀血停滞，新血不生，不通则痛，术后部分患者颈前局部疼痛、出血等。日久可致筋脉、肌肉损伤。瘀血滞留于声带后造成咽喉脉络受阻，发为声音嘶哑。气、痰、瘀三者之间又可相互影响。治当化痰散结，活血化瘀。

左新河常选用法半夏、夏枯草、浙贝母、猫爪草、山慈菇化痰散结。法半夏燥湿化痰，可治痰涎凝聚，咯吐不出。夏枯草清肝泻火，散结消肿，实验研究表明夏枯草具有抑制血管新生的作用，与抑制血管内皮细胞生长、迁移、血管形成等密切相关。浙贝母清热散结，化痰止咳，《景岳全书》载其"最降痰气，善开郁结，止疼痛"。猫爪草化痰散结，尤治痰结火郁。山慈菇清热解毒，化痰散结，《本草新编》载："山慈菇正消痰之圣药，治痰而怪病自可除也。"

左新河常选用川芎、赤芍、桃仁、王不留行、莪术活血化瘀，多在结节未完全消融或无法吸收的后期运用,以减少再次消融或手术的可能。川芎辛温,其性善散,活血行气,祛风止痛,研究发现其通过破坏血管生成来抑制肺癌患者的肿瘤生长。赤芍清热凉血,散瘀止痛。桃仁活血化瘀。王不留行活血通经,行而不住,行血之力尤显。莪术行气破血,消积止痛,《本草新编》载其"专消气中之血,但破血而不破气。血有可破而破之,气无壅滞,无可破也,又宁破气哉"。

3. 活血利水消肿

"津血同源",津液可化生血液,张仲景在言津血病理关系时有"血不利则为水"的论述。《诸病源候论》中云:"若气血俱涩,则多变为水病也。"津液得布有赖于血液的正常运行,若瘀滞,则津液运行失常,可外渗于常道,化生水肿之症。《金匮要略》言:"热之所过,血为之凝滞。"左新河指出,血受热灼液成瘀,血瘀则脉隧不通,瘀水相搏,血瘀水停,早期消融区周围可见充血肿胀。治当活血通脉,利水消肿,血水同治。左新河常选用益母草、泽兰、茯苓、土茯苓、茯苓皮等。益母草活血调经,利尿消肿,被誉为血家之圣药,有行血而不伤新血的特点,《本草汇言》言其"性善行走,能行血通经,消瘀逐滞甚捷"。泽兰专入血分,利水道,活血化瘀,行水消肿,《本草便读》载其"治血化为水之证,尤为入毂"。茯苓、土茯苓、茯苓皮利水渗湿,专行津液,血水同调,以消肿胀。

4. 养阴清热

左新河认为,甲状腺结节患者消融术后多本虚标实,以气阴亏虚为本,尤以阴液亏虚为主,以痰浊内结为标实。治当养阴,但尚不能纯滋阴,尚需清除余留热邪,兼以化散实结。左新河多选用玄参、生地黄、生牡蛎等治之。玄参为咸寒之品,质润多液,功可凉血滋阴、泻火解毒,为治"无根之火"之圣药。《本草正义》载其"专主热病,味苦则泄降下行,故能治脏腑热结等证。味又辛而微咸,故直走血分而通血瘀。亦能外行于经隧,而消散热结之痈肿"。生地黄甘、苦,大寒,清热凉血,养阴,生津,《本草新编》载其"功专于凉血止血,又善疗金疮……俱有神功"。玄参配生地黄增强滋阴增液之效,然玄参苦泄力强,非长服的滋益之品;生地黄则功专补肾养阴,可久用于滋阴。生牡蛎"咸微寒涩,体用皆阴",功可软坚散结,咸以软坚化痰,微寒以清热养阴。

(四) 总结

中医药在甲状腺结节消融术后相关治疗中具有一定优势,消融术后口服中药或定向透药能促进术后结节吸收,提高临床疗效,有效改善患者临床症状及并发症等,且副作用小。消融术后需治疗的情形主要责之于热毒袭于肌表、郁热结里、伏邪内滞、气虚阴亏,以养阴清热、化痰散瘀为基本治疗大法,主要选用清热解毒、化痰散瘀、活血利水消肿、养阴清热等中药治之。左新河认为,后期还可辨证选用中成药巩固治疗效果,如院内制剂理气消瘿片疏肝理气、消瘿散结;活血消瘿片活血通络、消瘿散结;夏枯草胶囊清肝泻火、散结消瘿;鳖甲煎丸活血化瘀、软坚散结。

(汪晓露　赵勇)

参 考 文 献

[1] 曾明星,陈继东,左新河,等.结节性甲状腺疾病中医病名辨析[J].北京中医药,2017,36(6):525-528.

[2] 陈如泉.结节性甲状腺肿诊治的几个问题[J].中西医结合研究,2011,3(1):36-41.

[3] 中国医师协会,中西医结合医师分会,内分泌与代谢病学专业委员会.甲状腺结节病证结合诊疗指南(2022)[J].中医杂志,2023,64(4):425-432.

[4] 赵勇,徐文华,陈继东,等.中药复方治疗甲状腺结节的Meta分析[J].中华中医药学刊,2015,33(1):192-195.

[5] 赵勇,徐文华,陈继东,等.陈如泉教授治疗甲状腺结节的用药经验[J].世界中西医结合杂志,2014,9(1):20-22,36.

[6] 汪晓露,赵勇,左新河,等.从辨病辨体论治无症状甲状腺结节[J].中西医结合研究,2022,14(1):56-58.

[7] 滕卫平,单忠艳.甲状腺学[M].沈阳:辽宁科学技术出版社,2021.

[8] 字秋月,丁永丽,邓杨林,等.中医药治疗结节性甲状腺肿研究[J].中国中医基础医学杂志,2021,27(5):866-870.

[9] 郭丽珍,吕雄,黄艳丽,等.甲状腺结节的诊察手段及中西医治疗方法概述[J].湖北中医杂志,2018,40(9):59-64.

[10] 杨咪,赵勇,左新河.左新河治疗甲状腺囊肿经验[J].湖北中医杂志,2017,39(2):22-24.

[11] 邹倩,赵勇,左新河.左新河治疗气滞痰阻型甲状腺结节经验[J].湖南中医杂志,2022,38(6):53-55.

[12] 王志宏,左新河,赵勇.左新河从有形之湿论治甲状腺囊肿经验[J].湖北中医杂志,2017,39(9):14-16.

[13] 李会敏,左新河,谢敏,等.左新河教授运用药对治疗甲状腺囊肿经验[J].天津中医药,2021,38(10):1316-1320.

[14] 汪晓露,左新河,赵勇,等.左新河治疗甲状腺结节常用角药拾萃[J].中国医药导报,2022,19(7):137-140.

[15] 汪晓露,赵勇,左新河,等.左新河运用中医药治疗甲状腺结节热消融术后经验[J].现代中西医结合杂志,2022,31(20):2841-2844.

第六节 甲状腺癌

一、谈甲状腺癌的病因病机与辨证分型

甲状腺癌属于中医学"瘿瘤""石瘿"等范畴。宋代陈言所著《三因极一病证方论》提到:"坚硬不可移者,名曰石瘿。"

(一)病因

1. 环境因素

环境因素包括居住环境和饮食。《吕氏春秋·尽数》有言,"轻水所,多秃与瘿人",瘿瘤的发病原因与居住环境密切相关。《诸病源候论》云,"诸山水黑土中出泉流者,不可久居,常食令人作瘿病,动气增患""瘿者,由忧恚气郁所生,亦曰饮沙水,沙随气入于脉,搏颈下而成之"。《圣济总录》指出:"山居多瘿颈,处险而瘿也。"提出瘿病的发生与地理环境和饮食有关。目前有研究认为机体遭受电离辐射,接触多环芳烃类物质特别是多溴二苯醚等都可能是甲状腺癌潜在的危险因素。甲状腺癌的发生与碘摄取量有密切关系,碘充足地区的甲状腺癌发病率明显高于其他地区。因此,环境因素是甲状腺癌发病的重要因素之一。

2. 情志因素

《诸病源候论》载:"瘿者,由忧恚气结所生。"《济生方·瘿瘤》云:"夫瘿瘤者,多由喜怒不节,忧思过度……气凝血滞,为瘿为瘤。"《医学入门》:"瘿……原因忧恚所生,故又曰因气,今之所谓影囊是也……总皆气血凝滞结成。惟忧恚耗伤心肺,故瘿多着颈项及肩。"以上表明情志因素是本病发生的重要因素,忧郁等情志内伤致肝脾气逆、脏腑失和、痰浊内生,气郁痰浊久瘀成毒,故气滞、痰浊、瘀毒结于颈,发为此病。

3. 体质因素

汉代张仲景《金匮要略·血痹虚劳》记载"人年五六十……马刀侠瘿者,皆为劳得之",就是说瘿病的发生与体质有关,瘿病由虚而得,属于虚劳。

4."癌毒"新说

周仲英认为癌毒为肿瘤发病之根,痰湿瘀热积聚成毒,夺精血以自养,毒炽盛无以制,终致毒猖正损之恶境,这种"癌毒"学说亦可解释甲状腺癌的发生发展过程。周维顺把甲状腺癌的病因高度概括为气、痰、瘀、毒、虚五个字,病机为因情志内伤,肝失疏泄,气郁不化,脾失健运,津液失于输布,凝聚成痰,继之血行失畅,瘀阻脉络,气、痰、瘀聚为癌毒,交结于颈而成瘿瘤。

(二)病机

中医古籍及现代中医文献有多种对"瘿瘤""石瘿"病机的描述。明代陈实功于《外科正宗》中述:"夫人生瘿瘤之症,非阴阳正气结肿,乃五脏瘀血、浊气、痰滞而成。"清代祁坤于《外科大成》中亦曰:"夫瘿瘤者,由五脏邪火浊气,瘀血痰滞,各有所感而成。"钱彦方认为甲状腺癌发展有其阶段性,术前以痰瘀互结、癌毒虚损互蕴为主,术后以肝脾肾虚、气血阴阳失调为主。左新河认为,甲状腺癌病机以痰浊为中心;肝郁脾虚,痰瘀互结是甲状腺癌发生的根本原因;阴阳两虚,气血亏虚是甲状腺癌转归的最终趋势。甲状腺癌的病机为虚实夹杂,虚包括阴阳气血津液的不足,实包括气滞、痰湿、瘀血、火热、毒瘀等实邪;虚实夹杂贯穿甲状腺癌的整个病理过程,且虚实相互影响、各有侧重。

(三)辨证分型

1. 肝郁气滞型(多见于癌症初期)

症见颈前肿大,可触及结节,质软不痛,胸胁胀闷,精神抑郁,烦躁易怒,咽中异物感,女子乳房胀痛、月经紊乱,舌淡,苔薄白或腻,脉弦或滑。

治以疏肝解郁,理气消瘿。

主方以柴胡疏肝散加减。

常用药:柴胡、枳壳、香附、郁金、陈皮、木香、青皮、枳实、橘核、荔枝核、玫瑰花、月季花。

2. 痰湿凝结型(多见于癌症初期)

症见颈前瘿瘤隆起,或胀痛压痛,吞咽稍动或固定不移,颈部憋胀不适,或妨碍呼吸和吞咽,肿块经久不消,或胸闷气憋,或食少纳呆,舌淡,苔白或腻,脉弦滑。

治以健脾理气,化痰散结。

方用自拟方加减。

常用药:半枝莲、白花蛇舌草、蒲公英、山海螺、黄药子、灵芝、薏苡仁、浙贝母、胆南星、天竺黄、陈皮、法半夏、瓜蒌皮、茯苓、香附、苍术、天南星。

3.气滞血瘀型(多见于癌症中期)

症见颈前肿胀,或疼痛较甚,活动受限且质硬,胸闷气憋,或呼吸困难,或心烦易怒,或头痛目眩,舌质暗红,苔薄黄,脉弦涩。

治以行气活血,化瘀散结。

主方以柴胡疏肝散合桃红四物汤加减。

常用药:柴胡、芍药、枳实、香附、桃仁、红花、当归、川芎、生牡蛎、蜈蚣。

4.气郁痰凝型(多见于癌症中期)

症见颈部结节,质软不痛,颈部肿胀或有憋胀感,咽中异物感,精神抑郁、急躁易怒、善太息,或胸胁胀满,或双乳胀痛,舌淡,苔白或厚腻,脉弦或弦滑。

治以疏肝理气,化痰散结。

主方以理气消瘿方(经验方)加减。

常用药:柴胡、枳实、芍药、香附、青皮、郁金、山慈菇、猫爪草、白芥子、瓜蒌皮。

5.痰瘀交阻型(多见于癌症中晚期)

症见颈前包块,触之较韧或坚硬,或伴触痛,或咽中异物感,或胸胁刺痛、心悸怔忡,经行少腹刺痛,夹血块,舌质暗,有瘀斑,脉结代或涩。

治以化痰散结,活血消瘿。

主方以活血消瘿汤(经验方)加减。

常用药:蜣螂、土鳖虫、莪术、三棱、王不留行、桃仁、乳香、没药、地龙、穿山龙、鬼箭羽、蜂房。

6.阴虚内热型(多见于癌症晚期及手术、放化疗后)

症见颈前肿大不显,或可触及结节,质软,心烦潮热,不寐,手足心热,头晕耳鸣,口干咽燥,舌质红,苔少或无苔,脉细而无力或细数。

治以滋阴降火,软坚散结。

主方以知柏地黄丸加减。

常用药:麦冬、天冬、沙参、玄参、生地黄、生牡蛎、知母、天花粉、女贞子、墨旱莲、鳖甲、龟板。

7.气阴两虚型(多见于癌症晚期及手术、放化疗后)

症见面色少华,纳差,消瘦,舌淡红,苔少,或有裂纹,脉沉细。

治以益气养阴,软坚散结。

主方以四君子汤合生脉散加减。

常用药:党参、茯苓、生地黄、麦冬、五味子、玄参、川贝、白芍、枸杞子、菟丝子、阿胶等。

(李扬　左新河)

二、从虚损生积论治甲状腺癌

甲状腺癌是较为常见的内分泌系统恶性肿瘤之一,其发病率呈现出快速攀升的态势,是女性常见的恶性肿瘤之一。其病理类型可分为分化型甲状腺癌及甲状腺未分化癌,分化型甲状腺癌包括甲状腺乳头状癌、甲状腺滤泡癌。目前公认的治疗分化型甲状腺癌的有效手段是外科手术切除甲状腺癌变组织。虽然手术技术不断革新,但术后并发症如甲状旁腺损伤导致低钙血症、喉返神经损伤导致声音嘶哑的情况仍然存在。而且手术切除甲状腺后患者需要长期口服左甲状腺素钠片进行促甲状腺激素抑制治疗,预防甲状腺癌复发和转移。长期口服外源性甲状腺激素进行抑制治疗,使人体处于亚临床甲亢状态,易致骨质疏松及心血管疾病风险增高。所以目前对甲状腺癌的最佳治疗方案仍有争议。

甲状腺癌的临床特征与中医古籍记载的"石瘿"相似,特点是颈前包块坚硬如石,凹凸不平,推之不移,中医认为是难治之症。近代以前,中医对石瘿缺少有效治疗手段,但对其形成的病因病机众医家皆有独到见解。《诸病源候论》指出:"瘿者,由忧恚气结所生,亦曰饮沙水,沙随气入于脉,搏颈下而成之。"《圣济总录》载:"石瘿、泥瘿、劳瘿、忧瘿、气瘿,是为五瘿。石与泥则因山水饮食而得之。"宋代陈言认为,气血凝滞而生瘿瘤,坚硬不可移者曰石瘿,不可妄治决溃。元代朱丹溪认为瘿状多着肩背。明代龚延贤认为瘿瘤为气血所伤而致。明代陈实功认为瘿瘤乃五脏瘀血、浊气、痰滞而成。明代陈文治认为凡瘿瘤之症,必因怒动肝火,血涸筋挛。清代王旭高认为瘿瘤乃五脏瘀血浊沫痰滞。清代林佩琴认为瘿者症属五脏,原由肝火。中医治疗甲状腺癌的诊治经验十分丰富,临床以中药治疗可以缓解患者的非特异性不适症状,扶助正气以延缓疾病发展进程。左新河认为可从虚损生积论治甲状腺癌。

（一）虚损生积与甲状腺癌

《诸病源候论》载"积聚者,由阴阳不和,脏腑虚弱,诸脏受邪……饮留滞不去,乃成积聚",《医宗必读·总论证治》云"按积之成也,正气不足而后邪气踞之",无不论述了脏腑虚弱、正气不足是积聚产生的原因。虚可致损,《赤水玄珠》载"虚是气血不足,怯是不能任劳,损是五脏亏损,由虚而至怯至损,皆自渐而深",正气渐虚,日久出现亏损,而《杂病源流犀烛》载"壮盛之人,必无积聚。必其人正气不足,邪气留着,而后患此",可见虚、损、积是层层递进关系,病性逐渐由虚致实,而实积反过来尤可加重虚损,循环往复。

左新河总结多年诊治甲状腺癌及甲状腺癌术后病证的临床经验,认为甲状腺癌的病因与情志、遗传禀赋、饮食水土、碘摄入量和电离辐射损伤有关,发病的病机在于气郁导致阴阳气血津液的失衡,气滞滋生痰瘀等病理产物,导致虚实力量不等,正气耗伤,最终使正虚邪实,病理产物增加,日久积聚而生癌毒。情志内伤是瘿病的重要原因,现代研究发现甲状腺癌的发生与负性情绪有相关性。因长期悲伤抑郁,肝气郁结,肝旺克脾,脾虚,气血生化不足,气消耗日久,促成气虚,气虚导致气血津液无力运化,则生痰生瘀,凝结颈前成瘿成积,日久成瘿毒。瘿毒留滞,消耗正气,致虚损更重。

（二）具体临床运用

左新河认为甲状腺癌总的病理特征是虚和积,可分为正气亏虚、邪毒积聚、虚积并重三个证型来论治。

1. 正气亏虚,扶正除积

扶正应贯穿甲状腺癌论治的始终。左新河认为甲状腺癌患者病性虚实夹杂,虚为正气亏虚,当扶助正气,则除积有力。当以补养气血为本,行气活血,使气血流通周身,濡养机体,为补法。气属阳,血属阴,益气养阴之法是调和阴阳之法,阴阳平衡则正气充足,方可抗击邪毒。左新河在临床运用时,结合患者实际脉证,将补气的经典方四君子汤(人参、白术、茯苓、甘草),与补血的经典方四物汤(川芎、当归、熟地黄、芍药)化裁使用。芍药有赤芍、白芍之分。白芍泄肝脾,敛阴血,适合养血;赤芍清热凉血,祛瘀,适合凉血,因人制宜,证不同则方不同。左新河临证中还常用角药黄芪-沙参-树舌。黄芪甘温,为补益元气之圣药;沙参养阴清热,润燥生津,然其性轻缓,用量宜大。二者相配既补气又养阴,得以气阴双顾。黄芪补气升阳,配伍甘凉之沙参,无助火之弊。树舌为平盖灵芝的子实体,具有清热、化痰、消积之功效,还具有较强的抗肿瘤活性、抗病毒、免疫调节等作用。三药合用,异类相使,相辅相成,协同增效,气阴双补。

左新河认为滋补气血之品一旦过量,反有滋滞之过,所以日常选方用药,行气活血通络之药必不可少。如肢体麻木疼痛,多为瘀血阻滞经脉,常以葛根、鸡血藤通利经络,佐以川芎、乳香、没药等行气药。气为血之帅,气血相辅相成,活血药得行气药相助,使气血活络,陈瘀翳消,药半功倍。此外,一些虫类药的应用如土鳖虫、地龙,能搜风透邪兼以清热,加强方剂的破血通络消瘀作用。

2. 邪毒积聚,除积扶正

正气亏虚,虚损之症彰显,邪毒积聚,无力祛除。如甲状腺癌患者情志失畅可影响肝失疏泄而引起气郁,气血津液运行不正常后,痰浊、瘀血从内而生,搏结颈前致瘿毒。对于气机凝滞郁结,《黄帝内经》指出"阳化气,阴成形"。气无阳之温煦推动,则气化濡养之力不足,血、津随之瘀结而生痰瘀之邪,痰、瘀久而蕴结成有形之阴,邪从内生,从而血脉壅塞,痰湿丛生,滋生癌毒。左新河常以黄芪、茯苓温补阳气、健脾和中。补气温阳之外,还要重视行气。肝主疏泄、调畅,又主藏血,亦使有行之血,调畅一身气机,肝气郁滞可致血滞血瘀。肝经走行过咽喉(为病变之所),临床常用柴胡、枳实、厚朴等肝经药物行气疏肝,携药力达病邪之地。

然癌毒既成,治疗过程中当除积,祛除实邪,使正气得复。左新河在临证过程中常用露蜂房、土贝母、土鳖虫、树舌、半枝莲等药。露蜂房、土鳖虫破血散结,土贝母、半枝莲化瘀散痰,树舌补虚抗癌、调节免疫,全方攻补兼施,虚实并重。或可配伍全蝎、蜈蚣等虫类药攻癌散结。蜈蚣有毒,辛,温;全蝎有毒,辛,平。二者都有攻毒散结、息风止痉、通络止痛的功效。二者虽都有毒,但能以毒攻毒,松透病根。全蝎乃治风要药,蜈蚣搜风通络止痛之功强于全蝎,二者相须配伍增强功效,祛风通络止痛,解毒散结消肿。左新河临证中还常用角药露蜂房-半枝莲-蛇莓,露蜂房苦、咸,平,有毒,祛涤痰垢,亦能以毒攻毒,《新修本草》载其"恶脉诸毒皆瘥"。露蜂房为昆虫的巢,形态中空多腔,依据取象比类的原则,现代医家认为该品对腺癌疗效佳;半枝莲、蛇莓清热解毒、消肿散结。三药合用,相须为用,共同发挥解毒散结的作用。

然除积以扶正时在临证过程中不可罔顾扶正。中医认为,胃气衰败,药石罔效。木横侮土,肝失疏泄致脾失健运,脾胃运化受阻而里虚邪长,滋生痰瘀等病理产物。左新河认为甲状腺癌涉及的病位主要在肝脾,情志抑郁不舒可致肝郁气滞,久可化火,且影响脾的运化水谷而致脾弱。另有脾胃先天虚弱或后天饮食所伤的患者,因脾与胃相表里,脾胃燥湿相济,升降协调,则气血生化有源,反之脾胃虚弱,气血生化乏源,机体升降功能失常,影响肝的疏泄功能。左新河认为在攻伐同时当顾护脾胃,常以茯苓、砂仁、白术、山药等养胃气、培胃元,中焦运化有常,则病理产物减少。

3. 虚积并重

体内正气不足,痰瘀病理产物更容易积累。此阶段病理特点是以瘀、虚并重,虚实夹杂,但以虚为重,补虚消积当为治本。

癌毒形成过程中的气、痰、瘀、毒等积滞均可入里化热;而肝气、痰气郁而不舒,日久尚可入里化火,灼伤津液,日久耗伤气阴。长期气阴两虚失衡可致痰、瘀等病理产物的滋生,因此当补虚消积。左新河认为,当以气阴不足为主时,症见乏力,汗出,心悸、口渴、食欲不振,寐差,舌红,苔少而干,脉细数等。兼毒邪残留时,当扶正解毒,以益气养阴为主,常选用中药黄芪补中益气,墨旱莲、女贞子、沙参、麦冬滋阴益精,白花蛇舌草清热解毒等,配以龙葵、半枝莲、树舌等消癌肿。

同时甲状腺癌患者容易处于焦虑、抑郁状态,思则气结伤脾,恐则气下伤肾,思恐过度可致脾、肾两脏受损。除了通过沟通疏导患者情绪外,常以香附、玫瑰花行气活血,舒缓情绪,酸枣仁、合欢皮、柏子仁等药养心安神,生津助眠。津血充足,气机畅达,情绪舒缓,精神焕发,有利于患者机体的恢复。

(三)总结

左新河认为,治疗甲状腺癌当先辨清良恶性及其成因,临床中就诊患者多以无症状为主,可结合微观视角即现代科学技术综合判断。甲状腺癌可从虚损生积论治,可分为正气亏虚、邪毒积聚、虚积并重三型来论治。若正气亏虚,当扶正除积;若邪毒积聚,当除积扶正,总体而言,当扶正为主,适度祛邪。左新河指出,甲状腺癌大多病程较长,口服药物疗程偏长,需注意药物毒性及副作用。若长期服用中药而甲状腺癌无变化或增大者,则应停药观察或更换治疗方案。

(汪晓露　左新河)

参 考 文 献

[1] 欧阳文奇,陈继东,向楠,等.陈如泉辨证分型治疗乳头状甲状腺癌术后[J].中医药临床杂志,2020,32(1):24-26.

[2] 覃佐涛.分化型甲状腺癌术后中医证型分布规律及疗效的研究[D].武汉:湖北中医药大学,2016.

[3] 周玉平,张华,慕永平,等.从虚损生积论治肝癌[J].中医杂志,2016,57(2):170-172.

[4] 赵迪,陈志刚,薛静,等.从"正虚积损"论治多系统萎缩[J].中医杂志,2021,62(14):1269-1272.

[5] 汪晓露,左新河,赵勇,等.左新河治疗甲状腺结节常用角药拾萃[J].中国医药导报,2022,19(7):137-140.

第七节　亚急性甲状腺炎

一、谈亚急性甲状腺炎的病因病机与辨证分型

亚急性甲状腺炎(subacute thyroiditis,SAT)是临床上常见的甲状腺疼痛性疾病,其患病率占甲状腺疾病的0.5%～6.2%,其中女性发病率高于男性,男女比为1:4.3,好发年龄为30～50岁,且亚急性甲状腺炎发病率有逐年上升的趋势。本病病因尚未完全阐明,但目前已有不同学者提出病毒感染、自身免疫功能紊乱、遗传易感性为本病的主要病因。西医多以糖皮质激素、非甾体抗炎药、抗甲状腺药等对症治疗,易出现糖皮质激素使用不良反应,易复发。中医药治疗亚急性甲状腺炎有一定疗效。

(一)病因病机

左新河认为亚急性甲状腺炎可分为急性期亚急性甲状腺炎、中期亚急性甲状腺炎、恢复期亚急性甲状腺炎,基本病理为气滞、痰凝、血瘀、火毒,病因多为七情内伤、饮食环境、伏邪引动等,病机为外感风热火毒、肝经郁热、血瘀痰阻、气阴两虚。

1.急性期亚急性甲状腺炎

左新河认为,急性期亚急性甲状腺炎多为风热火毒或伏邪引发所表现的外感征象,起病较急,火邪炎上,则咽痛、头痛、颈前刺痛。风热袭表,卫外不固,故微恶寒,发热。风善行而数变,故疼痛常为甲状腺两侧转移性疼痛。外感风热触发伏邪,温毒表证热象益加剧烈,颈前痛而不能触。或肝失疏泄,气机不畅,肝气郁结,郁久化热,且肝经属肝络胆,循喉咙,连目系,上巅顶,足厥阴肝经循行甲状腺。肝木失条达,故颈前肿痛、口干、口苦等;肝主怒,怒则气上,情志不畅故颈前疼痛加重;气机不畅则津液不行,痰气交阻于颈前,故咽喉有梗阻感。热毒伤阴,故双手细颤,心悸,烦躁易怒,失眠。实验室检查:血清T_3(三碘甲状腺原氨酸)、T_4(甲状腺素)水平升高,TSH(促甲状腺激素)水平降低,摄碘率降低。

2. 中期亚急性甲状腺炎

随病情发展,中期亚急性甲状腺炎多因早期阳热过剩,导致"壮火食气",脾阳虚损,脾失健运,津液失常,水湿痰饮内停,故颈前疼痛较前减轻,甲状腺质韧或触之有结节,有乏力、畏寒、疲倦甚至水肿等表现。实验室检查:血清 T_3、T_4 降低至正常值以下,TSH高于正常值。

3. 恢复期亚急性甲状腺炎

恢复期亚急性甲状腺炎多因情志过极、热病过后、久病耗伤致气阴两虚,津气不利,痰凝血瘀,久病入络,故颈前疼痛消失或隐痛,或有甲状腺结节,还表现为汗出、乏力、低热、少气等。实验室检查:血清 T_3、T_4、TSH、摄碘率恢复至正常。

(二) 辨证分型

左新河根据亚急性甲状腺炎的自身特点,结合其临床经验,将其分为外感风热、肝经郁热、血瘀痰阻、气阴两虚四个主要证型。

1. 外感风热证

此时邪气初起,进犯人体,正邪相搏,患者多表现为甲状腺疼痛(刺痛、胀痛)或放射至耳后、颈后,部分患者疼痛剧烈难忍,并伴有恶寒发热,或咽痛,周身关节疼痛,小便短赤,舌红苔黄或白,脉多浮数。

治法:疏风清热止痛。

方选银翘散合金铃子散加减。

药用金银花、连翘、牛蒡子、薄荷、桔梗、板蓝根、玄参、猫爪草、荆芥、川楝子、延胡索等。

此型见于发病之初,总以银翘散辛凉透表、清热解毒。

2. 肝经郁热证

患者情志失调,气郁日久,病邪进犯,壅滞少阳,或久郁而化热,热传阳明。此时表现为胃火偏盛,症见颈部肿痛,触之坚硬,心悸失眠,多汗,口苦口干,急躁易怒,或消谷善饥,小便黄赤,大便干结,舌红苔黄,或见厚腻,脉滑数。

治法:疏肝清热止痛。

方选小柴胡汤、五味消毒饮合金铃子散加减。

药用柴胡、黄芩、蒲公英、夏枯草、大青叶、川楝子、延胡索、赤芍、郁金等。中成药可选用蒲公英胶囊清热解毒、消肿散结、活血化瘀,或选用夏枯草胶囊清肝明目、散结消肿。

3. 血瘀痰阻证

亚急性甲状腺炎患者素体阳虚,气血津液失于温煦,易生痰凝,情志不畅或情志过激都可导致肝气郁结,气行不利,阻碍津血运行,津凝化痰,血滞化瘀,从而痰瘀阻络,或因郁久化火,煎灼津血,以致痰瘀阻络,发为瘿病。临床可见甲状腺功能正常,颈前疼痛缓解,血常规正常,但甲状腺彩超示片状或弥漫性较低回声区,形态不规则,边界不清,或有吞咽梗阻感,舌暗红,苔腻脉弦涩。

治法:活血止痛,化痰散结。

药用赤芍、川楝子、延胡索、桃仁、川芎、猫爪草、乳香、没药、蜣螂、王不留行等。中期颈前予以金黄消瘿膏合消瘿止痛膏外敷,辅以中成药鳖甲煎丸软坚散结。

4. 气阴两虚证

情志过极、热病过后、久病均易耗气伤阴。此时甲状腺功能逐渐恢复正常,表现为颈前疼痛减轻,以压痛为主或无明显疼痛,可触及结节,颈前异物感,舌淡红,舌苔薄白,脉细或弦细。甲状腺超声表现为弥漫性改变伴低回声区,血流信号较少。

治法:益气养阴,兼活血化痰通络。

方用玉屏风散加减。

药用黄芪、防风、白术、穿山龙、鬼箭羽、橘核、荔枝核等,痰瘀互结较甚者,加以蜈蚣、蜣螂等虫类药物搜风通络止痛。颈前予以消瘿止痛膏外敷,中成药小金胶囊或小金丸散结消肿、化瘀止痛。

亚急性甲状腺炎初始常伴发热、咽痛等前驱症状,容易误诊,耽误治疗时机,尤其是疼痛不明显时,应联合辅助检查多方位诊治。在亚急性甲状腺炎的不同分期,要注重诊断,治疗以"急则治其标、缓则治其本"为治则,采取中西结合治疗,辨证论治,并根据体质,辅以相关中成药颈前外敷,联合多种疗法,避免误诊,提升疗效。

(胡州阳　左新河)

二、从伏风论治亚急性甲状腺炎

亚急性甲状腺炎以放射性痛和转移性痛为特征,可伴有全身炎症反应。近年来,关于中医药治疗亚急性甲状腺炎的临床研究取得了很大进步,显示了中医药治疗本病的自身优势。左新河提出,亚急性甲状腺炎的基本病机为外感风热、伏风内潜、肝经郁热,治疗以祛风、疏肝、清热为要,临床疗效较好。

（一）亚急性甲状腺炎的临床特征

亚急性甲状腺炎起病多与病毒感染有关,常有发热、畏寒、咽痛等上呼吸道感染的前驱症状。临床表现与甲状腺功能变化相关,早期常伴甲状腺毒症,中期表现为甲减。甲状腺部位的疼痛和压痛是亚急性甲状腺炎特征性表现,常向颌下、耳后或颈部等处放射,转颈、咀嚼或吞咽时可加重。甲状腺肿大,可伴有结节。甲状腺病变范围不一,可先从一叶开始,以后扩大或转移到另一叶。反复发作,遗留结节性甲状腺肿或炎性结节缠绵难愈。可见,亚急性甲状腺炎具有"动"的临床特征。

（二）风邪致病特点

1. 风为阳邪,易袭阳位

风邪为阳邪,具有升发、向上的特性,易于侵袭人体上部、肌表,甲状腺位高且表浅,易受风邪侵袭。外风侵袭,首犯肺卫,风邪性开泄,使皮毛腠理宣泄开张,出现恶风、汗出等。

2. 风性善行而数变

风邪致病具有病位游移、行无定处、变化无常、发病迅速的特征。亚急性甲状腺炎起病多急骤,症状繁多,变化迅速。有的患者表现为心慌、怕热、多汗等甲状腺毒症,有的患者表现为咽干、咽痛、咳嗽、发热等上呼吸道感染症状,有的患者表现为颈前肿痛,压痛明显,可触及肿块。本病疼痛常常部位不定,或先后转移,或放射到他处。

3. 风性主动

风胜则动,亚急性甲状腺炎本身具有"动"的临床表现,疼痛可由一侧转向另一侧,或转移至颌下、耳后、枕、胸背部等。

4. 风为百病之长

一方面,风邪常兼他邪合而伤人,亚急性甲状腺炎发病之初,因风寒、风热或风燥之邪侵犯肺卫,而出现上呼吸道感染症状,加之本病与情志因素有关,兼夹痰、瘀之邪,常常反复发作,缠绵难愈。另一方面,风邪袭人致病最多,如《素问·骨空论》曰"风者,百病之始也"。

（三）伏风郁热论病机

中医学认为,外风始于肺,内风始于肝。本病多因素体亏虚,外感风邪乘虚而入,热邪借助风邪游走之性,以经络为通路,首先犯肺,又肺与皮毛相合,邪正相争,故见发热、恶寒；咽喉为肺之门户，风热入侵，则咽干、咽痛、咳嗽；风热为阳邪，常伤及头面部，则头痛、目赤肿痛；久久成毒，火毒壅盛，蕴于瘿络，气血壅滞，则颈前肿痛。

《素问·至真要大论》云："诸风掉眩，皆属于肝。"《医学衷中参西录》云："肝木失和，风自肝起。"亚急性甲状腺炎患者往往因情志因素而起病，导致肝失条达，疏泄失司，肝郁化热生风，气血运行失常，不通则痛，故颈前肿痛，随肝经循行部位而转移，或由一侧转移至另一侧；或外感风热之邪侵犯人体，燔灼肝经，耗劫津液，引起肝风内动之证；外风内伏，形成内风，内外合邪，相因为患。《临证指南医案》指出："颈项结瘿，咽喉痛肿阻痹，水谷难下，此皆情志郁勃，肝胆相火内风，上循清窍。"

亚急性甲状腺炎患者因失治、误治或应用糖皮质激素和攻邪药物，耗气伤阴，使气阴不足，难以祛风于外。感邪日久，内伏于肝，逐渐形成内风。伏风内潜，一旦外风或其他因素引发则发病，正如《伏邪新书》云："感六淫而即发病者……感六淫而不即病，过后方发者，总谓之曰伏邪。"随着病情发展，阴损及阳，阳气生化不足，继而气血津液运行不畅，痰浊、瘀血相互胶着，形成甲状腺实性结节。痰瘀结成窠囊，犹蜂子之穴于房中，莲子之嵌于蓬中。伏风与痰、瘀合并，难于剿伐，若患者再次感受风热或情志失调，则病情复发或迁延不愈。

（四）辨证分型

1. 外感风热型

颈前轻度疼痛，吞咽时加重，发热，恶寒，咽痛，鼻塞，头痛，或伴咳嗽，全身乏力，舌尖红，苔薄黄，脉浮。血常规检查提示白细胞、中性粒细胞水平均升高。甲状腺超声提示病变区域回声减低，光点增粗。

2. 肝郁化风型

颈前疼痛，放射向颌下及耳背，烦躁易怒，咽干，喉中如有异物，或伴怕热，多汗，手抖，舌质红，苔黄，脉弦或弦数。辅助检查提示C反应蛋白水平、红细胞沉降率均升高，FT_3（游离三碘甲状腺原氨酸）、FT_4（游离甲状腺素）水平升高，TSH水平下降。甲状腺彩超提示片状或弥漫性低回声区，形态不规则，边界不清，低回声区血流信号丰富。

3. 伏风内潜型

颈前隐痛，以压痛为主，可扪及结节，颈前异物感，或伴恶寒，乏力，舌淡红，舌苔薄白，脉细或弦细。辅助检查提示FT_3、FT_4水平降低或正常，TSH水平升高或正常，甲状腺超声提示结节样改变。

（五）治以祛风、疏肝、清热为要

在亚急性甲状腺炎的治疗过程中，秉承"急则治其标，缓则治其本"的原则，以祛风、疏肝、清热为要，早期以祛风解表、疏肝解郁、清热解毒为主，后期以化痰活血、益气扶正、搜剔伏风为主，标本兼治。

外感风邪是亚急性甲状腺炎的主要病因，使病情反复或加重。因此，一旦感受风邪，治疗上必须以祛风解表为先。风邪具有善行而数变的特点，易于化热或合并火热之邪，在祛散外风之时，还应将清热解毒、清热利咽之品汇于一方，药宏力专。临床中常用薄荷、牛蒡子等辛凉之品，疏散风热，清泄透邪，用荆芥、防风、白芷辛散透邪，祛风止痛。若发热、局部肿痛明显，则选用金银花、连翘、板蓝根、七叶一枝花、蒲公英、忍冬藤等。若伴咳嗽、咽痒、咽痛，加桔梗、前胡、杏仁等。风气通于肝，肝为风木之脏，肝失条达，不通则通。古代治疗瘿病有"顺气为先"之说，常用郁金、柴胡、橘叶、香附疏肝气、散肝郁。郁金、柴胡等既能开发郁结，宣畅气机，又可疏风散热。肝郁化火者，用川楝子、延胡索疏肝泄热、活血止痛。

在疼痛缓解期，常用鬼箭羽、三棱、莪术、赤芍等活血消肿之品，配以猫爪草、穿山龙、浙贝母等化痰散结之属，起到消除炎性肿块或结节的作用。在慢性迁延期，痰浊、瘀血相互胶着，此时非一般草木所能达，当用蛴螬、水蛭、土鳖虫等虫类药，剔除滞痰凝瘀。若伏风内潜，反复发作，选用全蝎、蜈蚣、僵蚕、地龙搜剔伏风；气阴耗伤者，需以益气扶正为主，以御外风、抑伏风，防其再发，常用黄芪、白术、防风、玄参、麦冬等。

（六）总结

由于亚急性甲状腺炎"动"的临床特点，临床诊治中存在难点。左新河指出，临证中首先要注重鉴别颈前疼痛的原因，包括与急性化脓性甲状腺炎、桥本甲状腺炎、甲状腺囊肿或结节出血、甲状腺癌等鉴别。其次，注意兼夹疾病的诊治。在本病的发展过程中，可有上呼吸道感染、甲状腺毒症、甲减以及甲状腺炎性结节等不同情况，还可与甲状腺癌、GD、桥本甲状腺炎、结节性甲状腺肿等并存。最后，因反复病毒感染、激素减量过快可能使疾病迁延难愈，反复发作。左新河认为，可从"外感风热、伏风内潜、肝郁化风"来探讨亚急性甲状腺炎的病机，治疗强调早期以祛风解表、疏肝解郁、清热解毒为主，后期以化痰活血、益气扶正、搜剔伏风为主，既能有效缓解临床症状，调整甲状腺功能，还能减少复发。

（谢敏　左新河）

三、分期论治亚急性甲状腺炎

亚急性甲状腺炎多由病毒感染引起,临床发病率约为4.9/10万,多见于中青年女性,好发年龄在30～50岁,易复发,复发率达到1%～4%。亚急性甲状腺炎多表现为颈前疼痛及发热等全身症状,根据实验室检查指标可将病程分为急性期、中期和恢复期,患者摄碘率降低,出现"分离现象"。左新河在临证中提出分期论治亚急性甲状腺炎。

(一)亚急性甲状腺炎的诊断要点

1.诊断要点

(1)甲状腺肿大、疼痛、质硬、触痛,甚至耳后疼痛,常出现上呼吸道感染等前驱症状。

(2)血沉增快。

(3)甲状腺摄碘率或摄锝率降低。

(4)一过性甲状腺毒症。

(5)血清TgAb和(或)TPOAb阴性或低滴度。

(6)细针穿刺细胞学检查或活组织检查可见多核巨细胞或肉芽肿改变。

符合上述6项症状中4项即可诊断为亚急性甲状腺炎。

2.实验室分期

(1)急性期:血清T_3、T_4水平升高,TSH水平降低,摄碘率降低。

(2)中期:血清T_3、T_4水平降至正常值以下,TSH水平高于正常值。

(3)恢复期:血清T_3、T_4、TSH水平和摄碘率恢复至正常。

3.细胞学穿刺结果

急性期可见中性粒细胞,随着病情进展,可见多核巨细胞、片状上皮样细胞、伴不同程度的炎症细胞等,随后甲状腺出现纤维化、肉芽肿变,可见成纤维细胞。

(二)亚急性甲状腺炎的超声变化

1.急性期

单侧或双侧甲状腺出现肿大,甲状腺超声见低回声且形态不规则区域,边界不清,病灶区融合后形成低回声带。彩超探头触碰会出现明显压痛。彩超显示患者病灶区域无相关血流信号。超声弹性成像可见蓝色区域。

2. 中期

彩超图像显示病灶区域已经明显缩小,边界变化比急性期更加模糊,彩超探头按压时,患者的疼痛感减轻甚至消失。彩超检查可见病灶区域周围有丰富血流信号,病灶区域内有少许血流信号。超声弹性成像表现为蓝绿相间。

3. 恢复期

甲状腺实质内部病灶区变为高回声光点,彩超探头按压时,患者无明显压痛感,彩超检查未见异常的血流信号。超声弹性成像表现以绿色为主。

(三)分期论治

1. 急性期

此期甲状腺滤泡受到破坏,其滤泡内储存的T_3、T_4大量漏入血液循环。多表现为甲状腺毒症。常起病急骤,颈前疼痛剧烈,放射至耳后、颌下,颈前皮温稍高,常伴上呼吸道感染等前驱症状,如发热,微恶风寒,咽干,咽痛,急躁易怒,口苦,口干,或怕热多汗、手抖等,舌尖红,舌苔黄,脉浮数或弦数。血常规异常,白细胞、中性粒细胞水平均升高,超敏C反应蛋白水平、红细胞沉降率升高明显。FT_3、FT_4水平升高,TSH水平下降。甲状腺超声提示病变区域回声减低,光点增粗,病灶区无明显血流信号。

(1)外感风热火毒证:治以疏风清热止痛,方选银翘散合金铃子散加减。药用金银花、连翘、牛蒡子、薄荷、桔梗、板蓝根、玄参、猫爪草、荆芥、川楝子、延胡索等。

(2)肝经郁热证:治以疏肝清热止痛,方选小柴胡汤、五味消毒饮合金铃子散加减。药用柴胡、黄芩、蒲公英、夏枯草、大青叶、川楝子、延胡索、赤芍、郁金等。急性期疼痛剧烈,必要时予以地塞米松或曲安奈德局部治疗。可予以金黄消瘿膏外敷颈前,或予以中成药蒲公英胶囊、夏枯草胶囊内服。蒲公英胶囊清热解毒、消肿散结、活血化瘀,夏枯草胶囊清肝明目、散结消肿。

2. 中期

此期滤泡内甲状腺激素释放殆尽,新合成的甲状腺激素不足,血清T_3、T_4水平开始下降甚至低至正常范围,血清TSH水平逐渐升高,可表现为甲减等症状,颈前疼痛较急性期缓解,乏力,畏寒,疲倦,纳差,水肿,舌质淡,苔白,脉弦细。血常规检查提示白细胞、中性粒细胞水平均升高或正常,C反应蛋白水平、红细胞沉降率较急性期降低。FT_3、FT_4水平正常或下降,TSH水平升高。甲状腺彩超提示片状或弥漫性低回声区,形态不规则,边界不清,病灶区周围血流信号丰富。

（1）阳虚痰凝证:治以健脾温阳、化痰散结。方选阳和汤加减,药用麻黄、肉桂、熟地黄、白芥子、鹿角胶、延胡索等。

（2）血瘀痰阻证:甲状腺功能正常,颈前疼痛缓解,血常规正常,但甲状腺彩超示片状或弥漫性较低回声区,形态不规则,边界不清,或有吞咽梗阻感,舌暗红,苔腻,脉弦涩。治以活血止痛,化痰散结。药用赤芍、川楝子、延胡索、桃仁、川芎、猫爪草、乳香、没药、蜣螂、王不留行等。此期予以金黄消瘿膏合消瘿止痛膏外敷颈前,辅以中成药鳖甲煎丸软坚散结。

3. 恢复期

此期滤泡功能逐渐恢复,甲状腺功能逐渐恢复正常,表现为颈前疼痛以压痛为主或无明显疼痛,可触及结节,颈前异物感,舌淡红,舌苔薄白,脉细或弦细。辅助检查提示血常规无明显异常,FT_3、FT_4、TSH基本恢复正常,甲状腺超声表现为弥漫性改变伴低回声区,血流信号较少。此期表现为气阴两虚证,治法以益气养阴为主,兼活血化痰通络。予以玉屏风散加减,药用黄芪、防风、白术、穿山龙、鬼箭羽、橘核、荔枝核等,痰瘀互结较甚,加以蜈蚣、蜣螂等虫类药物搜风通络止痛。予以消瘿止痛膏外敷颈前,中成药小金胶囊或小金丸散结消肿、化瘀止痛。

（四）总结

亚急性甲状腺炎初始症状常伴发热、咽痛等前驱症状,容易误诊,耽误治疗时机,尤其是疼痛不明显时,应联合辅助检查多方位诊治。亚急性甲状腺炎病程分为急性期、中期、恢复期,不同时期症状、实验室检查、病理表现及超声征象也不尽相同。

无痛亚急性甲状腺炎与桥本甲状腺炎的鉴别:桥本甲状腺炎患者左右两侧甲状腺肿大伴峡部增厚,实质高回声,和亚急性甲状腺炎有着明显的区别。且亚急性甲状腺炎患者TPOAb、TgAb水平明显升高,血沉无明显变化。

亚急性甲状腺炎的急性期、恢复期与毒性甲状腺肿的鉴别:亚急性甲状腺炎病灶周围血流信号丰富,而正常甲状腺无异常的血流,毒性甲状腺炎呈火海征,急性期甲状腺功能可能会表现为甲状腺毒症。

亚急性甲状腺炎不同时期可表现不同证型,或兼夹其他证型,急性期可表现为外感风热火毒证、肝经郁热证,中期可表现为阳虚痰凝证、血瘀痰阻证,恢复期可表现为气阴两虚证,但不同的时期均可兼杂痰凝、血瘀等病理现象,可加化痰、活血、化瘀、通络的中药辨证治疗。但血常规、甲状腺功能均正常,甲状腺彩超显示不明确低回声区时,可采取诊断性治疗,使用中药辨证论治并联合糖皮质激素用药,再联合具有清热解毒、活血化瘀等功效的中成药治疗,相辅相成。若复查B超,见低回声区较前缩小,可继续中西结合治疗。因此,左新河认为在亚急性甲状腺炎的不同分期要注重诊断,治疗以"急则治其标、缓则治其本"为治则,以中西结合治疗为原理,辨证论治,根据体质辅助相关中成药颈前外敷,联合多种疗法,避免误诊,提升疗效。

（李会敏　左新河）

参 考 文 献

[1] 李会敏,杨哲昀,谢敏,等.左新河分期论治亚急性甲状腺炎经验[J].湖北中医杂志,2020,42(10):23-26.

[2] 陈继东,赵勇,徐文华,等.陈如泉教授治疗亚急性甲状腺炎的经验[J].时珍国医国药,2015,26(6):1506-1507.

[3] 左新河,谢敏,牧亚峰,等.从伏风郁热论治亚急性甲状腺炎探析[J].中国中医急症,2018,27(3):488-490.

[4] 曾明星,向楠,陈继东,等.陈如泉运用软坚散结法治疗结节性甲状腺疾病的经验[J].辽宁中医杂志,2017,44(5):921-924.

[5] 左新河,谢敏,陈继东,等.从伏邪论治桥本甲状腺炎探讨[J].中国中医基础医学杂志,2017,23(8):1058-1059,1062.

[6] 陈继东,赵勇,徐文华,等.陈如泉治疗亚急性甲状腺炎验案3则[J].中华中医药杂志,2015,30(11):3987-3989.

[7] 中华医学会内分泌学分会《中国甲状腺疾病诊治指南》编写组.中国甲状腺疾病诊治指南——甲状腺炎[J].中华内科杂志,2008,47(9):784-788.

[8] 龚甜,赵勇,左新河.左新河教授运用三联疗法治疗亚急性甲状腺炎经验总结[J].亚太传统医药,2018,14(2):159-160.

[9] 向光大.临床甲状腺病学[M].北京:人民卫生出版社,2013.

[10] 葛均波,徐永健.内科学[M].9版.北京:人民卫生出版社,2018.

[11] 周明.彩色多普勒超声对亚急性甲状腺炎病程分期在鉴别诊断及治疗中的意义[J].临床医药实践,2016,25(5):343-345.

[12] 何孝红.彩超对亚急性甲状腺炎病程分期在鉴别诊断及治疗中的意义研究[J].中国社区医师,2015(10):105,107.

第八节　糖尿病肾病

一、谈糖尿病肾病的病因病机与辨证分型

（一）病因

糖尿病肾病是长期慢性高血糖导致血糖升高、血脂紊乱等代谢失衡迁延及肾的微血管并发症。现代中医多根据其临床表现、严重程度、疾病阶段不同，将其归属于"尿浊""水肿""虚劳"等范畴。糖尿病肾病的发生与外感六淫、七情内伤、饮食不节、劳倦过度等有关。

1. 外感六淫

糖尿病肾病的主要诱因为外感六淫。燥火风热毒邪内侵，化燥伤津，出现"消渴"症状。人体正气不足或外邪过重，正不胜邪，邪气郁久，易化燥伤津而为消渴。《灵枢·五变》云："余闻百疾之始期也，必生于风雨寒暑，循毫毛而入腠理……或为消瘅。"肺主皮毛，朝百脉，开窍于鼻，邪气侵袭，首先犯肺，使肺失宣发肃降，邪气郁久化热，传变他脏，亦可引发消渴病。

2. 七情内伤

长期过度的精神刺激，郁久化火上灼胃津，下耗肾液，肾之闭藏失司，津液下泄而虚火上炎而成为消渴。《临证指南医案·三消》云："心境愁郁，内火自燃，乃消症大病。"平素忧虑过重，易致气机不畅，气郁易化火而为消渴之病。无论虚火、实火，皆可消耗肺胃肾阴液而致消渴。此外，心气郁结，郁而化火，心火充盛，致心脾精血暗耗，肾阴亏损，水火不济，可发为消瘅。日久不愈，化火伤阴，从而出现水肿诸疾。

3. 饮食不节

膏粱厚味、肥甘美食也是糖尿病肾病的主因。长期过食肥甘厚味，损伤脾胃，脾胃纳运失常，饮食物郁久化热，损耗体内津液，易发生消渴病。《素问·奇病论》云："脾瘅……此人必数食甘美而多肥也，肥者令人内热，甘者令人中满，故其气上溢，转为消渴。"脾失运化为消渴发生的重要环节。现如今社会发展进步，生活方式发生巨大改变，人们普遍营养过剩，蓄积体内，郁久化热，损伤脾胃，久之发为肾消、水肿。

4.劳倦过度

肾主津液,藏精,受五脏六腑之精而藏之。若先天禀赋不足,或大病久病,房劳多产,则肾精亏虚,五脏失于肾精濡养而柔弱气血皆虚。《济生方·消渴论治》曰:"消渴之疾,皆起于肾。盛壮之时,不自保养,快情纵欲,饮酒无度……遂使肾水枯竭,心火燔炽,三焦猛烈,五脏干燥,由是渴利生焉。"饮食不节、七情内伤、外感六淫均可损伤正气,燥热内生耗气伤阴发为消瘅。

(二)病机

糖尿病肾病病理特点为本虚标实,本虚具有明显阶段性特征,临床以气阴两虚、脾肾亏虚、肾精亏虚等为主。标实为在本虚前提下产生的湿、痰、瘀、毒等病理产物,加剧糖尿病肾病进展。

外感六淫、七情内伤、饮食不节、劳倦过度均可使脏腑功能紊乱,体内津液的生成、输布、排泄障碍,形成水、湿、痰、饮等病理产物,损伤肾络则可发生糖尿病肾病。肾虚致蒸腾气化不利,升清降浊失职是发病的关键,肝、脾、肺等也起着重要作用。

糖尿病肾病的核心病机为脾肾气虚,气阴两虚是关键,主要病位在脾、肾,与肺、肝等脏腑亦密切相关,瘀血、水湿、痰浊是其主要兼挟之邪。

(三)辨证分型

糖尿病肾病大体可分为阴虚燥热证、气阴两虚证、脾肾气虚证、阴阳两虚证等主证,及湿热证、寒湿证、血瘀证、痰瘀证等标证。

1.阴虚燥热证

症见口干欲饮,易饥多食,心烦失眠,尿频,便秘,急躁易怒,面红目赤,心悸怔忡,头晕目眩,舌红、苔黄,脉弦数或弦滑数。

治则:清热润肺,生津止渴。

方药:消渴方加减。

2.气阴两虚证

症见倦怠乏力,心悸气短,头晕耳鸣,自汗、盗汗,面色白,心烦失眠,遗精早泄,口渴喜饮,舌淡红、少苔或花剥苔,脉濡细或细数无力。

治则:益气健脾,生津止渴。

方药:七味白术散加减。

3.脾肾气虚证

症见小便频数或清长,或浑浊如脂膏,纳呆,疲乏,面色苍白,腰膝酸软,或少尿,肢体浮肿,舌淡胖、苔薄白,脉细带滑。

治则:健脾温阳利水。

方药:实脾饮加减。

4. 阴阳两虚证

症见精神萎靡,形寒肢冷,大便泄泻,阳痿,遗精,面色苍白无华,倦怠乏力,面目浮肿,腰酸耳鸣,舌淡、苔白,脉沉迟或沉细无力。

治则:滋阴温阳,补肾固涩。

方药:济生肾气丸加减。

5. 湿热内盛证

症见脘腹胀满,纳呆恶心,渴不多饮,口有秽臭,肢体重着,头重如裹,舌红、苔黄腻,脉滑数。

治则:利湿化浊,清热解毒。

方药:甘露消毒丹加减。

6. 寒湿内蕴证

症见脘腹胀满,便溏泄泻,面色无华,恶心呕吐,形寒肢冷,舌淡、苔白腻,脉沉迟无力。

治则:温中健脾化湿。

方药:胃苓汤合附子甘草汤加减。

7. 血瘀内结证

症见肢体麻痛,胸痹心痛,唇紫暗,手足紫暗,中风偏瘫,舌下青筋显露或舌有瘀斑,舌紫暗,苔薄,脉涩不利。

治则:活血化瘀,化气行水。

方药:桃红四物汤合五苓散。

8. 痰瘀互结证

症见心胸窒闷,头晕目眩,肢沉体胖,嗜睡,痰多口黏,胸闷气短,肢体酸痛,舌暗、边有齿痕、苔浊腻,脉弦滑。

治则:健脾化痰,活血利水。

方药:半夏白术天麻汤合丹参饮加减。

（牧亚峰　左新河）

二、从肾络癥瘕论治糖尿病肾病

糖尿病肾病是糖尿病常见的微血管并发症,在全球糖尿病患者中患病率为20%~40%,为终末期肾病的主要原因及1型糖尿病的主要死因。本病主要表现为持续白蛋白尿和(或)肾小球滤过率进行性下降。目前本病的发病机制尚未明确,可能与氧化应激、肾脏血流动力学改变、炎症反应、糖脂代谢紊乱等有关,西医主要通过控制血糖、血压、血脂,减少蛋白尿,纠正脂代谢紊乱及肾脏替代治疗为主,但不能完全阻断其进展。中医药在早期治疗、改善症状、保护肾功能、延缓疾病进展等方面具有独特优势。根据糖尿病肾病的临床表现,可将其归属于中医学"消渴""水肿""尿浊""关格""下消""肾消病"等范畴。本病病程缠绵,需要长期治疗。左新河受国医大师吕仁和"肾络癥瘕"理论的影响,结合自身临床经验,治疗糖尿病肾病每获良效。

(一)"肾络癥瘕"概述

二十世纪八十年代,国医大师吕仁和提出肾络癥瘕理论,王耀献进一步阐释了该理论并进行临床应用。肾络癥瘕理论以络病理论和癥瘕理论为基础。肾络癥瘕之"络"即为络脉,《灵枢·脉度》曰,"经脉为里,支而横者为络,络之别者为孙",可见经络结构相互连接。络脉是人体经络的重要组成部分,相比于经脉,络脉的分布范围更广。《灵枢·卫气失常》云:"血气之输,输于诸络。"络脉是气血运行的通道,主灌注气血,是人体血气营养脏腑组织的部位,经脉系统借助络脉渗灌作用而实现濡养功能。清代著名医家叶天士在《临证指南医案》中提出病久痛久则入血络,认为寒、热、痰、湿、瘀血等均能导致络脉瘀阻,并提出"络以通为用"的疾病治疗原则。《景岳全书》对癥瘕进行了详细的描述:"癥者,征也;瘕者,假也。"癥瘕的形成是一个慢性过程,主要由气及血,从功能性病变到器质性损伤。久病不愈、感受寒邪、情志失调、饮食失节等,都可使脏腑气机失调,导致络气郁阻、络脉功能损伤、津血互换障碍、瘀血痰湿等有形之邪凝结于脉络而形成癥瘕。

(二)"肾络癥瘕"与糖尿病肾病

糖尿病日久,热伤肾络,肾络气阴两虚,气虚血运无力,阴虚血涩难行,血行缓慢,热邪煎熬则灼津成痰,灼血成瘀;或络脉气机瘀滞,络中津液停聚为湿。终致热、痰、瘀充斥络脉之中,肾之络脉瘀结肿胀,形成癥瘕积聚,损伤肾脏。可见虚是糖尿病肾病的根本病因,热、痰、瘀既是病理产物,又是致病因素。从生理学和解剖结构来说,肾络癥瘕具有科学性,肾络相当于肾小球毛细血管网,来源于肾脏小叶间动脉,分支先为入球小动脉,再分为4～5个初级分支,逐层细分,形成毛细血管网,血液从入球小动脉进入肾小球以后,绝大部分水分和小分子物质会过滤到肾小囊中形成原尿,经肾小管各级重吸收后形成终尿,排出体外。此与肾络的渗灌濡养、津血互换、营养代谢的生理功能有一致性。

左新河指出,虚是肾络癥瘕发生的始动环节。由于肾元先天亏虚,加上消渴病阴虚火炽,造成肾络气阴两虚。阴虚则津液不足,加上虚火煎熬,导致脉中血液黏稠,易凝结成癥瘕;气虚则推动无力,血液凝滞不行,而致肾络瘀阻。热邪可分为实热和虚热,长期多食肥甘厚腻,导致胃肠积热,五脏过极,亦导致气机紊乱,郁而化火,而消渴病日久,气阴耗损,阴虚不制阳,则虚火内生。机体火热偏盛,充塞脏腑,浸淫脉体络道,煎熬营血为瘀,炼液灼津成痰,痰瘀交结于肾络,终致癥瘕形成。"百病皆因痰作祟",痰浊是构成肾络癥瘕的重要病理要素,糖尿病肾病日久可导致脾肾受损。脾主运化,输布水湿,肾主气化,主宰机体的津液代谢,脾肾两虚,水液代谢障碍,导致痰浊水湿内停,变证丛生。朱丹溪提出"自气成积,自积成痰,痰挟瘀血,遂成窠囊",痰浊既成,滞而不化,痰浊与瘀血易相互攀援,以致痰瘀互结,阻于肾络之内或结于肾络之外,引起络脉狭窄或闭塞,日久成积。综上所述,虚、热、痰、瘀为肾络癥瘕形成的重要原因,随着肾络癥瘕的不断形成,会进一步导致肾体受损,痰浊、瘀血等愈加严重,以此恶性循环。

(三)治疗

左新河强调,治疗本病应以益气养阴、活血通络为原则,常用药物为黄芪、女贞子、金樱子、芡实、葫芦巴、北沙参、天冬、大黄、鬼箭羽、地龙、川牛膝、土牛膝,或加茯苓、土茯苓、薏苡仁、萆薢、车前子。方中重用黄芪为君,黄芪甘、微温,归肺、脾经,有补脾肾气、利尿消肿、活血生血的功效。实验研究表明,黄芪具有明显的肾脏保护作用,黄芪甲苷能通过抑制肾组织内质网应激,缓解肾组织细胞过度凋亡来减少糖尿病肾病大鼠的尿蛋白,改善肾脏组织病理损伤,延缓糖尿病肾病的进展。女贞子甘、苦、凉,归肝、肾经,可滋补肝肾之阴、强腰膝。研究发现,女贞子可通过调控氧化应激反应保护2型糖尿病大鼠胰岛β细胞,延缓2型糖尿病的进展;女贞子多糖对α-葡萄糖苷酶具有非竞争性的抑制作用,通过减少葡萄糖的水解,延缓葡萄糖吸收,从而有效降低血糖。女贞子与黄芪二药配伍,气阴双补、补而不燥、滋而不腻,同时兼顾肾虚开阖失司、水湿为患。金樱子、芡实并用称为"水陆二仙丹",出自《洪氏集验方》,有益肾滋阴、收敛固摄之功。方名中"水陆",指两药生长环境,芡实生长在水中,而金樱子则生长于陆地上,一在水而一在陆。"仙"谓本方之功效神奇。方中芡实甘、涩,能固肾涩精;金樱子酸、涩,能固精缩尿。两药配伍,肾气得补,精关自固,能使肾虚所致的男子遗精白浊、女子带下以及小便频数、遗尿等症消除。葫芦巴补肾助阳,所含葫芦巴碱对正常动物和化学诱导糖尿病动物都具有降糖活性,且存在剂量依赖性。北沙参归属肺、胃二经,具有养肺阴、清肺热、生津止渴之功效。北沙参体质轻清,气味俱薄,具有轻扬上浮之性,而富脂液,故专主中上焦,专主肺胃,清肺胃之热,养肺胃之阴,兼有益气之功。天冬养阴润燥生津,主养肺肾之阴。北沙参与天冬同用,滋阴清热,生津止渴,可有效缓解口渴症状。大黄泻下清热、化浊解毒、利湿逐瘀。六腑以通为用,通腑降浊,既可排解体内浊毒,亦可宣通气机、助脾胃之升降。现代研究表明,大黄的有效成分大黄素可有效减少糖尿病肾病小鼠的尿白蛋白、血清肌酐、尿素氮,抑制足细胞凋亡,促进系膜细胞的凋亡,抑制系膜细胞增殖和细胞外基质的分泌,从而抑制肾小球系膜过度肥大,此外,还能抑制炎症反应,减少细胞内黏附分子-1和Bax表达,抵抗肾脏纤维化。鬼箭羽活血消肿止痛、破血通经,既可使津水恢复平衡,使补益药物畅荣而不壅腻,又能针对肾络瘀血阻滞的病理特点,改善肾络血流情况。鬼箭羽提取物能显著改善肾血流量,降低尿素氮、肌酐水平甚至减少尿蛋白,减少免疫复合物沉积,保护肾小管上皮细胞,促进肾小球基底膜的修复,防治肾小球硬化,延缓糖尿病后期的肾损伤。地龙咸、寒,归肝、脾、膀胱经,具有通经活络、利尿之功效,研究发现,地龙可纠正血液流变学异常,降低全血及血浆黏度,降低血液中纤维蛋白原含量,抑制红细胞沉降和聚集,增强红细胞变形能力,从而改善组织供血,抑制糖尿病肾病的发生及发展。此外,地龙还可以调节血脂代谢,抑制糖尿病肾病导致的血液中甘油三酯、胆固醇、低密度脂蛋白和极低密度脂蛋白水平的升高,以及高密度脂蛋白水平的下降,从而改善微循环,抑制糖尿病微血管病变的发生及发展。牛膝有下行之性,可引药下行,土牛膝活血祛瘀、泻火解毒、利尿通淋;怀牛膝逐瘀通经、补肝肾、强筋骨、利尿通淋。二药同用,增强活血祛瘀、利尿通淋之效。肾主水,脾主运化。脾肾亏虚,水液代谢失司,精微下泄则"尿浊";水液停于体表则为"水肿";若水液停滞,气机失调则为"胀满"。《医方考》云"气泄则无湿郁之患,脾强则有制湿之能",故患者水湿停滞,可配伍茯苓、土茯苓、薏苡仁、车前子四药以健脾利水渗湿,使浊邪水湿得去。近年来,研究者发现,此方可通过对功能性细胞因子-细胞黏附因子-细胞间基质成分之间的网络作用,影响致炎、免疫功能,减轻炎症损害,从而减少尿蛋白;方中多种有效成分作用于TNF、AGE-RAGE、VEGF等信号通路,协同发挥抗氧化、抗炎、抑制细胞凋亡的作用,从而保护肾脏组织。

（四）总结

糖尿病肾病作为常见的糖尿病并发症,其发病机制及治疗手段仍有待进一步探究,中医药在辨证论治、整体观念的指导下,在本病的治疗中展示出独特的优势。肾络癥瘕理论经过众多学者的和医家的实践探索和临床运用,其内涵不断丰富。在肾络癥瘕形成过程中,正虚是本病的根本病因,热、痰、瘀既是病理产物,又是致病因素,左新河以益气养阴、活血通络为基本治则,标本兼顾,在治疗中取得良好的效果。

（邹倩　汪晓露）

三、从金水相生论治糖尿病肾病

（一）"金水相生"理论解析

《黄帝内经》最早论述了中医学的五行学说,在经过了各个朝代、各个医家的继承及发展以后,五行学说成为了具有中医特色的理论。中医学"五行相生理论"是最基本的理论之一,将人体脏腑组织与五种物质属性的抽象概念即"木、火、土、金、水"相对应,以此阐明脏腑间相互滋生、相互制约的规律,并在《金匮要略》中的多个篇章被运用。后世医家在此基础上不停探索,继续加以充实和完善,目前已被应用于多个临床学科的诊疗。根据五行学说,母子两脏生理、病理相互影响,肺属金,肾属水,金生水,有"金水相生"理论。《素问·阴阳应象大论》载:"肺生皮毛,皮毛生肾。"《灵枢·本输》载:"少阴属肾,肾上连肺。"《灵枢·经脉》载:"肾足少阴之脉……其直者,从肾上贯肝膈,入肺中,循喉咙,挟舌本;其支者,从肺出,络心,注胸中。"肺金与肾水为母子关系,在生理和病理上联系紧密,相互影响,又称"肺肾同源"。

在生理上,"金水相生"的关系具体体现在呼吸运动、水液代谢、阴液互资等方面的协调配合上。肺主气,主人一身之气,司呼吸,通过宣发肃降调节气机、呼吸运动;肾主纳气,可保持呼吸的深度。肺与肾相宜,协调配合,肺气能肃降于肾,肾气能上济于肺,气机升降正常,宣降摄纳有序,则可保持呼吸调畅平和。肺主通调水道,肾为水脏、主津液,共同调节人体水液代谢。"肺主气",水液化生离不开气的作用;"肺主行水",肺能宣发肃降,通调水道,将津液输布全身。《素问》言:"肾者水脏,主津液",津液通过肾阳的气化作用而将浊中之清回归于肺,浊中之浊注入膀胱,化为尿液排出。阴液互资方面,若肺阴充足,可输精于肾,使肾阴充足;若肾阴充足,可上润于肺,保证肺宣发肃降功能正常。同时,肾属阴中之少阴,肺属阴中之太阴,肺阴能滋养肾阴。肾为先天之本、五脏六腑之根,肾阴充足,为全身诸脏腑之阴提供保障,即肾阴为本。肺阴与肾阴互相滋生，肺为肾之母，肺阴下输能使肾阴充盈；肾为肺之子，肾阴充沛能使肺阴有根。

在病理上，五行关系中有母病及子、子盗母气，故肺、肾两脏在病理上也存在互相影响。《景岳全书》言："阴水不足，阴火上升，肺受火邪。"肾阴亏虚，不能上润肺金，则导致肺阴亏虚、虚火灼肺。《素问》言，"其本在肾，其末在肺，皆积水也"，表明水液输布代谢障碍可由肾阳气化失司、肾阴虚损引起，最终影响肺通调水道、宣发肃降，导致肺肾两虚，治疗时多提倡肺肾同治。《灵枢·经脉》载，"足少阴之脉……其直者，从肾上贯肝膈，入肺中，循喉咙，挟舌本"，揭示肺与肾脉络相通，而每当糖尿病肾病患者受到外感之邪侵袭，肺系受损，出现咳嗽、咽痛等症时，可引起蛋白尿、水肿加重，也可理解为糖尿病肾病之标在肺。

（二）"金水相生"理论与糖尿病肾病

糖尿病早期责之于阴虚燥热。病程迁延，易耗灼阴津，久而耗及气阴，日久阴阳失调，气、血、津、液的生成和输布障碍可造成糖尿病患者出现并发症。糖尿病肾病是糖尿病患者常见的一种微血管病变，糖尿病肾病在中国的发病率和患病率一直呈上升态势，可引起不可逆的蛋白尿和肾脏损害，被视为终末期肾病和慢性肾脏病的主要原因之一。中医学中根据糖尿病肾病患者的症状，将糖尿病肾病归为"水肿""关格"等范畴。中医在治疗糖尿病肾病方面具有悠久历史，左新河认为，糖尿病肾病由糖尿病发展而来，久病及肾，久病多虚、多瘀，本质为本虚标实。而在五脏关系中糖尿病肾病发生的基础责之于肾虚，肺失通调是重要条件，治疗可采取"金水相生"法。《灵枢·本脏》中有"肺脆则善病消瘅易伤""肾脆则善病消瘅易伤"之言，无不揭示了肺、肾关系失调均可致消瘅。肾主水液，肾能促进津液代谢，如肺、脾等内脏对津液的气化，都依赖肾中精气的蒸腾气化，尤其对于尿液的生成和排泄皆依赖于此，而尿液的生成和排泄，在维持体内津液代谢的平衡中又起着极其关键的作用。若肾中精气的蒸腾气化作用障碍，引起津液代谢障碍，可出现水肿、尿少。肾者主蛰，封藏之本，若肾气不足，封藏失利，精液外泄，则发为蛋白尿。若肺通调水道、宣发肃降功能失职，也会引起津液代谢障碍，水液潴留，最易泛滥肌肤，发为水肿；若津液下趋，小便频数，精微外泄，则进一步加重糖尿病肾病。左新河认为，从致病因素而言，湿、热、瘀、毒均可视为糖尿病肾病的致病因素，而肺主呼气，肾主纳气，若肺肾升降功能失常，清气不入，浊气不降且瘀滞，清浊混淆而致湿、热、瘀、毒杂生，亦可发为本病。若浊邪停积，日久留滞，损伤肾络，功能失调，精微物质外渗，本虚则更甚，循环往复，可加重糖尿病肾病病情。

（三）"金水相生"理论在糖尿病肾病中的应用

1. 肾病治肺

《素问·经脉别论》记载："肺为水之上源，主通调水道。"《素问·上古天真论》记载："肾为水脏，为水之下源，主津液。"二脏相互配合，共同调节人体水液代谢。根据"虚则补其母"原则，若肾水亏虚，除补肾之外，还当补肺。汪绮石有言："是以专补肾水者，不如补肺以滋其源，肺为五脏之天，孰有大于天者哉？"在补肾水的同时，如加补肺阴、敛肺气药物，如麦冬、天冬、五味子等，使金能生水，既可促进肾水的充盈，又可在肺阴未损时防水克金，在肺阴已损时使肺阴得润。肺肾二脏"金水相生"，阴阳相互资生，肺的宣发肃降功能有利于肾的纳气，而肾的封藏作用有赖于肾气、肾精充足。因此，肾病治肺对于防治糖尿病肾病具有积极意义。

2. 肺肾同调

《医学心悟·三消》中载："治下消者，宜滋其肾，兼补其肺。"陈士铎言："是以补肾者必须益肺，补肺者必须润肾，始既济而成功也。"调肾常与调肺同行，对于糖尿病肾病的防治，左新河认为可从肺肾分型论治。

（1）肺肾气虚：《辨证录·咽喉痛门（七则）》中言："夫肺金生肾水者也，肺气清肃，自能下生肾水。"若肺气充沛，运化正常，有助于促生肾之精气。左新河认为，当糖尿病肾病患者出现肺肾气虚之证，即气短乏力，动则气促，自汗，易外感，腰膝酸软，舌淡胖、苔薄白，脉沉细等时，当补益肺肾，常用补肺汤合大补元煎加减。方中人参、黄芪益气补肺，五味子收敛肺气，熟地黄滋肾填精，山药、炙甘草益气固肾，杜仲、山茱萸温补肾气，熟地黄、枸杞子、当归补养精血。诸药配伍，有补肺益气、补肾之效。诸药合用，共奏金水共补之功。

（2）肺肾阴虚：《医医偶录》中载："肺气之衰旺，全恃肾水充足。"肾阴乃全身阴液的根本，肾阴充盈，肺方得滋润与濡养，可使肺阴充沛。肾阴的充盛也有赖于肺的布泽，受肺阴所滋养。左新河认为，当糖尿病肾病患者出现肺肾阴虚之证，即腰膝酸软、干咳少痰、舌红少苔、脉沉细等时，当滋养肺肾。治疗上可采用滋补肺阴结合滋补肾阴的方式，益肾阴以滋肺阴，功在补肾，肺肾同补。可选用六味地黄汤加减。方中熟地黄滋肾填精，为君药；山茱萸养肝肾而涩精、山药补益脾肾而固精，为臣药。三药同用，以达到三阴并补之功。配以茯苓淡渗脾湿，助山药之益脾，且防山药敛邪；泽泻清泄肾浊，防熟地黄之滋腻敛邪，且可清降肾中虚火；牡丹皮清泄肝火，制山茱萸之温，且防酸涩敛邪，共为佐使药。各药合用，三补三泻，大开大合，滋补而不留邪，降泄而不伤正，乃补中有泻。若患者阴虚甚，可在方中加墨旱莲、枸杞子、女贞子、龟板胶等滋养肺肾之阴。或用生脉地黄汤加减,方中太子参、熟地黄为君药,山茱萸、丹参为臣药,麦冬、五味子、牡丹皮、桃仁、山药等为佐药,沙苑子、菟丝子为使药,其中太子参、五味子、麦冬具有益气养阴之功效;山茱萸、熟地黄、牡丹皮等可补肾润燥;丹参、桃仁具有活血化瘀之功效;菟丝子、沙苑子、五味子具有补肾固精之功效。有研究表明,生脉地黄汤加减联合中药保留灌肠疗法治疗糖尿病肾病Ⅲ~Ⅳ期患者,可显著减轻患者的症状、体征,降低血糖,改善肾功能及肾血管内皮功能等,进一步提高治疗效果。中成药中可用金水宝胶囊补益肺肾、秘精益气,金水宝胶囊由发酵虫草菌粉组成,现代研究表明,金水宝胶囊可以有效改善糖尿病肾病患者的血糖升高情况,减缓糖尿病肾病患者的肾脏损伤情况,对糖尿病、肾病的治疗有较好的临床疗效,且能增强人体免疫力,降低呼吸道感染率,调节呼吸系统功能。

（3）肺肾阳虚:左新河认为,当糖尿病肾病患者出现肺肾阳虚之证,即畏寒、手脚冰凉、腰膝酸软、眩晕耳鸣,以及妇女乳房胀痛、小腹部坠胀或疼痛、月经不调、闭经、痛经等,或者男子阳痿、早泄、遗精、滑精等时,当温补肾阳,补益肺肾,可选用桂附地黄丸加减。方中重用熟地黄滋阴补肾填精,为君药。山茱萸、山药补肝脾而益精血,附子、肉桂辛热,助命门温阳化气,共为臣药,补肾填精,温肾助阳,阴中求阳。泽泻、茯苓利水渗湿,牡丹皮清泄肝火,三药于补中寓泻,使邪去而补得力,并防滋阴药腻滞,共为佐使药。诸药配用,温而不燥,滋而不腻,助阳之弱以化水,滋阴之虚以生气,使肾阳振奋,气化复常。若阳气虚甚,畏寒明显,加巴戟天、菟丝子、鹿角胶等重温肾阳。

（四）总结

左新河认为,在糖尿病肾病临证中当辨证施治,细查病机,五脏六腑互根互用,要重视脏腑之间的相互关系。糖尿病肾病病位在肾,"本虚标实"是主要病机。肺肾二脏在生理上密切相关,调节呼吸,共司人体周身气化与阴液输布,调节水液代谢;在病理上可见肾气、肾阳气化失司,肾阴虚损,影响肺通调水道、宣发肃降功能,最终导致肺肾两虚。基于气机运行及水液代谢等中医理论,将"金水相生"理论应用于糖尿病肾病的治疗中,具有一定的临床意义。

（汪晓露 赵勇）

四、从风论治早期糖尿病肾病

糖尿病肾病(DKD)是糖尿病主要的微血管并发症之一,是引起终末期肾病的首要原因。左新河运用中医药治疗DKD取得较好疗效,结合"风为百病之长"理论和多年临床经验提出"疗病以治风为先、慢病从风论治"的学术主张,尤其擅长运用风药、虫类药等治疗慢性疾病,见解独到。下文对其临床经验进行梳理分析。

(一)理论依据

1. 风邪乘虚而入

在DKD初期,病在肝肾,且多属气阴两虚。肾虚则水不涵木,这就为风邪侵袭提供了基本条件。《伤寒杂病论》云:"风为百病之长……中于项则下太阳,甚则入肾。"这充分说明风邪致病往往从太阳经进入人体,而太阳寒水又与肾相对应,风邪善乘肾之虚而伏于肾络。如果风木邪气太盛,就会克乘脾土导致脾虚不能制水,致使水气四溢发为肾病。DKD患者小便多有大量泡沫,也是典型的风邪鼓动之象。风邪鼓荡,气机壅遏不畅,三焦气化不利,脾肾功能失调则水湿浊内阻,血行不畅则瘀血内停,进一步加重DKD的进展。

2. 内风扰动

内在脏腑功能失调,气血津液运化失常,三焦气机斡旋不畅,玄府、孔窍壅塞不通,加之五志过极,便可日久化风,是为"内风"。过食肥甘厚腻,积于胃肠,则酿生湿热,积渐化风;或因素体阳盛,感受外风后,从热化之,热极风动,风火相煽,进一步伤津耗气,化燥伤阴;或因思虑过多,营血不足,久病入络,络脉不通,血虚无以濡养,从而血虚生风;或情志不调,肾病日久,水亏不能涵养肝木,肝阳上亢而化风。风邪内生,扰动肾中元阴元阳,肾水与相火失于既济,则阴阳失衡。

3. 伏风入络

《伏邪新书》中提到:"感六淫而不即病,过后方发者,总谓之曰伏邪。"若外风失治、误治,或治不得法,会导致病情反复不止,迁延难愈。久病多虚,外感风邪逐渐循经深入,正气无力驱风外出,遂蛰潜于经络、脏腑之间,伺机而动,耗损机体,败坏脏腑,谓之"伏风"。叶天士在《临证指南医案》中提到"初病在经,久病入络,以经主气,络主血",糖尿病日久,邪气循经入里,客于肾络,皮里膜外之间,郁痹于内,伺机而发,折损机体阴阳平衡,造成本病辗转不愈。之后感触外邪,内外引动,即可发病。

外风、伏风、内风三者常常同气相求,故早期DKD患者不但较常人易感受外邪,且每因外感风邪而致病情反复或加重。

(二)应用经验

"从风论治"以祛风为目的,涉及祛风药的应用,但因DKD的临床表现多样,病机复杂,所使用的"风药"不仅包括以祛风解表为主的狭义风药,还包括祛风活血药、搜风通络药、平肝息风药广义风药及其他药物。

1. 祛风固表

随着糖尿病的发展,多数患者因自身正气不足,抵抗力下降,极易因疲劳、感染等使病情加重或恶化,出现蛋白尿、水肿、血尿,甚则快速进入尿毒症期。"正气存内,邪不可干""邪之所凑,其气必虚",故治疗可在对症的基础上祛风固表,用玉屏风散合防己黄芪汤加减。

2. 祛风胜湿

《临证指南医案·卷五·风》云:"风能流动鼓荡"。水湿极易与风邪相夹为患,临床常见患者眼睑、面部及下肢水肿,小便中有大量泡沫,且容易反复。这就是典型的风邪鼓动之象;若外风未除,失治误治,风邪蕴郁,深伏肾络,且与痰湿、瘀血、浊毒相互胶着为害,致肾络不通,血脉失和,风性开泄,精微失固,湿性重浊黏腻,以致疾病缠绵难愈。早在金元时期,李东垣就在《兰室秘藏》有关消渴病治疗的相关方剂中大量使用如荆芥穗、防风、羌活、藁本、细辛、柴胡、升麻、粉防己等具有祛风除湿作用的药物。若合并湿疹、疮疡等皮肤疾病,症见皮肤瘙痒、流水者,常配合苦参、地肤子、白鲜皮、虎杖、金钱草加减。若风湿痹阻,以关节疼痛不利、身体困重为主,用方常以羌活胜湿汤、大秦艽汤为主,主要用药包括羌活、独活、白芷、防风、秦艽等。

3. 祛风散邪

素体卫阳亢盛者,或素体阴虚有热者,风邪犯表,以咳嗽咽痒、咽部疼痛、舌红脉数为主,常用方以银翘散、升降散为主,选用荆芥、防风、金银花、连翘、钩藤、薄荷、僵蚕、蝉蜕等。若素体厥阴肝旺,合并高血压病或糖尿病性视网膜病变,症见目痒干涩、视物模糊、迎风流泪,常配合桑叶、菊花、蔓荆子、木贼、谷精草、密蒙花加减。

4. 祛风活血

痰、瘀阻于肾之络脉,致使肾之功能失调,肾失固摄,精气不固而外泄,精微下注,则出现蛋白尿。临床表现为面目浮肿,目下如卧蚕,或肢体水肿,腰脊酸痛,面色晦暗,肌肤甲错,肢酸而沉,头晕、头重,舌暗苔腻,脉沉涩或沉滑。方用桃核承气汤加减,药物选用桃仁、大黄、桂枝、瓜蒌、半夏、茯苓、陈皮、鬼箭羽、牛蒡子、蝉蜕、僵蚕、当归、川芎、丹参等。

5. 柔肝息风

血虚生风,以肢体麻木、皮肤瘙痒、干燥脱屑、筋脉挛急抽搐为主者,常见于合并糖尿病周围神经病变或疾病后期血肌酐水平升高者。常用方以芍药甘草汤、四物汤、补肝汤为主,药用生地黄、当归、赤芍、白芍、牛膝、石斛、玉竹、甘草等。虽无祛风之药,但使肝血充足,筋脉得养,则内风自去,以达"治风先治血,血行风自灭"的目的。

6.平肝息风

肝阳化风,以头晕目眩、头痛头胀、脉弦为主者,常见于合并高血压病、厥阴肝旺体质、性情急躁者。常用方以天麻钩藤饮、镇肝熄风汤为主,药用天麻、钩藤、鳖甲、珍珠母等。升发太过则肝阳浮动,临床表现为血压波动,以桑叶、菊花、茵陈蒿等药顺应升发之气,同时酌加石斛、白芍等滋阴养肝之品,共起血压未高而先防、血压高而抑平之效。

7.搜风剔络

DKD患者风邪未去,入潜肾络,与他邪兼夹胶着难去,久而久之,络脉失养,络道不通,肾络久成癥瘕顽疾。《丹溪心法》云:"治风之法,初得病即当顺气,及日久即当活血,此万古不易之理。"临床常应用一些血肉有情之品来搜除潜伏在肾络中的风邪,如全蝎、蜈蚣、地龙、僵蚕等虫类药,依据其走窜搜剔的特性,畅调脉络,化瘀散结,直达病所,以治疗沉疴痼疾,剔除在骨骼筋脉中的顽风。

另外,海风藤、络石藤、青风藤、天仙藤等药均有降低蛋白尿、调节免疫的作用。临床上藤类药除了可以祛风湿之外,还有一个非常重要的作用,那便是通肾络。《本草汇言》云:"凡藤蔓之属,皆可通经入络。"藤类缠绕蔓延,交错纵横,无处不达,无所不至,形如络脉,有"舒展、蔓延"的特性,故其善走经络,善通其瘀滞。藤类药蔓延攀爬的特性,决定其具有通肾中络脉的作用,从而用于解决肾病中肾络瘀阻的问题。

(三)总结

风药具有升、散、行、透、窜、动等多种特性,不能局限于选择传统意义上的解表类祛风药,要注重病因的兼夹和证候的多变性,切记不可一叶障目。李东垣言:"病去勿再服,以诸风之药损人元气而益其病故也。"风药大多辛温偏燥,易耗伤阴血,阴虚血亏者当慎用,还要中病即止,不可过多、过久服用。

(赵勇 左新河)

五、运用活血化瘀法论治糖尿病肾病

近年来,医学界对糖尿病肾病(DKD)发病机制、诊断、治疗等进行探索,临床上依据其不同病理分期采取三级防治措施,严格控制血糖,给予降压、降脂、抗炎治疗,但糖尿病进展至DKD,发生终末期肾病的患病人数并没得到有效控制。左新河从事临床实践、科学研究、教学工作多年,积累了丰富的临床经验,对肾病的病因病机及临床诊治颇有建树。"活血化瘀法贯穿DKD始终"是其多年临床经验的精华。

（一）血瘀与糖尿病肾病的关系

糖尿病属中医"消渴"范畴,中医古籍并无"糖尿病肾病"这一独立病名记载,多将其归属于"消渴""消瘅""水肿""肾消"等范畴。《灵枢·五变》云,"血气逆留,膹皮充肌,血脉不行,转而为热,热则消肌肤,故为消瘅",指出消瘅期的病机主要为"血脉不行",病位在血脉,可病及五脏六腑,四肢百骸,治疗当活血化瘀。唐宗海《血证论》"瘀血在里,则口渴……内有瘀血,故气不得通,不能载水津上升,是以发渴,名曰血渴,瘀血去则不渴矣",明确提出"瘀血发渴"之说。可见,瘀血郁热,耗伤津液,或瘀血内阻,气化不利,均可导致津液不能上承于口,故见口渴。津液输布失调,失其滋润濡养之功,进而逐步发展为糖尿病。血瘀与糖尿病及其并发症的形成与发展密切相关,气虚、阴虚、痰湿与血瘀互为因果,同时并存。吕仁和认为,糖尿病肾病的病机特点为肾络"微型癥瘕",是由于肾脏先天禀赋不足,加之糖尿病日久不愈、耗气伤阴,导致肾元亏虚,"陈气"与内热相合,湿热、郁热、痰浊、瘀血各种病理因素胶结,久之病变入肾络而形成。徐远认为"瘀"是该病的重要病机,DKD病久瘀血渐显,内阻三焦,致使精微循行失司,外泄而形成蛋白尿。左新河则认为,糖尿病发展为DKD是由早期阴虚燥热发展为气阴两虚,甚则阴损及阳,经络关联周身及脏腑,病久伤津耗气,脉络瘀阻,气化不能健运,治以活血化瘀。

（二）活血化瘀法的临床应用

在临床工作中,DKD血瘀证不仅可通过中医的望、闻、问、切四诊判断,还可依靠西医的血液检测与肾脏病理检查诊断。左新河提出,活血化瘀法贯穿DKD始终,既基于DKD的表现如蛋白尿、水肿、腰部固定疼痛等症状,及"久病入络为血瘀"的中医辨证,也基于对DKD病机的认识。DKD的本质为广泛的微血管病变,由于血糖长期过高,易造成微循环障碍、毛细血管管腔狭窄、血流阻力增大、血流速度减缓、循环淤滞等肾脏血流动力学改变,从而导致微血栓和微栓塞,造成组织缺血缺氧,导致视网膜病变和蛋白尿。中药在改善血液流变学异常方面具有优势。微血管病变患者多有口唇色紫或紫暗,或舌有瘀斑,或舌下静脉迂曲等临床表现,属中医血证,灵活运用活血化瘀法治疗此类病证,可获得较好疗效。

左新河认为,糖尿病以阴虚燥热、气阴耗伤为多见,发展至DKD时,阴虚燥热已发展为气阴两虚,乃至阴损及阳,病久经络营卫俱损,血脉凝滞,结为瘀血,阻滞肾络。DKD多以气阴两虚夹瘀证多见,临床以尿微量白蛋白量进行分期,归属于中医"白浊"范畴,需脾肾同调,湿、瘀兼治。因脾为后天之本,肾为先天之本,培补脾肾以扶正,利湿活血以祛邪,故可用黄芪、丹参作为化瘀药对,既可补气血,亦可活气血,补而不滞,理血而不伤正。瘀血既可作为DKD的病理产物,同时也是该病的一个重要病因,瘀血内阻导致血行不畅,使瘀证更加显著,反过来又进一步加重肾损害,如此形成恶性循环,导致临床症状反复发作,迁延不愈,最终发展为终末期肾病。左新河历经多年的临床实践,总结并提出"肾病多瘀"论,认为瘀血凝阻于肾络为其主要病理特点,与现代医学中DKD患者的高血黏度、高聚状态和微循环障碍相吻合,故采用活血化瘀法,对于改善或减轻DKD的高凝状态具有良好疗效,且安全性好,不良反应小。

在临床上,根据DKD病机演变规律可将其分期论治,治疗上仍以活血化瘀贯穿始终。

1. 早期

肝肾阴虚、夹热夹瘀,症见咽干口燥,多食易饥,口渴喜饮,气短乏力,视物模糊,头晕,腰酸,小便频数而多,伴有唇紫暗,肢体麻痛,舌质暗红,苔黄少津,脉弦细数。治宜益气滋阴、清热活血,方选参芪地黄汤、四君子汤合知柏地黄丸、生脉散合杞菊地黄汤等,加减桃仁、红花、益母草、地龙、川芎、水蛭等活血化瘀药。

2. 中期

脾肾气虚、瘀水互结,症见气短乏力,纳少腹胀,腰膝酸软,四肢不温,头晕懒言,面色萎黄或苍白无华,双下肢轻度浮肿,舌体胖大,质暗、有齿痕,苔白,脉虚弱。治宜健脾固肾,活血利水。方选六君子汤合六味地黄汤、水陆二仙丹合芡实合剂等,加减牛膝、益母草、丹参、桃仁、生蒲黄、金钱草等活血利水药。

3. 晚期

脾肾阴阳俱虚、瘀浊互阻,症见神疲乏力,精神不振,面色晦暗,头晕目眩,畏寒肢冷,胸闷纳呆,面足浮肿,肌肤甲错,尿少便溏,时有恶心,舌质淡暗,脉沉细无力。治宜调补气血阴阳,活血泄浊。方选桂附地黄汤、济生肾气汤、大补元煎等,加减益母草、川芎、红花、葶苈子、当归、山楂、丹参等活血祛瘀药。

(三)总结

DKD起病缓,病程长,病变以气血阴阳渐虚为本,瘀、痰、湿、毒为标。在标证中瘀最常见。治疗时通常标本兼顾,使瘀去络通,因瘀所致病理产物也可逐渐被消除。活血化瘀之法配伍益肾、养阴、补气、利湿之品可以有效改善微循环,抑制血小板聚集,改善尿蛋白,纠正脂质代谢紊乱,降低血糖等,应用前景广阔。

(朱国龙　左新河)

六、补肾固精法治疗早期糖尿病肾病

糖尿病肾病(DKD)是糖尿病最常见的微血管并发症之一,也是造成终末期肾脏疾病以及慢性肾脏疾病的主要原因,主要临床特征是持续性白蛋白尿和(或)肾小球滤过率(GFR)进行性下降,可发展为终末期肾病。DKD的发生与高龄、长病程、高血糖、高血压、肥胖、高脂血症、高钠饮食等危险因素相关,我国2型糖尿病患者中合并DKD者占10%～40%。DKD的早期临床症状隐匿,无典型临床表现,一旦患者出现水肿、多尿、少尿甚至尿闭等典型症状,说明患者已进入DKD中晚期,病情已不可逆转,因此早期诊断和早期综合治疗DKD尤为重要。目前尚无特效的西药治疗DKD,对DKD的综合治疗仍然是干预生活方式(如运动、减轻体质量、戒烟、限盐摄入等)、控制血糖及血压、纠正代谢紊乱等。

中医药治疗具有多种成分作用于多靶点、多环节、相关信号通路及低毒副作用等独特优势,常被用作治疗DKD的常规或潜在的补充疗法。左新河结合多年临床经验,采用补肾固精法治疗早期DKD临床取得较好疗效。

(一)理论基础

1. 肾藏精

《素问•六节脏象论》说:"肾者,主蛰,封藏之本,精之处也。"肾藏精是指肾具有储存、封藏精气的生理功能。精得藏于肾,发挥其生理效应而不无故流失,依赖于肾气的闭藏作用和激发作用的协调。《素问•金匮真言论》说"夫精者,身之本也。"肾藏先天之精,为先天之本。肾精所化的肾气,属先天之气。《素问•上古天真论》:"肾者主水,受五脏六腑之精而藏之。"早期DKD患者尿中常有大量蛋白质丢失,应责之于肾气虚衰,闭藏精的功能减退,导致精的无故流失,即肾失封藏,固摄无权,精微下泄。

2. 脾化精

脾主运化,把饮食水谷转化为水谷精微和津液,并把水谷精微和津液吸收、转输到全身各脏腑。脾主升清,"清"是指水谷精微等营养物质,脾气将胃肠道吸收的水谷精微和水液上输于心、肺等脏,通过心、肺的作用化生气血,以营养濡润全身。正如《素问·经脉别论》所云："饮入于胃,游溢精气,上输于脾,脾气散精,上归于肺,通调水道,下输膀胱,水精四布,五经并行"。白蛋白是人体的精微物质,属于精气的一部分,赖脾之升清以转输。脾为后天之本,摄入水谷,化生为血气精微物质,并固摄精微,运化敷布全身。若脾虚,则固摄无力,水谷精微随代谢产物排出体外,则见尿中有蛋白质。

（二）基本病机

左新河认为,早期DKD主要责之于肾、脾二脏。肾精肾气亏虚,肾失封藏,精气外泄,则出现蛋白尿;肾不主水,尿液气化蒸腾不利,则尿液增多,表现为多尿或夜尿频。脾不运化,不为胃行其津液,导致水谷精微不入五脏以灌四旁,反而下输膀胱以扰净府;脾失固摄,无力吸附水谷精微,也使精气外漏,则出现尿蛋白。左新河强调,久病入络,必夹血瘀,肾、眼等微血管硬化为血瘀表现。血能载气,血停则气滞,必影响脾主运化,肾司封藏、主水的功能。正如《血证论》所说:"瘀血发渴者,以津液之生,其根出于肾水,水与血交会转运,皆在胞中,胞中有瘀血,则气为血阻,不得上升,水津因不能随气上布。"因此,左新河认为其病机可归纳为肾失封藏、脾失固摄、瘀血阻络,以脾肾亏虚为本,瘀血阻络为标。

（三）治疗法则

1. 基本治法

长期的高糖状态会使机体产生"代谢记忆",对血管造成持续损害。因此,早期使血糖、血压、血脂等综合达标是治疗DKD的基础。针对早期DKD的基本病机,治疗以补肾固精、健脾益气、活血通络为基本治法,标本兼治。

2. 补肾固精

左新河常用熟地黄、山茱萸、覆盆子、金樱子、芡实、枸杞子等药物。熟地黄质润入肾,善滋补肾阴,填精益髓,古人云其"大补五脏肾阴""大补肾水"。山茱萸酸,微温,质润,其性温而不燥,补而不峻,既能益精,又可助阳,还可固精缩尿,于补益之中又具封藏之功。覆盆子甘、酸,微温,既能收涩固精缩尿,又能补益肝肾明目。枸杞子能滋补肝肾之阴。金樱子、芡实相须为用,功专固涩,善益肾固精,兼健脾祛湿。

3. 健脾益气

左新河常用黄芪、太子参、山药、茯苓健脾益气,助脾运化水谷精微,固摄水谷之气。脾气充裕,中焦斡旋运化有常,脾胃升清降浊有序,则上输水谷精微至肺,灌溉四旁,不会同糟粕下输膀胱。黄芪甘温,善入脾胃,为补中益气要药。山药性味甘平,能补脾益气,滋养脾阴,还能补肾气,兼能滋养肾阴。太子参能补肺脾之气,兼能养阴生津,为清补之品。茯苓味甘而淡,甘则能补,淡则能渗,药性平和,既可祛邪,又可扶正,使湿无所聚,痰无由生。

4. 活血通络

左新河常用丹参、牛膝、鸡血藤、桃仁、红花、川芎等。丹参功善活血祛瘀,通行血脉,性微寒而缓,能祛瘀生新而不伤正,《本草纲目》谓其"能破宿血,补新血"。牛膝活血祛瘀力强,性善下行,又能补益肝肾,强筋健骨。鸡血藤苦而不燥,温而不烈,性质和缓,行血散瘀,又能养血。桃仁、红花相须为用,活血祛瘀。川芎辛散温通,既能活血祛瘀,又能行气止痛,为"血中之气药",具有通达气血的功效。然肾络瘀血癥积非一般草木之品所能达也,故左新河临床常配伍虫类药,选白僵蚕、水蛭、地龙等加减应用,《临证指南医案》载:"藉虫蚁血中搜逐,以攻通邪结。"

5. 随症加减

当糖尿病患者出现DKD时,往往可能合并多种并发症,要全面兼顾,四诊合参。大便秘结者,加大黄、火麻仁;双下肢水肿者,加冬瓜皮、猪苓、泽兰;胸闷、喘气者,加瓜蒌皮、薤白、桑白皮等;夜尿频、腰酸者,加乌药、益智仁;头晕者,加钩藤、天麻、杜仲;皮肤瘙痒者,加苦参、白鲜皮、地肤子;手足麻木者,加桑枝、桂枝、威灵仙;视物模糊者,加谷精草、密蒙花;乏力、易疲劳者,加灵芝、白术;口干者,加天花粉、芦根、麦冬;失眠者,加酸枣仁、茯神、远志。

(赵勇　左新河)

参 考 文 献

[1] 马锋锋,范增慧.糖尿病肾病中医病因病机研究进展[J].中国中医基础医学杂志,2022,28(8):1373-1377.

[2] 黄学民,赵进喜.糖尿病肾病的中医分期分型辨证探讨[J].中国老年保健医学,2005,3(1):28-29.

[3] 林兰.糖尿病肾病的病因学研究述评[J].医学研究通讯,2000,29(2):16-20.

[4] 卢作维,刘涛,刘向阳,等.2型糖尿病患者发生微量白蛋白尿预测模型的建立与验证研究[J].中国全科医学,2021,24(36):4653-4660.

［5］　曾静怡,鲍晓荣.糖尿病肾病发病机制的研究进展[J].中国中西医结合肾病杂志,2021,22(5):461-463.

［6］　沈双,魏聪,常丽萍,等.糖尿病肾病从络论治研究进展[J].天津中医药,2021,38(6):689-694.

［7］　王诗尧,王世东,傅强,等.国医大师吕仁和"微型癥瘕"病理假说的源流及发展[J].中华中医药杂志,2022,37(8):4555-4559.

［8］　吕杰.基于肾络癥瘕理论探讨炎症与糖尿病肾病的相关性[D].北京:北京中医药大学,2014.

［9］　田晓玲,华川,张艳,等.补益药黄芪防治糖尿病肾病的应用和研究进展[J].中药材,2021,44(6):1531-1535.

［10］　刘美红,邹峥嵘.女贞子化学成分、药理作用及药动学研究进展[J].热带亚热带植物学报,2022,30(3):446-460.

［11］　崔家霖,高彦彬.水陆二仙丹治疗糖尿病肾病机制的网络药理学研究[J].中药新药与临床药理,2021,32(7):979-987.

［12］　郝洁,梁艳,张瑞,等.大黄素改善糖脂代谢异常、糖尿病周围神经病变及糖尿病肾病的作用机制研究进展[J].中药药理与临床,2020,36(3):265-272.

［13］　孙瑞茜,彭静,郭健,等.鬼箭羽的现代药理作用研究成果[J].环球中医药,2015,8(2):245-249.

［14］　商烨,齐丽娜,金华,等.地龙化学成分及药理活性研究进展[J].药物评价研究,2022,45(5):989-996.

［15］　焦小楠,董人齐,孙立平,等.从金水相生角度探讨百合地黄汤治疗中风后抑郁[J].西部中医药,2021,34(12):35-37.

［16］　左新河.左新河[M].武汉:华中科技大学出版社,2022.

［17］　李艳春,李嘉鑫,杨宇峰,等.基于"五行相生相克"理论论治糖尿病肾病[J].中国实验方剂学杂志,2021,27(11):240-245.

［18］　田晓玲,华川,赵勇,等.仲景方在糖尿病肾病中的运用[J].实用中医内科杂志,2020,34(11):22-25.

［19］　阎佳,张学玉,刘锐.金水宝胶囊临床应用和药理作用的研究进展[J].中国临床药理学杂志,2019,35(4):406-408.

［20］　田传玺,贾元萍,吕天宜,等."金水相生"理论探讨[J].北京中医药,2022,41(6):624-625.

［21］　牛永宁,柴可夫.中医从风论治糖尿病肾病探析[J].中华中医药杂志,

2013,28(6):1654-1657.

[22] 刘轶凡,朱荔炜,倪博然,等.赵进喜"从风论治"糖尿病肾脏病学术思想及应用经验[J].中华中医药杂志,2021,36(5):2615-2618.

[23] Ishii H, Kaneko S, Yanai K, et al. MicroRNAs in podocyte injury in diabetic nephropathy[J]. Front Genet,2020,11:993.

[24] 文亮亮.吕仁和教授"六对论治"消渴病肾病医案浅析[D].北京:北京中医药大学,2016.

[25] 孟繁玲,何学红.糖尿病肾病从瘀论治[J].辽宁中医药大学学报,2010,12(4):96-97.

[26] 王志伏,张雅玲.糖尿病肾病的中医辨证论治[J].辽宁中医杂志,2007,34(6):791.

[27] 中华医学会糖尿病学分会微血管并发症学组.中国糖尿病肾病防治临床指南[J].中华糖尿病杂志,2019,11(1):15-28.

[28] 中华医学会糖尿病学分会.中国2型糖尿病防治指南(2017年版)[J].中华糖尿病杂志,2018,10(1):4-67.

第九节　糖尿病周围神经病变

一、糖尿病周围神经病变病因病机与辨证分型

糖尿病周围神经病变是糖尿病最常见、最复杂的慢性并发症之一,具有发病率高、发病隐匿、致残率及死亡率高等特点。表现为肢体麻木、蚁走感、虫爬感、触电样感觉,可呈刺痛、灼痛、钻凿痛,时有触觉过敏,肌力常有不同程度的减退。因其既属消渴病,又属痹病,又称为"消渴痹证"。

（一）病因病机

1.气阴两虚

糖尿病周围神经病变,随着糖尿病病程的迁延而逐渐发生发展。糖尿病患者素体阴虚,加之五志化火,灼伤阴液,或饮食不节,化热伤阴,或内伤劳倦、年老体衰、禀赋不足等致精血亏虚,均可致阴精亏损,燥热内生,而阴虚与燥热又互为因果,"火因水竭而益烈,水因火烈而益干"(《丹台玉案》),终发为消渴。病程迁延不愈,燥热耗

伤气阴,气虚血行不畅,气血痹阻,阴虚内热而灼伤营血,血液运行不畅,均可致血瘀;气虚行水无力,水津不运,可致痰湿阻滞。痰瘀互结,经脉不通,肢体失养而发为本病。总之,糖尿病周围神经病变是在糖尿病日久致气阴两虚的病理基础上,以虚致实,虚实夹杂为患,终致肢体失养而发生的。

2. 脾失运化

脾在体合肉,主四肢。脾主运化,脾气充足,水谷精微才能输布正常,生化有源,五脏六腑、四肢百骸才能得以濡养;若脾气不足,则输化失常,精化为浊,四肢肌肉遂失其水谷精微的输布与营养,表现为麻木、倦怠、乏力。糖尿病患者多因饮食不节,过食肥甘厚味,损伤脾胃,或因忧思、劳倦伤脾,或因治疗时过用苦寒清热之品克伐脾胃,均可致脾失健运,水津失布,聚而成痰,水谷精微不归正化亦变生痰浊。痰浊内蕴,日久可化热伤阴,发为消渴或使消渴病情加重;痰在肌腠,多伤及四肢末端,导致肢端麻木,感觉异常;痰浊致血行不畅而成瘀,痰瘀互结,阻于经脉,不通则痛,导致肢体疼痛;脾运化水湿功能减弱,致水液无法正常输布,在体内停聚潴留而成水湿,湿邪困阻脾阳,使脾运化无权,四末失其水谷精微充养而表现为麻木、乏力。总之,脾虚在糖尿病周围神经病变的发生发展过程中具有重要作用。

3. 痰瘀阻络

糖尿病患者阴虚燥热日久,气阴两虚,虽可致经脉失养,发为消渴病痹证,但更多情况下,则是在气阴两虚的病理基础上,形成痰浊、瘀血、湿浊等病理因素,痰瘀阻络,经脉不通,肢体失养,导致糖尿病周围神经病变。

4. 情志失调

糖尿病日久不愈,患者多忧郁焦虑,精神紧张,使肝失疏泄加重,气郁益甚,日久可影响血液运行,而致气滞血瘀。痰浊瘀血一旦形成,即可作为新的致病因素进一步影响机体,使气血更加瘀阻,郁久化热伤津,则更加耗伤阴液。肝失疏泄、气滞血瘀是其主要病因病机,病情进一步发展,瘀血内阻,可使各脏器的功能失调,机体正气虚弱,各种代谢失衡,从而加重糖尿病周围神经病变,气滞血瘀,阻止四肢脉络,血不养筋,则出现肢体麻木、疼痛拘挛、痿废失用或肢端坏死等临床表现。因此,应充分重视情志因素在糖尿病周围神经病变发病过程中的作用。

因此,糖尿病周围神经病变治疗应以活血通络为基本治则。气为血之帅,血为气之母,气虚推动无力,血行不畅,缓慢涩滞而成瘀血者,治以益气养血、化瘀通络;阴虚火旺,煎熬津液,津亏液少而血液黏稠不畅成瘀者,治以滋阴活血,柔筋缓急;血得温则行,得寒则凝,阳虚无以温煦血行而成瘀血者,治以温经散寒、通络止痛;痰瘀阻络,血行不畅者,治以化痰活血、宣痹通络。糖尿病周围神经病变病程日久,经脉失养,不荣则痛者治以滋补肝肾,兼以通络为主。

(二)辨证分型

1.气虚血瘀证

症见手足麻木,如有蚁行,肢端时痛,多呈刺痛,下肢为主,入夜痛甚,气短乏力,神疲倦怠,自汗畏风,易于感冒,舌质淡暗,或有瘀点,苔薄白,脉细涩。治以补气活血,化瘀通络。方用补阳还五汤加减。常用生黄芪、当归、川芎、赤芍、桃仁、红花、地龙。气虚明显者可加重黄芪用量;气短自汗明显,加太子参、麦冬;易于感冒者加白术、防风;血虚明显者加熟地黄、阿胶;病变以上肢为主加桑枝、桂枝,以下肢为主加川牛膝、木瓜。

2.阴虚血瘀证

症见肢体麻木,腿足挛急,酸胀疼痛,或肢体灼热,或小腿抽搐,夜间为甚;五心烦热,失眠多梦,皮肤干燥,腰膝酸软,头晕耳鸣;口干少饮,多有便秘,舌质嫩红或暗红,苔花剥少津,脉细数或细涩。治以滋阴活血,柔筋缓急。方用芍药甘草汤合四物汤加减。常用白芍、生甘草、生地黄、当归、川芎、木瓜、怀牛膝、炒枳壳等。腿足挛急,时发抽搐者,加全蝎、蜈蚣;头晕耳鸣,失眠多梦者加生龙骨、生牡蛎、柏子仁、炒酸枣仁;五心烦热者加地骨皮、胡黄连;大便秘结者加生大黄。

3.阳虚寒凝证

症见肢体麻木不仁,四末冷痛,得温痛减,遇寒痛增,下肢为著,入夜更甚;神疲乏力,畏寒怕冷,倦怠懒言,舌质暗淡或有瘀点,苔白滑,脉沉紧。治以温经散寒,通络止痛。方用当归四逆汤加减。常用当归、赤芍、桂枝、细辛、通草、干姜、制乳香、制没药、甘草等。阴寒凝滞明显者加制川草乌(先煎)、甘草(宜用炙甘草);若肢体持续疼痛,入夜更甚,加附子、水蛭;以下肢尤以足疼痛为甚者,可酌加川断、牛膝、鸡血藤、木瓜等;内有久寒,兼有水饮呕逆者加吴茱萸、生姜。

4.痰瘀阻络证

症见麻木不止,常有定处,足如踩棉,肢体困倦,头重如裹,昏蒙不清,体多肥胖,口黏乏味,胸闷纳呆,腹胀不适,大便黏滞。舌质紫暗,舌体胖大、有齿痕,苔白厚腻,脉沉滑或沉涩。治以化痰活血,宣痹通络。方用黄芪桂枝五物汤加减。常用生黄芪、桂枝、白芍、苍术、薏苡仁、茯苓、姜半夏、枳壳、川芎、生甘草。胸闷呕恶,口黏者加藿香、佩兰,枳壳易枳实;肢体麻木如蚁行较重者加独活、防风、僵蚕;疼痛部位固定不移者加白附子、白芥子。

5. 肝肾亏虚证

症见肢体痿软无力，肌肉萎缩，甚者痿废不用，腰膝酸软，性功能减退，骨松齿摇，头晕耳鸣，舌质淡，少苔或无苔，脉沉细无力。治以滋补肝肾，填髓充肉。方用壮骨丸加减。常用龟甲、黄柏、知母、熟地黄、白芍、锁阳、怀牛膝、当归。肾精不足明显者加牛骨髓、菟丝子；阴虚明显者加枸杞子、女贞子。

（谢敏　左新河）

二、从络虚邪瘀论治糖尿病周围神经病变

糖尿病周围神经病变（diabetic peripheral neuropathy，DPN）是糖尿病常见的慢性并发症，糖尿病诊断后的10年内常有明显的临床DPN发生。其临床表现为肢体麻木、感觉减退、皮肤蚁行感、烧灼感等，易导致皮肤损伤和感染，是糖尿病足的重要危险因素。神经痛和感觉减退会导致一系列不良后果，包括跌倒、生活质量受损、日常生活活动受限和抑郁症状等，DPN对患者所产生的痛苦已经成为不可忽视的健康问题。

中医对于本病没有明确的病名定义，但纵观中医历代医家的著作、文献和医案，其中对本病发病特点和临床症状有着诸多记载。如《秘传证治要诀及类方·三消》曰："三消久之，精血既亏，或目无见，或手足偏废如风疾非风。"《普济方》曰："不生肌肤，腿胫消细，骨节酸疼。"这些对消渴合并痹症及痿症类症状的记载，与DPN患者所产生的麻、凉、痛等常见临床表现相吻合。

（一）"络虚邪瘀"与糖尿病周围神经病变

络病是一种广泛存在于多种内伤杂病与外感重证中的病理状态。络脉系由经脉分出，纵横交贯，层次细化，遍布人体周身，沟通脏腑肢节，输布气血津液的网状系统。《黄帝内经》提出，络病的基本病理变化为络脉损伤、络脉阻滞与络脉空虚等。《临证指南医案》指出："初为气结在经，久则血伤入络""大凡经主气，络主血，久病血瘀"，旨在强调络病主要病机以络脉阻滞为特点，以络中气滞、血瘀、痰阻为基本病理变化。络病主要病因包括外邪侵袭、饮食起居、内伤七情、久病入络、跌仆金刃伤络、痰瘀阻络等方面。外邪袭络先伤阳络，久居不去则生内伤，损及阴络，导致络中气血运行减缓，津凝化痰，血滞成瘀，痰瘀阻络，络脉功能异常，久痛、久瘀、久病入络，脏腑气机紊乱，或气血耗伤无以荣养络脉致络虚不荣，加重痰、瘀、热、毒等

邪气蓄积络脉,互患为病,伤及络脉,形成易入难出、易滞易瘀、易积成形的病机特点。基于"络虚邪瘀"病机观,可以从宏观层次概括DPN病因特点,以期指导DPN诊治。

（二）基于"络虚邪瘀"病机的糖尿病周围神经病变治则

DPN是糖尿病日久而易发生的病变,阴虚内热的病理变化始终贯穿糖尿病及其兼、变证的病程之中。糖尿病的主要病机在于久病耗气伤阴,而DPN随着糖尿病病程的迁延而逐渐发生发展。消渴日久、七情内伤、过食辛燥之物等都会加重阴虚燥热之症,耗伤津液。气阴两虚,燥热偏盛,凝液成痰。消渴与痰瘀在病程进展中往往相互影响,互为因果。痰湿瘀血既是DPN的病理产物,又是加重DPN临床表现的主要病机之一。《古今医鉴·麻木》曰:"凡人手足麻木,并指尖麻者,皆痰滞经络也。"痰湿瘀血可阻碍机体脉络通畅,使患者肢体失养,故产生四肢麻木、骨节疼痛、肢体乏力等症状。《血证论》云:"瘀血在里则口渴,所以然者,血与气本不相离,今内有瘀血,故气不得通,不能载水津上升,是以发渴,名曰血渴。"消渴日久,耗气伤阴,导致气阴两亏,进而影响血脉流通;而瘀血内阻,则影响津液之运行,也会促进DPN的产生。故消渴发病,经久不愈,燥热内行,耗气伤阴。气虚则血行不畅,血脉痹阻;阴亏则灼伤营血,营血失充。气虚阴亏均可导致血瘀痰凝,痰瘀阻络,四肢络脉不通,最终发展为DPN。

全身脉络众多,以血为本;病邪入络,多伤血分,难以消除,致使DPN病程漫长,成为治疗DPN难以见效的主要原因。《素问·调经论》谓"病在血,调之络",气阴两虚、痰瘀阻络为DPN的根本病机,病理实质在于"不通",故确立"络以通为用"之治则。虚则补之,络虚通补,寓通于补,益气养阴通络。此外,DPN病邪缠绵、表现迥异,与瘀血密切相关,故重在祛瘀通络,通其血脉,消除瘀血。基于"络虚邪瘀"病机观论治DPN主要在于益气养阴、祛瘀通络,邪去瘀除,则络脉通畅,气血津液运行正常。

（三）基于"络虚邪瘀"病机的糖尿病周围神经病变治疗

1. 以"补"为用

《灵枢·卫气失常》曰,"血气之输,输于诸络",表明络脉为气血汇集之处。痰瘀阻络,病深难解,非重药不足以祛邪,而正虚又不耐峻攻,若过度活血化瘀,则易导致络损溢血。因此,DPN治疗应在"络虚通补"治则指导下处理好祛邪与扶正的关系,络虚通补之法在于对络脉本虚病变的整体调节,以血肉有情之品,"通奇经不滞"。常与益气补血、温阳滋阴、荣养络脉等血肉有情之品通补络虚,此类药物长于以脏补脏、以髓填髓,如人参、黄芪重在补气;鹿茸、肉桂重在温阳;阿胶、麦冬重在滋阴养血;鹿角胶、紫河车重在填精生髓。因此,在遣方用药时,依据病变不同阶段分别配伍补气生津、滋阴温阳等药物以通补络虚,从而达到标本兼治的目的。

2. 以"通"为用

《医林改错》谓,"久病血瘀,凡久病从血治为多",活血化瘀药的应用不可忽视。辛香之品,善行走窜,一则在于散瘀开闭以通络脉,开肌肤腠理,泄气血津液,散邪瘀通络;二则在于芳香走窜以透络邪,遍及全身,引诸药入络,透邪瘀外出。叶天士首创辛味通络法,强调"络以辛为泄",以通为治。《神农本草经疏》谓:"血瘀宜通之……法宜辛温、辛热、辛平、辛寒、甘温,以入血通行。"此类药物长于外透肌腠,宣畅开闭,内入痰瘀,通达络瘀,辛香走窜,引诸药入络,透邪外达,如麝香、冰片重在辛香通络,桂枝、细辛重在辛温通络,当归、桃仁重在辛润通络。因此,选择DPN治疗药物时应重视辛味药的使用,常用荆芥、羌活、麻黄、细辛、葛根、防风等。

张仲景《金匮要略》首倡虫药通络。《临证指南医案》谓:"每取虫蚁迅速飞走诸灵,俾飞者升,走者降,血无凝着,气可宣通。"虫性走窜,通达络脉,无微不入,无坚不破,推陈致新,搜邪剔骨,息风定惊,其飞升者入络脉气分,其走窜者入络脉血分。此外,虫类药物味多辛咸,药性较为峻猛,破血消癥,逐瘀散积,对瘀血日久、癥瘕积聚之久病重症常有良效。此类药物因辛咸入络,蠕动灵活,追拔通络,长于除络中瘀结沉痼,如水蛭、虻虫、土鳖虫重在化瘀通络,全蝎、蜈蚣、乌梢蛇重在搜风通络。因此,选择DPN治疗药物时应特别重视虫类药的使用。常用地龙、全蝎、水蛭、虻虫、蜈蚣等。但大多数虫类药物具有一定毒性,临床用药尚存在局限性,应用时应注意加减配伍以减少不良反应。

藤类缠绕蔓延,纵横交错,无所不至,犹如网络,取象比类,形如络脉。《本草便读》云:"凡藤类之属,皆可通经入络。"藤类药长于调理气血、散结通络,且有"引经报使"之用,引诸药达于病所。DPN邪瘀入络,互结深处,久居不去,亦可突发急性加重,"络虚""邪瘀"相互影响,终致邪瘀结聚,络息成积,常予藤类药散结通络。因此,选择DPN治疗药物时应重视藤类药的使用,常用雷公藤、鸡血藤、青风藤、络石藤等。

(四) 总结

基于络病理论"络虚邪瘀",左新河认为气阴两虚、痰瘀阻络为DPN的根本病机,治疗主要在于益气养阴、祛瘀通络,邪去瘀除,则络脉通畅,气血津液运行正常。需标本同治,攻补兼施。临床用药多采用血肉有情之品通补络虚,并佐以辛味、虫类、藤类药物等搜剔邪瘀,以期建立"络虚邪瘀"病机观特色辨证治疗体系,为临床提供诊疗思路。

(付畅　汪晓露)

三、从内热致癥论治糖尿病周围神经病变

古代相关文献将DPN归为"消渴"合并"麻木""不仁""血痹""脉痹""痹证"等范畴。《医林改错》载"血受热,则煎熬成块",阴虚津亏则易生内热,扰血分,血热瘀毒内积,痹阻脉络,不通则痛,发为痹证。左新河由此提出从内热致癥论治DPN。

(一)"内热致癥"病机认识

"内热"在糖尿病及其并发症的病因病机中占据重要地位,历代医家对消渴的认识大多立足于"内热"。《黄帝内经》提出瘀热致消,"怒则气上逆……转而为热,热则消肌肤,故为消瘅";《丹溪心法》认为燥热致消,"酒色无节……燥热炽盛,津液干焦,渴饮水浆";《临证指南医案》则提出郁热致消的观点,"心境愁郁,内火自燃,乃消症大病";《儒门事亲》中有"三消之说,当从火断"的论述。以上都说明了内热炽盛是消渴病的原因之一。此外,热蕴于内,五脏有热,传其所胜,脏热相移,亦可发为消渴。另从治疗消渴病用药中可以看出,清热药占比很大,消渴、消中的治疗以清热生津为大法,以麦冬、瓜蒌根、芦根、石膏、黄连等苦寒、甘寒、辛凉的药物为主。

历代医家在消渴及并发症的治疗上也很重视"内热",如陈言《三因极一病证方论》指出,消渴之内因为心虚烦闷、情志不遂,外因为风、寒、暑、湿等外邪入里化热,进而火邪灼伤精血津液,治疗以清热生津、补益精血为原则,常用方为黄连猪肚丸、竹龙散、补肝汤等。刘完素指出,燥热偏胜为三消的主要病机,并认为消渴所并发的目盲、疮疡等为胃肠燥热耗伤津液进而失养所致,治疗以寒凉滋润为主,常用大黄、黄连及瓜蒌根等药物,如白虎汤、宣明黄芪汤、调胃承气汤等方剂。张从正尊崇刘完素的思想,明确提出"三消当从火断",认为消渴有三,即甘之渴、石之渴、火燥之渴,然其病机均为燥热内生,治疗以调下并用为原则,常用黄连煎水治疗消渴病,并提倡刘完素之神芎丸、桂苓甘露散、白虎汤等,亦常用黄芩、滑石、大黄、黄连等药物。朱丹溪则结合刘完素、张从正、李东垣的思想明确提出上中下三消理论,治疗以养肺、降火、生血为治法,常用天花粉、芦根汁、生地黄等滋阴药,并认为天花粉为"消渴神药"。叶天士提出"三消一症,虽有上、中、下之分,其实不越阴亏阳亢,津涸热淫而

已",常用生地黄、知母、麦冬、生白芍、石膏等滋阴清热药物。

消渴痹证由消渴病迁延不愈发展而来,《证治汇补》:"麻木因荣卫之行涩,经络凝滞所致,其症多见于手足者。"《医学入门》:"常木为瘀血碍气……血脉不贯,谓之不仁。"消渴病病程日久,气滞血瘀,阻塞脉络,肢体失养,出现手足痛麻等症而发为"消渴痹证"。血液在脉道的正常流动需津液承载,今消渴日久,阴津耗伤,阴液亏虚则导致血虚,络脉失于血液充养,致使血行滞涩而化生瘀血,瘀血可以导致疼痛的发生。基于此,左新河认为消渴痹证乃因消渴经久不愈,气阴亏耗,热蕴于内,津消其中,肢体脉络失养,同时在内热的影响下,血凝成瘀,炼液为痰,痰瘀互结"致癥",痹阻肢体脉络,发为此病。治疗应益气养阴,通经活络。

(二)治疗经验

《金匮要略》有言:"血痹,阴阳俱微,寸口关上微,尺中小紧,外证身体不仁,如风痹状,黄芪桂枝五物汤主之。"临床中左新河治疗DPN多用黄芪桂枝五物汤加减化裁。黄芪,甘温补气,且补在表之卫气,使气旺以促血行,祛瘀而不伤正。现代研究表明,黄芪具有改善局部微循环血流灌注的作用。桂枝辛温,辛能发散,温通卫阳,能温筋通脉,主要起温阳助卫、行营通滞的作用。其与黄芪配伍可益气温阳、和血通经,黄芪得桂枝能固表而不留邪,桂枝得黄芪能益气而振奋卫阳。同时方中加入清热滋阴药,如生地黄、玄参、牡丹皮、赤芍、麦冬、知母等。生地黄清热凉血,养阴生津,可治疗阴虚内热之消渴;玄参清热凉血、滋阴泻火;牡丹皮、赤芍清热凉血、活血散瘀,二药共奏清化瘀热之功效;麦冬养阴生津;知母清热泻火,滋阴润燥。内热致癥,致血行不畅,瘀血阻络,出现肢麻肢凉、疼痛、针刺感、蚁行感等症状。当配伍川芎、丹参、牛膝等活血药祛瘀止痛。血中气药川芎,既能活血化瘀,又能行气止痛。丹参可活血祛瘀,通经止痛。牛膝逐瘀通经,补肝肾,强筋骨,引血下行,引诸药下行,可加强活血之效。补气药与活血药需同用,补气之品若得活血之药,则补不留滞;活血之品若得补气之药,则行不伤正。

(三)总结

左新河认为DPN的发病机制复杂,是多种因素相互作用的结果,积极严格地控制血糖并减少血糖波动是预防和治疗DPN的最重要措施。另外,周围神经血流减少是导致DPN发生的一个重要因素,通过扩张血管、改善血液高凝状态和微循环,提高神经细胞的血氧供应量,可有效改善DPN患者的临床症状。左新河从内热致癥论治糖尿病周围神经病变,运用中医药结合西药基础治疗,可以有效改善血糖、周围神经的代谢、营养及血液微循环的状态。

（但清　汪晓露）

参 考 文 献

[1] 倪青,徐逸庭.糖尿病中医治疗学[M].北京:中国科学技术出版社,2019.

[2] 詹立北.从"络虚邪瘀"论治糖尿病视网膜病变[J].中医学报,2021,36(6):1155-1158.

[3] 左新河.左新河[M].武汉:华中科技大学出版社,2022.

[4] 高亚斌,郭敬,苗润培,等.王耀献清热消癥法治疗糖尿病肾病经验[J].北京中医药,2020,39(2):152-154.

[5] 邸莎,杨映映,赵林华,等.从"火"论治糖尿病[J].中国中医基础医学杂志,2020,26(12):1765-1768.

[6] 李苏珊,王旭.王旭教授从瘀热辨治糖尿病周围神经病变[J].吉林中医药,2017,37(6):551-553.

第十节　糖尿病视网膜病变

一、谈糖尿病视网膜病变的病因病机与辨证分型

糖尿病视网膜病变(diabetic retinopathy,DR)是一种临床常见的糖尿病慢性并发症,其患病率达34.6%。依据其发展阶段和严重程度,临床将其分为非增殖型糖尿病视网膜病变和增殖型糖尿病视网膜病变。随着糖尿病病程的进展,患者常出现视力下降、视野缺损、玻璃体积血,甚至出现牵拉性视网膜脱离,最终导致失明的结局。糖尿病视网膜病变的主要病理改变是视网膜局部组织发生缺血、缺氧,眼底周细胞丢失、眼部血管微循环障碍、血管壁和血液流变学特征发生改变,并最终诱导新生血管的形成。血糖水平高或波动幅度大、高血压、高血脂、糖尿病病程长、糖尿病肾病、妊娠、肥胖等是本病发生发展的主要危险因素。目前,糖尿病视网膜病变的临床治疗手段主要有视网膜激光光凝治疗、玻璃体切除术、抗血管内皮生长因子药物治疗等。

古代文献中暂无糖尿病视网膜病变的确切病名,在古人对本病认识的基础上,左新河根据患者视力变化及症状,认为本病当属于"暴盲""消渴目病""视瞻昏渺""云雾移睛""血灌瞳神"的范畴。中医学对本病的认识由来已久,刘完素在《三消论》中记载"夫消渴者,多变聋盲、疮癣、痤疿之类,皆肠胃燥热怫郁,水液不能浸润于周身故也",在《宣明方论》也提到"又如周身热燥郁,故变为雀目或内障",皆描述了消渴之变证,即在消渴病基础上出现视力减退,视物不清,甚至失明、暴盲。傅仁宇在眼科著作《审视瑶函》中曰:"此症谓目平素别无他症,外不伤于轮廓,内不损乎瞳神,倏然盲而不见也。其故有三,曰阴孤,曰阳寡,曰神离,乃闭塞关格之病。"王肯堂《证治准绳》言:"自见目外有如蝇蛇、旗旆、蛱蝶、绦环等状之物,色或青黑粉白微黄者,在眼外空中飞扬撩乱,仰视则上,俯视则下也。"其所描述的眼部症状囊括了糖尿病视网膜病变的临床表现。

(一)病因病机

糖尿病视网膜病变是糖尿病发病后期最常见的慢性微血管并发症之一。对于本病的病因病机,左新河认为有虚实两方面的因素,当为本虚标实,以虚为本,因虚致实,以痰浊、瘀血为标,虚实夹杂,以致目窍失荣,目睛失养。本病是一个由阴虚内热到气阴两虚再到阴阳俱虚的病机变化过程,其中瘀血、痰浊不仅是其病理产物,更是导致其病情加重进展的致病因素。

1. 以虚为本

肝脾肾三脏虚弱、精气血的亏虚是糖尿病视网膜病变发生的根本原因。肝脾肾三脏相互联系、互相影响,脾为后天之本,脾脏虚弱则后天不足,无法充养先天,则肾精亏虚;又可母病及子,导致肝血不足。脾脏虚弱,失于运化,气血生化乏源;肾脏衰惫,肾精耗损;肝脏虚衰,阴血不足,最终精气血亏虚,目窍失养,导致糖尿病视网膜病变的发生。

(1)脾脏虚弱,气血乏源。脾为后天之本,主运化,主升清。脾气健运,将水谷精微物质正常输布于人体各处,化生气血。若脾脏虚损,运化功能失常,精微物质化生乏源,则不能濡养形体。《黄帝内经》中有"肥者令人内热,甘者令人中满,故其气上溢,转为消渴",指出消渴病的发生是由于平素饮食失节,嗜食肥甘厚味之品,伤及脾土之气,导致脾胃运化不及所致。《兰室秘藏》曰:"脾虚则五脏之精气皆失所司,不能归明于目矣。"脾为精微物质化生的源头,脾脏虚弱,运化失职,精微物质难以化生,且脾不升清,营养物质不能上达于目,则目失濡养而不明。《素问·玉机真藏论》"脾为孤藏……其不及,则令人九窍不通",说明脾脏虚弱,精微物质化源不足,会导致人体各个官窍失于滋养,其中包含目窍。

(2)肾脏虚弱,肾精耗损。肾为先天之本,主藏精,主封藏。若先天之精不足,或后天之本无法濡养先天之精,则肾中精气亏虚。《外台秘要方》载,"消渴者,原其发动,此则肾虚所致",说明肾脏虚弱是消渴病发病的重要原因。《素问·脉要精微论》曰,"夫精明者,所以视万物,别白黑……如是则精衰矣",指出肾精是视物功能正常发挥的物质基础,肾精充足则眼目可以辨别白与黑,审视长与短,视物清晰,功能不失其常。戴原礼在《秘传证治要诀及类方·三消》中记载:"三消久之,精血既亏,或目无见,或手足偏废,如风疾非风,然此证消肾得之为多。"王肯堂《证治准绳》曰:"三消久之,精气虚亏则目无所见。"《灵枢·大惑论》言:"五脏六腑之精气,皆上注于目而为之精。"精血亏不能上承于目,则出现视物不明。以上说明了消渴病日久导致肾精耗损,精血亏损,则目窍失养,导致视力下降或丧失,进而引发糖尿病视网膜病变。

(3)肝脏虚衰,肝血不足。肝开窍于目,具有藏血、主疏泄的生理功能。如《素问·五脏生成》记载"人卧血归于肝,肝受血而能视",《诸病源候论》载"肝候于目而藏血,血则荣养于目",《素问·脏气法时论》曰"肝病者……虚则目无所见",均说明了肝血充足,眼目得以滋养则视物清楚,灵活有神,人体视物功能的正常发挥有赖于肝所藏血液的濡养作用。若肝血虚少,上充于目窍的营养物质不足,则眼目视物不清,眼目乏神且视物障碍。据《审视瑶函》所载,真精为先后天脾肾之元气所化,真精不足则可导致目病。消渴日久,肾精亏损,肝为肾之子,肝肾同源,精血同源,若肾精亏虚,水不涵木,日久母病及子致肝血虚弱,从而导致精血俱虚、精血不能循经上达于目,目失所养而出现目无所见等与糖尿病视网膜病变相关的表现。

2.因虚致瘀

痰浊、瘀血不仅是糖尿病视网膜病变发病过程中的病理产物,也是疾病迁延日久不愈、反复缠绵加重的重要原因。气为血之帅,推动血液运行,血作为物质基础,承载着气的运行,人体内气血充盛则运行通畅。《读医随笔》载:"气虚不足以推动血,则血必有瘀。"若脾脏虚弱,脾气不足,则气血乏源。气虚则血行推动力减弱,血液运行缓慢,导致血液停滞而为瘀血。脾脏统摄功能失职,则血液运行不循常道而溢出脉外,也可致瘀。血液运行于脉道,血液充足,则脉络充盛,运行流畅;血液亏虚,则脉络涩滞,运行不畅,进而导致瘀血的发生。糖尿病在病程进展过程中由气虚发展为阳虚,阴损及阳,虚损逐渐加重。肝脾肾具有调节水液代谢的作用,糖尿病患者大多肝脾肾虚弱,故容易导致津液代谢失常,且由于脾肾阳气不足,推动乏力,温煦失职,水饮痰湿积聚难化,日益蓄积,阻滞气机,则可因痰致瘀,痰瘀并见,使目窍失于血液的滋养而出现与糖尿病视网膜病变相关的临床表现。

（二）辨证分型

中医的精髓在于辨证论治，注重个体化治疗，临证要整体辨证与眼局部辨证相结合。左新河根据临床经验，结合糖尿病病程进展，将本病分为以下四个证型。

1. 气阴亏虚证

症见视物模糊，目睛干涩，或视物变形，或眼前黑花飘舞，伴神疲乏力，气短懒言，口干咽燥，自汗，便干或稀溏，舌胖嫩、紫暗或有瘀斑，脉沉细无力。此期眼底可见视网膜少许微血管瘤、散在出血和渗出，视网膜病变多为非增殖型轻中度改变。

治以益气养阴，活血通络。

方用生脉饮加减。常用党参、黄芪、白术、五味子、天冬、麦冬、熟地黄、山茱萸、山药、茯苓、泽泻、牡丹皮等。加减：眼底以微血管瘤为主者加丹参、郁金、牡丹皮；出血明显者加生蒲黄、墨旱莲、三七；伴有黄斑水肿者酌加薏苡仁、车前子。

2. 脾虚阻络证

症见眼花目眩，眼前黑花飘舞或如蛛丝飘浮，伴神倦乏力，少气懒言，面色㿠白或萎黄，头晕头重，胸闷纳呆，大便溏薄，舌淡红，苔白腻，脉濡滑。此期眼底可见视网膜少许微血管瘤、散在出血和渗出。

治以健脾化湿，祛痰通络。方用温胆汤加减。常用半夏、茯苓、枳实、苍术、竹茹、山药、陈皮、薏苡仁、丹参、甘草等。

3. 肝肾亏虚证

症见视物模糊，目睛干涩，伴头晕、耳鸣，腰膝酸软，肢体麻木，大便干结，舌暗红少苔，脉细涩。此期眼底见视网膜广泛出血、渗出及棉絮斑，或见静脉串珠和视网膜内微血管异常，或伴黄斑水肿。视网膜病变多为非增殖型糖尿病视网膜病变中重度改变。

治以滋补肝肾，润燥通络。方用六味地黄丸加减。常用熟地黄、山茱萸、山药、泽泻、牡丹皮、茯苓、知母、黄柏、黄精等。若出血久不吸收，加浙贝母、海藻、昆布。

4. 阴阳两虚证

症见视力模糊，目睛干涩，伴神疲乏力，五心烦热，失眠健忘，腰酸肢冷，手足凉麻，阳痿早泄，下肢浮肿，大便溏结交替；舌淡胖少津或有瘀点，或唇舌紫暗，脉沉细无力。此期眼底见新生血管、机化灶、增生条带及牵拉性视网膜脱离，或玻璃体积血致眼底无法窥及。视网膜病变多为增殖型糖尿病视网膜病变改变。

治以滋阴补阳、化痰祛瘀。偏阴虚者选左归丸加减,常用熟地黄、鹿角胶、龟板胶、山药、枸杞子、山茱萸、川牛膝、菟丝子;偏阳虚者选右归丸加减。常用附子、肉桂、鹿角胶、熟地黄、山茱萸、枸杞子、山药、菟丝子、杜仲、当归、淫羊藿。出血久而不吸收者加三七、生蒲黄、花蕊石。

(谭艳　左新河)

二、从玄府论治糖尿病视网膜病变

糖尿病视网膜病变是导致成人失明的主要原因之一。临床患者可表现为闪光感、飞蚊症、视力减退甚至失明。玄府学说是中医眼科重要基础理论之一,左新河认为可从玄府论治糖尿病视网膜病变。

(一)玄府学说

"玄府"一词最早见于《黄帝内经》。《素问·调经论》:"上焦不通利,则皮肤致密,腠理闭塞,玄府不通,卫气不得泄越,故外热。"《素问·水热穴论》:"勇而劳甚则肾汗出,肾汗出逢于风,内不得入于藏腑,外不得越于皮肤,客于玄府……所谓玄府者,汗空也。"张景岳注曰:"汗属水,水色玄,汗之所居,故曰玄府。从孔而出,故曰汗空。然汗由气化,出乎玄微,是亦玄府之义。"古汉语中"空"和"孔"通用,可见当时玄府是指皮肤的汗孔。

到金元时期,"玄府"的内涵得到了拓展,刘完素认为"玄府"不仅是指"汗空""腠理""气门""鬼门",且不独具于人,他超越《黄帝内经》所述玄府概念,认为"玄府者,谓玄微府也。然玄府者,无物不有,人之脏腑、皮毛、肌肉、筋膜、骨髓、爪牙,至于世之万物,尽皆有之,乃气出入升降之道路门户也",明确指出玄府乃"精神、荣卫、血气、津液出入流行之纹理",说明玄府是人体气血津液等物质流注循行于全身的通道,是万物皆有的气升降出入的道路门户。刘完素把荣卫、气血、津液、精神在人体脏腑、皮肉、筋膜、骨髓、爪牙的玄府中正常运行的生理功能称为"气液宣通",玄府通畅则气液流行无阻,四肢、耳目、脏腑、肌肤、骨髓、毛发皆能得到滋养而维持正常功能。刘完素不仅扩大了"玄府"的含义,指出了其存在的广泛性和结构的微观性,更提出了目疾与玄府郁闭密切相关,主要病机即玄府闭塞、气机紊乱,玄府闭塞之程度深浅也会影响疾病的轻重。目之为用有赖于玄府通利,玄府通利是眼目明视万物的关键,为后世目系疾病的诊疗提供了坚实的理论基础。

（二）"玄府"与糖尿病视网膜病变

糖尿病视网膜病变是由糖尿病引起的视网膜血管进展性损害所致,首先是眼内的微血管出现微血管瘤、渗出、出血,导致微血管阻塞,使视网膜缺血缺氧,代偿性产生新生血管生长因子,使视乳头及视网膜长出新生血管。这些新生血管不成熟,血管壁薄且脆,容易反复多次出血。

从中医学理论分析,糖尿病视网膜病变为"消渴病"发展而成的"消渴目病"。刘完素提出"故知热郁于目,则无所见也,故目微昏者,至近则转难辩物,由目之玄府闭小,如隔帘视物之象也。或视如蝇翼者,玄府有所闭合者也",认为"热郁"为玄府闭塞形成眼病的主要原因。消渴病初起以阴虚燥热为主,阴虚则血少,燥热更灼伤阴血,凝血成瘀,瘀热互结,阻塞玄府。眼部为多条经络循行所过之处,多条细小络脉纵横交错,气血运行状况复杂,而络脉和玄府两者结构上相互补充、联结,功能上相辅相成,可别而不可分,玄府开阖有度保证孙络气血精微等运输有序,也可调节络脉气血津液间有序转化;络脉渗灌气血津液等则可滋养玄府,确保其正常开阖。但络脉易虚易损易瘀,相应玄府开阖功能易受影响,玄府瘀阻则眼目受损,故消渴目病早期以阴虚络瘀为主,病理表现为微血管瘤等阻塞血管。病情进一步发展,气阴两虚加重。气为津血运行的动力,气不行津,痰湿内生,可见眼底炎性渗出;气不行血,瘀血内停,痰湿瘀血又反过来影响玄府气机,造成玄府郁滞,眼底微血管出血、渗出和堵塞加重。后期阴损及阳,阴阳两虚,痰瘀互结,玄府闭塞,目失濡养,眼底可见灰白色棉絮斑,玻璃体积血,新生血管和纤维化增生,视力严重受损甚至失明。

（三）从玄府辨治糖尿病视网膜病变

玄府阻塞不通为糖尿病视网膜病变的主要发病机制,疏通玄府为糖尿病视网膜病变的主要治则。补益正气,祛除痰浊瘀血,疏通玄府,则气血津液得以正常运行,双目得濡养,视物自清。以下按照本病的发生发展进程,将病程分为早、中、晚三期,针对玄府的受损状况不同,进行分期论治。

1. 早期——养阴润燥,濡润玄府

在本病早期,病机仍以阴虚燥热为主,玄府阻塞程度有限,患者症状主要以口干多饮、消谷善饥、眼部干涩等燥热症状为主,双眼局部症状不甚明显,视力一般正常或轻度减退,通过眼底照相等检查手段方可诊断,可伴神疲乏力,舌胖嫩、紫暗或有瘀斑,脉沉细无力等。

此时治疗重心应在养阴润燥,养阴为治本,润燥为治标,同时兼以畅通玄府以防病变加重。

对于阴虚较重的患者,可用生脉散加减;燥热较重的患者,则可选用白虎汤加减。

2. 中期——化痰祛瘀,通畅玄府

至病程中期,气阴两虚更重,化生痰瘀,阻碍玄府,患者双眼局部症状加重,出现视物模糊或变形,目睛干涩,或骤然视物模糊,视力下降,或黑影遮睛,可伴头晕耳鸣,肢体麻木,或伴急躁易怒,目赤面红,舌暗红少苔,脉细涩。

对于虚证明显的患者,当注重补益肝肾之阴,兼以清热化痰,祛瘀通玄,方用知柏地黄丸加减牡丹皮、丹参等;对于阳热较甚如肝阳上亢的患者,当着重清热,兼以养阴,方用犀角地黄汤加减,清热凉血,祛瘀通络。此外,对于眼病活动期正在出血的患者,可选用部分凉血止血药以修复玄府,如蒲黄、荆芥炭、黄芩炭等。

3. 后期——逐瘀通络,扶正通玄

到本病后期,久病累及肝肾,正气亏虚,痰瘀堵塞玄府,患者双眼局部症状更重,出现视物模糊甚至不见,或暴盲,并伴有明显的正气亏虚症状,可见神疲乏力,五心烦热,腰酸肢冷,下肢水肿,舌淡胖少津或有瘀点,脉沉细无力。

此时当以补益肝肾为主,方用右归饮加减。因眼部络脉及玄府严重阻塞,在顾护正气的同时,可配伍祛除痰瘀的药物,以及部分虫类药逐瘀通络,如地龙、白僵蚕、蜈蚣等。

(四)总结

糖尿病视网膜病变作为糖尿病常见的微血管并发症,对患者的视力健康具有严重威胁,严重影响患者的生活质量,因此,积极进行预防和治疗极为重要。玄府是中医学中人体物质能量循行流注的一个通道,在眼病的诊疗中具有重要意义。玄府闭塞不通是眼病的主要病机,疏通玄府为重要治则。应用玄府学说,阐明糖尿病视网膜病变的病因、病机对通过中医药治疗本病具有一定的指导意义。

(丁环宇　赵勇)

三、从"目运于肺"论治糖尿病视网膜病变

糖尿病视网膜病变属于微血管病变,是由长期高血糖以及与糖尿病有关的其他因素(如高血压、高血脂等)所引起的以视网膜微血管损害为特征的眼病,以眼底出血、渗出、水肿、增殖以及慢性进行性视力下降为主要表现。中医治疗本病具有一定

优势。左新河在中医理论指导下，认为可从"目运于肺"论治该病，现总结如下。

（一）"目运于肺"理论概况

"目运于肺"首见于明代医家王肯堂所撰《证治准绳·七窍门》，其曰："大抵目窍于肝，主于肾，用于心，运于肺，藏于脾。"从字面而言，"目运于肺"可粗浅理解为目以肺为用、为肺所运。

1.肺主气，气和目明

《素问·六节脏象论》曰："肺者，气之本。"肺主一身之气，推动精微输布全身，调节气机。若肺气旺盛，宣降相和，全身气机协调通畅，则精血津液上注于目而眼目精明。若肺气不足，脏腑之气不足，则目视昏暗。如《国语》所曰："气……在目为明"。反之，若肺气亏虚，气失荣养目珠，则见睑废下垂、抬举无力，冷泪纷纷，视物疲劳，目渐昏花，视瞻昏渺等。如《灵枢·决气》所言："气脱者，目不明"。《素问·灵兰秘典论》言，"肺者，相傅之官，治节出焉"，气机的协调有序主要赖于肺的治理调节。肺之宣发肃降，呼吸匀畅，吐故纳新，使全身气机升降出入运动协调。肺主气机升降出入，调节周身气血津液，经玄府营养脏腑官窍。气机升降出入通于目之玄府，升清降浊，使目窍通利、视瞻精明。如《医方集解》言："盖目主气血，盛则玄府得利，出入升降而明"。肺宣降正常，气机和畅，眼络通畅，五脏六腑之气血津液上注于目并有序运行，使目得气之充、精之涵、血之养、津之润、液之濡，则目视精明，辨析万物。

2.肺朝百脉，目得血养

肺能贯通百脉，辅助心脏司血脉运行。肺主气，心主血，心血与肺气是相互依存的，血的运行有赖气的推动，而气的输布也需要血的运载，气血并行全身。血行于脉中，以脉为载体和通路。脉络纵横交贯、遍布全身，使人体各脏腑官窍连接成为一个整体。李时珍《濒湖脉学》中称"脉"为"血之隧道"，脉之所及，血之所及；脉助血行濡养、滋润之能。五官诸窍遍布脉系，目为众多经脉汇集之处。《素问·五脏生成》云："诸脉者，皆属于目。"目中之脉含血丰富，目受血滋养而明。目所受之血虽由脾胃所生发，但受肺脏所推动。肺脏在全身血液的运行中发挥着极为重要的作用。肺朝百脉，含荣目之血在内的周身血液行经百脉而汇聚于肺，进而通过肺呼吸功能进行气体交换，复经百脉输送至全身。如《素问·经脉别论》所云"脉气流经，经气归于肺，肺朝百脉，输精于皮毛"，是以脉中之血必须经肺的推动才能布散人体，起到荣润脏腑、濡养官窍的作用，故而百脉通利，血运无阻，目络血行畅通，眼目得血所养而能视。若肺脏受损，无力推动脉中血行，致经脉流通受阻，或脉络结构及功能受损致血流障碍,均可滋生诸多眼病。

3. 肺为水源,目受津润

《灵枢·五癃津液别》曰:"五脏六腑之津液尽上渗于目。"津液是目珠重要的构成成分。《外台秘要》对眼的结构描述为"轻膜裹水,圆满精微,皎洁明净,状如宝珠",此之"水"为润目之液,来源于肺所输布之津液。于内其合肺运之气血,升于目即为神水,濡养目珠;于外其经宗脉上注于目,发为水膜,以液润目。目之内外津液清亮,皆为目所用,目珠方见"皎洁明净,状如宝珠",目视正常。肺主行水,肺气通过其宣发肃降之力,推动并调节全身水液的输布和排泄。《素问·经脉别论》曰:"脾气散精,上归于肺;通调水道,下输膀胱。"肺为水之上源,可将由脾传至的津液向上布散至头面,润泽目窍。是以《审视瑶函》将"目运于肺"改为"目润于肺",以彰肺津滋润目珠之功。饮食水谷入脾胃化为津液,经肺之宣发肃降对全身水液进行输布和排泄。肺既能宣布散发津液至全身,亦能通调水道,维持正常的水液代谢,宣发与肃降相互制约、互济协调。一方面使目得到津液的濡养,另一方面避免多余体液留存于目。此外,肺为娇脏,在体合皮,外邪入侵,首先犯肺;六淫之中,火、热、燥邪,均可导致灼液耗津,使肺阴不足。一则津液亏虚,上润乏源,二则肺气受损,宣降失调,上承乏力,皆可导致目睛失润。

4. 肺主卫表,防御外邪

卫气,水谷之悍气,具有护卫周身的作用。《医旨绪余·宗气营气卫气》云:"卫气者,为言护卫周身……不使外邪侵犯也。"卫气属阳,始出于目,《灵枢·卫气》曰:"是故平旦阴尽,阳气出于目。"卫气自目而出,循行脏腑官窍,以卫正气不衰。卫气之功受肺调控,一方面肺主皮毛,肌表皮毛为机体与外界之通路,为卫气循行抵御外邪之处,另一方面肺通过皮毛腠理调控卫气释放,直接抗邪于外。诚如明代医家皇甫中所言:"夫肺居至高之上,主持诸气……外主皮毛,司腠理开合,卫护一身,如天之覆物。"故皮毛有赖于卫气温阳,助人体抵抗外邪侵袭;卫气要发挥其卫外功能,需依靠肺宣发卫气于体表,使腠理致密,肌表坚固,邪难以入侵。肺宣发之力强则卫外之力愈强,邪不内犯。反之,若肺无力调控,则卫气无法抵御外邪,邪入机体以致病,对于目窍亦是如此。肺宣降有序,将卫气输至体表,使眼周及眼表脉络得其温煦濡养,卫外有权,目恃卫而安。然肺居高位,目属上焦,是以外邪首先犯肺,则卫气抗邪之力受损。腠理开泄失司,邪气入里易致目窍受累,出现天行赤眼、黑睛翳障、瞳神紧小等眼病,临床表现有眵多、红赤、肿胀、目痛、畏光流泪等诸多症状。

"目运于肺"是对肺目关系的高度概括和总结。肺脏所生、所藏、所有之精微及功能是目窍视瞻功能的基础,为目所用;目窍视瞻功能的发挥则受肺所运。"目运于肺"对于糖尿病视网膜病变的治疗具有启发和指导价值,但是需要注意的是,我们在临床中既要注重某一脏腑特定的生理作用对目窍的影响,又不可忽视各脏腑间的协调合作。

(二)基于"目运于肺"对糖尿病视网膜病变病机的认识

1. 肺失宣降,气机失调

若肺气不宣,抑或外邪犯肺,肺经蕴热,治节失司,脏腑之气失和,眼内气血津液运行不畅,则目失濡养,目视昏暗,或气血津液溢于脉外,而致眼内血证、视乳头水肿等。故"目运于肺"实则言肺之宣降有度,气机顺畅,从而使目睛受承有源,濡养得序,通降无碍。

2. 肺气虚损,痰瘀互结

肺气不足,不能通调水道、布散精气而致水液失调,水液失于正常输布,聚湿成痰;肺气虚则宗气生成不足,其贯心行血脉的功能减退,运血无力,形成瘀血,痰瘀互结,阻滞目络。

3. 气阴两虚,目络失润

本病病程漫长,气阴两虚常伴随整个病程,随着病程的迁延及病情的进展,气虚逐渐加重,阴虚燥热日盛,虚火可直上清窍损害目睛,使目络失去渗灌濡养之功。

(三)治则治法

左新河在"目运于肺"的理论指导下,针对糖尿病视网膜病变的病机,提出以下治法。

1. 益气养阴,补肺健脾

由消渴日久,久病阴血亏损,伤津耗气,目失所养而发病。

治法:宜益气养阴,补肺健脾。

方药多用黄芪、党参、白术、茯苓、生地黄、山药、南沙参、麦冬、五味子等。黄芪益元气,壮脾胃,同时又有逐瘀通络、固摄腠理之用。现代研究表明,黄芪多糖不仅可以降低血糖,还可以影响视网膜的 Müller 细胞,使糖尿病视网膜病变的发生率降低。党参养血生津,补中益气;白术既能益气补虚,又能健脾燥湿;茯苓可健脾利湿。生地黄味甘,性寒,可清热凉血,养阴生津;山药性味甘、平,归脾、肺、肾经,可补脾养胃,生津益肺,补肾涩精。消渴本阴伤,可酌加南沙参等养阴退热之品。南沙参甘、微寒,归肺、胃经,可养阴清肺,益胃生津。南沙参为补气品中之清补良品,五味子、麦冬敛津养阴,一补一敛,气复津生精来,气阴双补,目窍得以濡养。

2.活血通络,化痰祛瘀

方选桃红四物汤加减。四物汤由当归、白芍、川芎、熟地黄组成,补血不留瘀,活血不伤血,多用于血虚、血行不畅。桃红四物汤由四物汤化裁而成,最早见于清代吴谦等所著的《医宗金鉴》,具有活血化瘀、调经止痛之效,由四物汤加桃仁、红花组成,活血化瘀效力更强。现代药理学研究表明,桃红四物汤能广泛治疗由血瘀引起的各种病证。其作用机制可能与抑制血小板聚集、改善血液流变学等有关。桃仁味苦、甘而性平,具有活血化瘀、润肠通便的功效,能舒张血管。红花辛,温,入心、肝二经,能活血、润燥、止痛、散肿、通经。红花质轻,善于通达外上,善祛病位在上之瘀血。桃仁与红花二药为活血化瘀的经典药对之一。现代药理学研究表明,红花、桃仁等活血化瘀中药具有促进毛细血管开放、改善血液微循环、降低血液黏度及改善眼底病变的作用。还能对抗渗出,预防和消除水肿,减少静脉充盈,改善视网膜血管的渗漏,促进渗出物的吸收,调节视网膜的血液循环,促进受损视网膜功能恢复。另外,再加入行气化痰的中药,如陈皮、法半夏等能健脾化痰,胆南星、猫爪草、浙贝母、瓜蒌皮、白芥子既能化痰,还兼有散结消肿的作用。

3.宣肺理气,散邪泄热

由于肺失宣降,治节失司,眼内气血津液运行不畅,导致结膜或视网膜水肿、眼内血管阻塞,多用桔梗、紫苏子、莱菔子、前胡等。桔梗苦、辛,平,入肺经,能开宣肺气、祛痰排脓;紫苏子下气,清痰,润肺;莱菔子、前胡降气化痰;对于卫表失和,感受外邪所致的热性眼病在治疗上常可治以疏散外邪、辛凉解表或宣肺泄热,药用金银花、连翘、牛蒡子、菊花、蒲公英等,以实现泄热、散邪、明目之功。

（但清 汪晓露）

参 考 文 献

[1] 高昕媛,徐倩,匡洪宇.《糖尿病相关眼病防治多学科中国专家共识》(2021年版)解读[J].临床内科杂志,2022,39(5):306-309.

[2] 中华医学会糖尿病学分会视网膜病变学组.糖尿病视网膜病变防治专家共识[J].中华糖尿病杂志,2018,10(4):241-247.

[3]　高晔,孙桂波,罗云,等.糖尿病视网膜病的发病机制及药物干预研究进展[J].中国药理学通报,2020,36(4):491-495.

[4]　周莹,刘军彤,杨宇峰,等.从"因虚致瘀"理论探讨糖尿病视网膜病变病机[J].中国中医基础医学杂志,2022,28(8):1231-1233,1329.

[5]　中华中医药学会糖尿病分会.糖尿病视网膜病变中医诊疗标准[J].世界中西医结合杂志,2011,6(7):632-637.

[6]　中华中医药学会.糖尿病视网膜病变中医防治指南[J].中国中医药现代远程教育,2011,9(4):154-155.

[7]　陈秋,倪青,刘桠.糖尿病视网膜病变病证结合诊疗指南(2021-09-24)[J].世界中医药,2021,16(22):3270-3277.

[8]　王家恒,陈维霞,徐云生.糖尿病性视网膜病变现代中医病机认识[J].中国中医基础医学杂志,2018,24(6):732-733.

[9]　谢意,龙迭戈,向圣锦,等.从"开通玄府"法论治非动脉炎性前部缺血性视神经病变[J].中国中医眼科杂志,2020,30(3):206-209.

[10]　左新河.左新河[M].武汉:华中科技大学出版社,2022.

[11]　沈双,魏聪,常丽萍."孙络—玄府"论治糖尿病肾病[J].疑难病杂志,2022,21(6):638-641.

[12]　陈莹,郑永征,潘铭东,等."目运于肺"探析[J].中国中医基础医学杂志,2022,28(2):173-176.

[13]　罗晓燕,许碧容,徐朝阳,等."目运于肺"与"目润于肺"刍议[J].江苏中医药,2021,53(8):34-36.

[14]　王健全,侯昕玥,亢泽峰,等.基于"瞳神络病"理论对糖尿病视网膜病变的诊疗认识[J].中国中医眼科杂志,2022,32(2):115-119.

[15]　黎晓冬,谢学军.基于"离经之精便是浊"理论辨治糖尿病视网膜病变[J].成都中医药大学学报,2022,45(2):21-24.

[16]　庞荣,魏顺利.基于庞氏眼科"目病多郁论"糖尿病视网膜病变论治经验[J].河北中医,2022,44(3):480-484.

第十一节 痛风性关节炎与高尿酸血症

一、谈痛风性关节炎的病因病机与辨证分型

痛风是由嘌呤代谢紊乱和或尿酸代谢障碍所致的一组异质性代谢性疾病,临床特征包括急性痛风性关节炎、痛风石、痛风性肾病、关节畸形和功能障碍。高尿酸血症与痛风关系密切,而且是高血压、糖尿病、高脂血症及慢性肾脏病等疾病的独立危险因素。近年来,随着人们生活方式及饮食结构的改变,痛风的发病率明显升高,呈年轻化趋势,沿海及高原地区发病率高于内陆地区。

本病属于中医学的"痛风""历节""痹证"等范畴。《说文解字》曰:"痛,病也。从疒,甬声。"《黄帝内经》指出,痛系经脉不通所致。《说文解字》曰:"风,八风也。东方曰明庶风。东南曰清明风。南方曰景风。西南曰凉风。西方曰阊阖风。西北曰不周风。北方曰广莫风。东北曰融风。风动虫生,故虫八日而化。"以风命名的疾病多有起病急骤、变化迅速的特点。经考证,"痛风"病名最早见于陶弘景《名医别录》,曰:"百节痛风无久新者","(独活)微温,无毒。主治诸贼风,百节痛风无久新者"。金元四大家之一朱丹溪对痹病的病因病机及治疗有独到的建树,其著作《丹溪心法》指出"四肢百节走痛是也。他方谓之白虎历节风证",对其症状描述为遍身骨节疼痛,昼轻夜重,状如虎噬,故称之为白虎历节风,此后,明清医家亦多从此论,认为痛风即白虎历节风。清代董西园在《医级·杂病》中曰,"痹,即痛风也",认为治痹之要在于宣通脉络、滋补真阴。晚清医家唐宗海在《血证论·痹痛》中云:"痛风,身体不仁,四肢疼痛;今名痛风,古曰痹证。"后世医家认为,风寒湿热燥等邪为患,痰浊瘀血留滞,导致经脉气血不通不荣,引起肢体关节疼痛、肿胀、屈伸不利,甚至关节变形、肢体痿废、累及脏腑,称为痹证。痛风不等同于痹证,为痹证中的一类疾病。综上所述,传统中医学著述中常将痛风与历节病、白虎风、痹证等相提并论,临床表现为疼痛遍历关节、甚如虎咬、痛必夜甚等,与西医学痛风有相似之处。

(一)病因病机

痛风的发病机制复杂,现代医学认为痛风发病主要与遗传因素和环境因素相关。中医学不乏对本病病因病机的记载,《素问·痹论》提到,"风寒湿三气杂至,合而为痹也。其风气胜者为行痹,寒气胜者为痛痹,湿气胜者为著痹也",阐释了痹证的

诱因,即为感受风、寒、湿等六淫之邪而致。唐代王焘在其所著的《外台秘要》中提到的挛急痛风"大多是风寒暑湿之毒,因虚所致,将摄失理,受此风邪,经络结滞,蓄于关节之间,或在四肢,其疾昼静而夜发,发时彻骨绞痛",首次提出了"毒"的概念,认为本病发病由外感风寒暑湿,内有虚邪所致;元代朱丹溪在其著作《格致余论》中专门列痛风专篇,"痛风者,大率因血受热,已自沸腾,其后或涉冷水,或立湿地,或扇取凉,或卧当风,寒凉外搏,热血得寒,污浊凝涩,所以作痛,夜则痛甚,行于阴也",首次提出"热血得寒,痰浊凝涩"这一新的学说。左新河认为本病为本虚标实之证,主要是由于先天禀赋不足,或后天过食膏粱厚味、醇酒海鲜,致脾胃运化失常,酿生湿浊,聚而成痰,日久化瘀,脉络瘀滞。脾虚湿浊内阻是其病机关键,湿、热、痰、浊、瘀是其致病之本,而外感风寒湿邪是其发病外因。脾虚湿浊内阻,运化失职,蕴结日久,痰浊壅滞,瘀阻脉络,导致关节肿痛反复发作,甚则形成痛风石、痛风性肾病,缠绵难解。

(二)辨证分型

左新河针对本病的病因病机特点,结合多年临床经验将本病分为湿浊内蕴、湿热毒蕴、寒湿痹阻、痰瘀痹阻、脾肾亏虚五个证型。

1. 湿浊内蕴证

症见肢体困重,形体肥胖,嗜食肥甘,口腻不渴,大便黏滞。舌淡胖,或有齿痕,苔白腻,脉滑。

治以健脾祛湿化浊。

方用四君子汤合四土汤加减。常用党参、白术、茯苓、薏苡仁、苍术、土牛膝、土茯苓、土贝母、土大黄等。关节屈伸不利者,加萆薢、威灵仙、玉米须、蚕沙等。

2. 湿热毒蕴证

症见膝以下关节及其周围猝然红肿热痛、拒按,触之局部灼热,得凉则舒,疼痛剧烈,足不能履地,屈伸不利,可伴发热、口渴、烦躁,小便短赤。舌质红,苔黄腻,脉滑数或弦数。

治以清热解毒,利湿化浊。

方用四妙散加减。常用苍术、白术、黄柏、薏苡仁、川牛膝、地龙、鸡血藤、土茯苓、萆薢、山慈菇、甘草。局部红肿热痛甚者,加蚤休、王不留行等;合并尿路结石者,加金钱草、青皮等。

3. 寒湿痹阻证

症见关节肿痛,屈伸不利,或见皮下结节,风邪偏胜则关节游走疼痛,或恶寒发热等,寒邪偏胜则关节冷痛。舌质淡红,苔薄白或白腻,脉弦紧或濡缓。

治以温经散寒,祛湿通络。

方用蠲痹汤加减。常用独活、黄芪、姜黄、白芍、防风、苍术、当归、制川乌、薏苡仁、土茯苓、乌梢蛇、甘草等。风邪偏胜者,加海风藤、秦艽;寒邪偏胜者,加制附子、干姜、细辛等。

4. 痰瘀痹阻证

症见关节肿痛反复发作,日久不愈,时轻时重,或呈刺痛,固定不移,关节肿大,屈伸不利,甚则强直畸形,皮色紫暗。舌质紫暗,苔薄白或白腻,脉弦或沉涩。

治以化痰散结,活血通络。

方用身痛逐瘀汤合二陈汤加减。常用秦艽、桃仁、红花、当归、川芎、茯苓、陈皮、威灵仙、土茯苓、萆薢、炙甘草等。关节疼痛较甚者,加制乳香、制没药;关节肿甚者,加木瓜、汉防己等;病情缠绵难愈者,加水蛭、蜈蚣、全蝎等。

5. 脾肾亏虚证

症见病久屡发,关节疼痛如被杖,昼轻夜重,时轻时重,甚或关节变形,屈伸不利,肌肤麻木不仁,步履艰难,筋脉拘急,腰膝酸软,畏寒肢冷。舌质淡,苔白腻,脉沉细无力。

治以健脾益肾,燥湿化浊。方用独活寄生汤加减。常用独活、桑寄生、杜仲、细辛、怀牛膝、茯苓、党参、当归、白芍、淫羊藿、露蜂房、甘草等。关节冷痛者,加制川乌、制附子等;畏寒肢冷者,加仙茅、续断。

(邹倩　赵勇)

二、分期论治痛风性关节炎

痛风性关节炎(痛风)是常见的内分泌科疾病之一,是一种由单钠尿酸盐沉积引起的晶体性关节病,其临床特征为尿酸水平升高、急性关节炎反复发作、关节畸形及痛风石沉积等,常累及肾脏。其典型表现有剧烈的关节疼痛,并数小时内出现受累关节(常见于第一跖趾关节)的红肿热痛和功能障碍,并伴有发热、恶寒等全身表现。随着国家经济水平的提高,人们生活条件改善,饮食结构改变,痛风性关节炎患病率有所增加。该病直接威胁着国民的健康,耗费大量医疗资源,所以积极干预控制痛风性关节炎极为重要。左新河认为,对于痛风性关节炎,在临床工作中需根据临床特征分期治疗。

（一）分期论治

根据痛风性关节炎临床特征,可将其病程分为急性发作期、缓解期、慢性期。

1. 急性发作期

急性期湿、热、毒、瘀痹阻关节,治以清热利湿,通络止痛。痛风性关节炎急性发作期,多因饮食不节,过食肥甘厚味,或剧烈运动,或过于劳累,起病急骤,典型发作者常于深夜被关节痛惊醒,受累关节红肿灼热、皮肤紧绷,呈刀割样、撕裂样疼痛,功能受限,可兼有发热,心烦,夜不能寐,症见舌红、苔腻,脉滑数。

治以清热利湿,通络止痛。

方选当归拈痛汤合四妙丸组成。方药组成:羌活、防风、茵陈蒿、苍术、当归、知母、猪苓、泽泻、升麻、白术、黄芩、葛根、人参、苦参、黄柏、牛膝、薏苡仁等。方中羌活通利关节,防风祛风胜湿,苦参、黄芩、茵陈蒿、知母味厚以泄热,当归和气血,升麻、葛根助阳而升清,通畅气机,利于湿邪清利,猪苓、泽泻泄湿而降浊,人参、甘草、二术补正固中,使苦寒不伤胃,疏泄不损气也。配以四妙丸,其中黄柏清热燥湿,牛膝补肝肾,强筋骨,薏苡仁祛湿热,利筋络。肿痛甚者,宜加用乳香、没药、五灵脂等。日久合并瘀血重者,可加红花、桃仁、赤芍、当归,配以大黄微利之。另外,注意卧床休息,避免过度劳累,若局部红肿疼痛,难以缓解,可配合本院制剂金黄膏外敷,内外合治,减轻炎症反应,疗效显著。

2. 缓解期

本期为痛风性关节炎的平稳期,关节红肿热痛基本不再发作,以尿酸水平高为主要特点,若病情控制不稳定,或遇寒邪侵袭,或湿热痹阻经络,痛风即可急性发作。《脾胃论》曰:"百病皆由脾胃衰而生也。"《万病回春》言:"凡骨节疼痛,如寒热发肿块者,是湿痰流注经络。"痰湿流注,关节肿痛不红,肢节困重麻木,治宜化痰除湿。左新河认为本期多以后天脾胃不足,加之过食肥甘厚味,导致脾失健运,日久化痰化浊,留滞于经络、关节,症见疲乏无力,或伴腰痛,关节屈伸不利,局部肿痛不红。

本期治疗以健脾祛湿,通利关节为主。

以参苓白术散为主方加减,方药组成:党参、白术、茯苓、炒扁豆、山药、薏苡仁、陈皮、半夏、土茯苓、萆薢、怀牛膝等。方中以党参、白术补气健脾,土茯苓、薏苡仁、炒扁豆健脾化湿,山药、怀牛膝补益肝肾。土茯苓利关节、祛湿热,《本草纲目》记载土茯苓有"健脾胃,强筋骨,祛风湿,利关节,止泄泻,治拘挛骨痛,热疮痈肿"之功,配以萆薢祛湿泄浊、祛风除痹,二者合用,为治疗痹证之良药。《永类钤方》曰:"体虚之人,受风寒湿毒之气,使血气筋脉凝滞,传于骨节四肢间,肉色不变,骨如虎噬之痛,昼静夜剧。"

3. 慢性期

若本病初期未合理治疗,血尿酸水平控制不佳,病情日久,迁延不愈,将导致大量尿酸盐结晶沉积于关节、皮下,临近软组织,最终导致组织纤维化、骨质破坏,引起受累关节畸形及功能活动受限。左新河认为,此期患者多因病程日久,脾肾两虚,运化蒸腾功能失司,水湿不化,化生痰浊,日久气血瘀滞,痰瘀互结,合为瘀毒,流注关节,引起疼痛。若湿毒浊气凝结成石,停留肌表,则形成痛风石。

治以活血化痰行瘀,蠲痹通络。

方选双合汤加减。双合汤出自《万病回春》卷四,主治痹证之痰瘀痹阻证。方药:当归、川芎、桃仁、红花、陈皮、姜半夏、白茯苓、白芥子等。其中当归、川芎、桃仁、红花活血化瘀,散瘀止痛,配合陈皮、姜半夏、白茯苓健脾化湿祛痰,配合白芥子利气豁痰,通络止痛,白芥子善治顽痰,可治"皮里膜外之痰",内可逐寒痰水饮,外走经络,消痰结,止痹痛,为治疗此期痛风性关节炎要药。若瘀阻较重,可加用蜈蚣、穿山龙等搜风通络。

(二)总结

中医治疗痛风性关节炎时根据患者病情变化及时分期治疗,不仅能起到明显抗炎止痛作用,还能有效预防痛风性关节炎反复发作,不良反应较小,同时根据患者病情,可选用中药膏如本院制剂金黄膏外敷,或配合局部针灸疗法及刺络拔罐法减轻局部红肿疼痛症状。在临床工作中,左新河除了科学诊治本病外,非常重视患者宣教,反复嘱托患者"管住嘴",禁食高嘌呤食物及喝甜饮料,多饮水,避免劳累,戒烟,控制体重等,引导患者采取正确的生活方式,提高对本病的认知水平,强调医患合作,方可共同战胜疾病。

(杨咪 左新河)

三、从浊毒论治高尿酸血症

高尿酸血症是指机体嘌呤物质代谢异常,尿酸生成过多或排出障碍而致体内尿酸过度蓄积的病理状态。高尿酸血症患者前期多无症状,仅表现为血液检查中尿酸升高,中医对此无确切病名,若后期尿酸蓄积,超过人体自我调控范围,便会出现肢体关节红肿疼痛等表现,可归于"痹证"范畴。随着医疗技术的不断提升,无症状高尿酸血症的检出率日渐增高,如何诊治此类疾病成为中医临床治疗中又一关注点。

左新河从浊毒论治高尿酸血症。

（一）高尿酸血症的现代医学认识

高尿酸血症不但是痛风发生的生化基础和直接病因，而且是多种心血管危险因素及相关疾病（2型糖尿病、高血压、代谢综合征、心血管事件及死亡、慢性肾病等）的独立危险因素。无症状高尿酸血症为现代检验发现，可无任何临床表现。鉴于高尿酸与血管、心脏、肾脏不良预后密切相关，降尿酸治疗有望成为一种心血管疾病防治的新途径。但是，降尿酸药物治疗是否能够成为一个降低心血管终点事件的有效干预措施还缺乏高质量的循证证据。因此，充分挖掘中医学思想，从中医理论探讨高尿酸血症，具有极其重要的现实意义。

（二）基于浊毒理论探讨高尿酸血症的病因病机

基于高尿酸血症引起的临证特点，对应中医学"湿痹""热痹""历节""水肿""虚劳"等范畴。论其因多责于先天禀赋不足，肾亏清阳不升，浊阴不降，或"肥贵人则膏粱之疾"，调摄不慎，嗜欲无节，过食膏粱厚味，脾失运化，痰浊内生，久则痰瘀互结，浊毒瘀滞。左新河认为，在本病发展过程中，脾、肾二脏的清浊代谢紊乱贯穿始终，"浊毒""痰瘀"为病理关键。

"浊"一方面指人体活动中的生理物质，是构成和维持机体新陈代谢的基本物质（饮食精微中营养成分独特的部分），故有"清阳发腠理，浊阴走五脏""食气入胃，浊气归心，淫精于脉"之说。此外，亦指代谢病理产物。《素问·阴阳应象大论》载"清阳出上窍，浊阴出下窍"，《篇海类编·地理类·水部》载："浊，不清也。"饮食精微之物，似雾露氤氲弥漫于脉道之中，精明之气则上濡清窍，糟粕之气下出于二阴。凡事过犹不及，若"浊"邪过量，则为"浊病"。"毒"广义指的是一切对人体有害的物质，有内外毒之分，自然界之"六气""戾气"为外毒，而人体内非正常代谢或量过甚者为内毒。《金匮要略心典》云："毒，邪气蕴结不解之谓"。左新河认为，"浊"与"毒"存在质同而量变的关系，两者均为病理产物，作为致病之邪，"浊"尚在气分阶段，病位较浅，其性黏滞，易结滞脉络；而"毒"随"浊"而进一步发展，介于气分、血分之间，其性烈善变，易与痰、湿、瘀相互搏结，深伏于体内，耗损机体气血、津液，"逐渐从功能性失调转变为器质性损害"。如血液所含成分（糖、脂、蛋白质、各种微量元素等）骤增，虽然无临床症状，但通过现代诊断技术检测可定量表达为高血糖、高血脂等，此即"浊病"，若任其发展，邪氤氲，积聚成形，随即可发展为高尿酸、高血糖、高血压等。"浊毒"之气逆乱，无形之气凝聚为有形之邪，痰浊并而发病。痰为阴邪，与"瘀血"均为人体津血运化失常的病理表现，源同而流异，同气相求，同形相召。《血论证》指出，"须知痰水之壅，由瘀血使然"，说明痰瘀一旦生成，可互为因果，相互影响，导致痰瘀互生的恶性循环。肾失气化、脾失运化，清气不升，浊阴不降，进而蕴而成毒，毒借浊质，浊挟毒性，胶着壅滞，因失治或误治，病情迁延而日久不解，发展至"痰瘀"阶段，由气分向血分发展，无形之气转变为有形之邪，锢结不解，顽固难愈。所以，与"浊毒"比较，"痰瘀"病位更甚。始于"浊毒"，终致"痰瘀"，贯穿于整个病变过程。

（三）左新河治疗高尿酸血症经验方之妙苓散

在高尿酸血症的发展过程中，脾、肾二脏的清浊代谢失司，"浊毒""痰瘀"是关键病理产物。诸多医家治疗无症状高尿酸血症，或辨病辨证施治，或分期论治，或运用专方专药治疗，都取得较好疗效。左新河总结数十载临证经验，自拟妙苓散为主方，随证加减。该方以四妙散合五苓汤为主方，苍术燥湿健脾，配合黄柏清肃湿热疮毒，两药清流洁源，标本兼顾，共为君药；《神农本草经》载薏苡仁"主筋急拘挛，不可屈伸，风湿痹"，长于祛除肌肉筋骨之湿邪，擅治湿痹拘挛之病；少配牛膝既可活血祛瘀、补肝肾、强筋骨，又可引诸药直达病所，随脉而治，配以茯苓、泽泻之品增强其利水渗湿之力，赤芍、牡丹皮之品活血化瘀，驱逐湿浊、痰瘀、陈莝于经脉之外，共奏泄浊通瘀，浊瘀即可逐渐泄化，而血尿酸亦将随之下降，从而使分清泌浊之功能恢复，而趋健复。因此，本方切合虚损为本，浊毒、痰瘀内阻为标的病机特点，恰如其分地将涤痰化浊、活血化瘀之品融为一体，疗效颇著，也充分体现了中医"治未病"思想。

在临床症状不明显的情况下，左新河认为舌诊是辨证的重要客观依据，此时应在以妙苓散为主方的基础上进行加减。如舌淡苔薄腻属痰湿内蕴，重用土茯苓30～60 g，伍以萆薢、薏苡仁、泽泻淡渗利湿而不伤正；舌苔厚腻属浊毒内盛者，重用苍术20～30 g为君，伍以半夏、藿香、佩兰燥湿化痰解毒，陈皮、木香、砂仁、枳壳、厚朴等调畅气机；如舌淡红苔白腻稍黄，属湿浊化热，加连翘、红藤、金银花、蒲公英、黄连、生石膏等清热化湿；如舌红苔黄厚腻属湿热并重，加山慈菇、栀子等；如舌淡嫩有齿痕属脾气虚者，以党参、炒白术、茯苓、薏苡仁补脾化湿；如舌质暗淡苔水滑，属脾肾阳虚予肾气丸、真武汤或实脾饮加味；舌红、瘦小、少苔属肾阴虚者以知柏地黄丸加味；如舌质偏暗，或有瘀斑，加用丹参、赤芍、牡丹皮、地龙去血中伏热。使舌质、舌苔归于正常，杜绝浊毒产生的根源，未病先防，既病防变。

此外，左新河指出高尿酸血症患者常合并糖尿病、高血压、冠心病等，在上述辨治基础上，结合辨病治疗，能够提高临床疗效。合并糖尿病者加天花粉、麦冬、玄参、知母；合并高血压者加天麻、枸杞子、夏枯草、野菊花；合并冠心病者加丹参、太子参、麦冬、五味子、川芎；合并高脂血症者加山楂、荷叶、苍术、陈皮；合并脑血管病者加红花、赤芍、水蛭等。

（四）总结

左新河法不拘常,审证求因以治其本,从浊毒理论入手,健脾益肾、化湿化瘀、泄浊排毒,临证自拟妙苓散补其正而泄其瘀,治疗高尿酸血症效果颇佳。左新河还强调食疗为医治疾病诸法之首,在日常生活中运用食疗,平素以薏苡仁、赤小豆、山药、白扁豆、大米等煮粥食用,尽量选择低嘌呤食物,如鸡蛋、牛奶、新鲜蔬菜和水果,每天饮水2000 mL以上,保证尿量1500 mL左右,防病治病于未然之中。

（贾思锋　汪晓露）

参 考 文 献

[1] 肖勇洪,刘颖希,雷超芳,等.基于扶阳理论辨治痛风的应用探讨[J].云南中医学院学报,2022,45(5):10-12,28.

[2] 王旭,罗冬平,茹彦海,等.从慢性肾脏病角度看高尿酸血症与痛风的指南更新要点[J].中国全科医学,2021,24(33):4191-4195.

[3] 张姐,黄志芳,李新伦,等.2015—2020年国内外痛风诊疗指南比较与解析[J].中国全科医学,2021,24(33):4196-4199.

[4] 秦涛,孟庆良.痛风中医病名考辨[J].中医研究,2021,34(6):49-53.

[5] 左新河.左新河[M].武汉:华中科技大学出版社,2022.

[6] 胡大一,丁荣晶.无症状高尿酸血症合并心血管疾病诊治建议中国专家共识[J].中国全科医学,2010,13(11):1145-1149.

[7] 杨丽华,刘晓丽,蒋雅琼,等.我国痛风的患病率及危险因素[J].医学研究杂志,2019,48(12):4-6,10.

[8] 李雯,戴晓云,柯新桥.当归拈痛汤合宣痹汤加减治疗湿热蕴结型急性痛风性关节炎的临床观察[J].中国实验方剂学杂志,2020,26(14):117-122.

[9] 刘湘玲,韩德军,杨锡燕.当代名老中医治疗急性痛风性关节炎经验用药规律[J].中国实验方剂学杂志,2017,23(2):187-192.

[10] 刘丽敏,秦理,邵丰,等.参苓白术散加减治疗痛风性关节炎的疗效及对预后的影响[J].辽宁中医杂志,2022,49(6):91-94.

[11] 石威,李磊,赵锐恒,等.桂枝芍药知母汤治疗痛风性关节炎有效性与安全性的Meta分析[J].药物评价研究,2022,45(10):2095-2104.

[12] 李晓霞,连希艳.高尿酸血症与血管内皮细胞功能障碍的研究进展[J].心

血管病学进展,2015,36(2):173-176.

 [13] 季春林,郭蕾,佟志,等.气虚浊留与浊病[J].中国医药指南,2009,7(18):38-39.

 [14] 郭蕾,王永炎,何伟,等.关于代谢综合征中医浊病学说思路的研讨[J].北京中医药大学学报,2010,33(7):437-440.

第二章　方药拾贝

第一节　用药规律挖掘

一、治疗桥本甲状腺炎用药经验数据挖掘

桥本甲状腺炎属自身免疫性甲状腺疾病中的一种常见类型,主要以甲状腺内存在淋巴细胞浸润和血清中存在特异性甲状腺自身抗体为特征。现代医学认为桥本甲状腺炎的发病与环境、肠道菌群、遗传、免疫等多种因素相关,治疗上主要应用左甲状腺素钠片、硒制剂、糖皮质激素等进行治疗,虽然取得了一定疗效,但尚无法根治。中医学将桥本甲状腺炎归属于"瘿病"范畴,中医药在防治桥本甲状腺炎方面具有明显的特色和优势。

(一)研究资料

1. 病例来源

2022年2月至2023年2月就诊于湖北省中医院甲状腺疾病诊疗中心左新河主任门诊及湖北省中医院光谷院区内分泌科,由左新河主任予以中药治疗的全部桥本甲状腺炎患者。

2. 纳入标准

西医诊断符合《中国甲状腺疾病诊治指南》桥本甲状腺炎诊断标准;患者基本信息完整;年龄在18~75岁,男女不限;由左新河以中药汤剂为主治疗,有完整的中药处方。

3. 排除标准

不符合桥本甲状腺炎诊断标准者;伴有甲状腺肿大压迫症状或其他甲状腺疾病者;合并严重肺、心血管、肝、肾等疾病,以及造血系统疾病、恶性肿瘤、精神病患者;孕妇及处于哺乳期的患者;治疗依从性差、中途退出及病史等资料不完整者;观察期间病情反复,疗效不确定,或使用其他影响疗效的药物的患者。

4. 数据整理及规范化

在古今医案云平台(网页版)下载医案采集版块中的 Microsoft Excel 模板表,将符合标准的病例资料按照性别、年龄、就诊时间、证型、方药信息等依序录入 Microsoft Excel表中,建立数据库。参照《中华人民共和国药典》(2020年版)和《中药学》(第十版)规范中药名称,如"山萸肉"规范为"山茱萸","浙贝"规范为"浙贝母","旱莲草"规范为"墨旱莲"等。

5.数据库分析

借助古今医案云平台,以中医理论为指导原则,以临床实践为依据,收集和整理左新河门诊及病房中桥本甲状腺炎患者的中药处方信息,通过统计分析提炼出高频中药及其四气、五味、归经、功效属性,以及关联分析、层次聚类分析、社团分析、复杂网络分析,挖掘左新河用药规律,发现和分析左新河治疗桥本甲状腺炎的诊疗思路和治疗特点,以便于更好地发挥中医药治疗桥本甲状腺炎的优势。

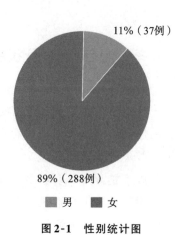

图2-1　性别统计图

(二)研究结果

1.基本信息

本次研究严格按照纳排标准进行整理,共得到325份完整病例资料。男性患者37例,占患病总人数的11%;女性患者288例,占患病总人数的89%,男女患病率比约为1:8,详见图2-1。对325例患者的年龄进行统计分析,结果显示,本次研究的患者年龄在4~78岁;30~49岁为本病高发年龄段,共计156例,占比48%,完整数据见图2-2。

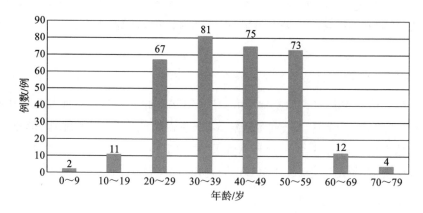

图2-2　患者年龄分布图

2. 常用中药频次分析

325个处方共涉及161味中药,单个处方最多纳入16味中药、最少4味中药,累计用药频次3188次,平均每个处方包含9.8味中药。使用频次超过50%的中药有4味,分别是穿山龙(245次)、黄芪(245次)、鬼箭羽(243次)、白芍(191次),占所有药物总使用频次的28.98%。详情见表2-1。

表2-1　用药频次统计表(≥24,单位:次)

序号	药物	频次/次	序号	药物	频次/次
1	穿山龙	245	16	赤芍	41
2	黄芪	245	17	郁金	40
3	鬼箭羽	243	18	半夏	40
4	白芍	191	19	猫爪草	38
5	茯苓	106	20	牛蒡子	35
6	白术	102	21	丹参	35
7	夏枯草	90	22	川芎	34
8	甘草	89	23	合欢皮	34
9	蒲公英	82	24	桂枝	31
10	玄参	75	25	桔梗	30
11	柴胡	56	26	陈皮	28
12	当归	47	27	葛根	27
13	生地黄	45	28	黄柏	24
14	枳实	44	29	香附	24
15	苍术	42	30	党参	24

3. 常用中药药性分析

中药的四气统计结果显示,寒性药物使用最多,为1290次,占比43%,具体见图2-3。五味中苦味药的使用频次最高,为1827次,占比35%,具体见图2-4。归经统计结果显示以足厥阴肝经的药物最多,使用频次1653次,占比25.7%,具体见图2-5。

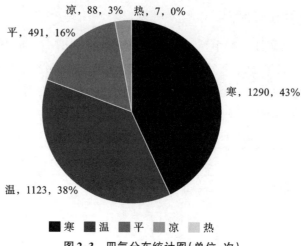

图2-3 四气分布统计图(单位:次)

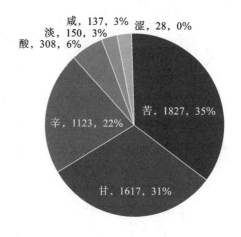

图2-4 五味分布统计图(单位:次)

4.药物功效频次分析

根据常用中药频次分析结果可知使用频次在24次及以上的药物共有30味,根据全国中医药行业高等教育"十三五"规划教材《中药学》对高频药物进行功效分类,结果显示左新河治疗桥本甲状腺炎使用补虚之品的频次最高(698,31.92%),依次为清热药(357,16.32%)、活血化瘀药(352,16.10%)等,具体见表2-2。

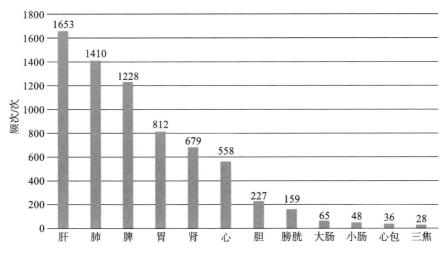

图2-5 归经分布统计图

表2-2 药物功效频次统计表

药物功效	频次/次	百分比/(%)
补虚药	698	31.92
清热药	357	16.32
活血化瘀药	352	16.10
祛风湿药	245	11.20
解表药	149	6.81
化痰止咳平喘药	108	4.94
利水渗湿药	106	4.85
理气药	96	4.39
化湿药	42	1.92
安神药	34	1.55

5.中药关联分析

(1)中药同现频次分析:将325个中药处方予以同现频次统计,置信度调至0.6,支持度调至0.2,获得数据20条,包含中药8味,同现频次最高的为239次,最低为65次。其中穿山龙-鬼箭羽位居首位,同现频次高达239次。具体中药同现频次见表2-3。

第二章　方药拾贝

表2-3 中药同现频次表

药物A	药物B	同现频次/次	频率/（%）	药物A	药物B	同现频次/次	频率/（%）
鬼箭羽	穿山龙	239	73.54	黄芪	白芍	175	53.85
穿山龙	鬼箭羽	239	73.54	白芍	黄芪	175	53.85
黄芪	鬼箭羽	220	67.69	夏枯草	鬼箭羽	75	23.08
黄芪	穿山龙	220	67.69	夏枯草	穿山龙	75	23.08
鬼箭羽	黄芪	220	67.69	白术	茯苓	72	22.15
穿山龙	黄芪	220	67.69	茯苓	白术	72	22.15
鬼箭羽	白芍	185	56.92	夏枯草	黄芪	71	21.85
白芍	鬼箭羽	185	56.92	茯苓	黄芪	65	20.00
白芍	穿山龙	183	56.31	蒲公英	鬼箭羽	65	20.00
穿山龙	白芍	183	56.31	蒲公英	穿山龙	65	20.00

（2）中药关联置信度分析：关联置信度表示使用A药物的处方中同时使用B药物的比例，即同时使用A药物和B药物占使用A药物的处方的比例，可以用来表示统计结果的确定性与可信度。现列举置信度不低于0.8的药物关联置信度，具体见表2-4。

表2-4 药物关联置信度表

药物A	药物B	置信度	药物A	药物B	置信度
鬼箭羽	穿山龙	0.98	黄芪	穿山龙	0.90
穿山龙	鬼箭羽	0.98	穿山龙	黄芪	0.90
白芍	鬼箭羽	0.97	苍术	白术	0.90
白芍	穿山龙	0.96	夏枯草	鬼箭羽	0.83
白芍	黄芪	0.92	夏枯草	穿山龙	0.83
鬼箭羽	黄芪	0.91	玄参	鬼箭羽	0.80
黄芪	鬼箭羽	0.90	玄参	穿山龙	0.80

6.中药配伍层次聚类分析

选择数据库中用药频次≥24次的30味中药，利用层次聚类版块进行聚类分析，聚类类型选择欧式距离，聚类方法选择最长距离法。根据聚类结果，结合左新河经验及中药学药物分类方法，以距离≥9分为6组，具体见表2-5、图2-6。

表 2-5　核心中药组合表

编号	药数	核心中药组合
1	4	白芍、黄芪、穿山龙、鬼箭羽
2	3	甘草、茯苓、白术
3	2	夏枯草、蒲公英、玄参
4	9	苍术、黄柏、柴胡、郁金、猫爪草、枳实、合欢皮、党参、香附
5	5	当归、桂枝、丹参、川芎、葛根
6	7	生地黄、赤芍、半夏、陈皮、牛蒡子、桔梗

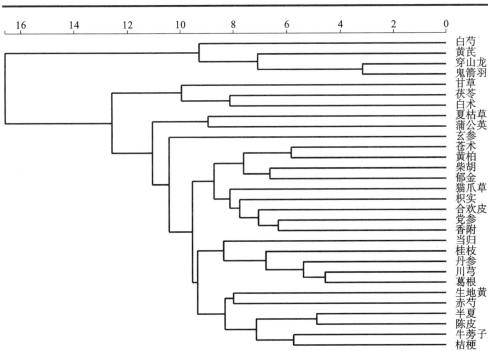

图 2-6　中药聚类分析图

7. 中药复杂网络分析

对数据库里所有中药进行复杂网络分析,分析类型选择层次网络算法,设置边权重＞10,系数为1.1,层数为3,显示边数为100,筛选得到由黄芪、穿山龙、鬼箭羽、白芍、夏枯草、玄参、白术、茯苓、蒲公英这9味药物形成的复杂网络关系图,详见图2-7。

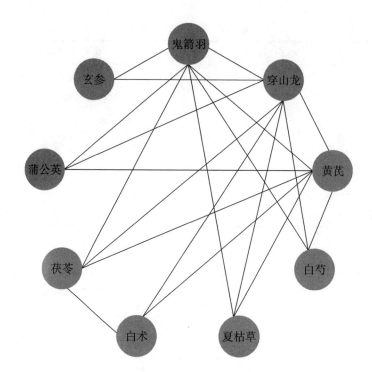

图 2-7　中药-中药复杂网络关系图

（三）讨论

本次研究的 325 例病例包括男性患者 37 例、女性患者 288 例,男女患病率比约 1:8,与国内其他研究结果相似。病例中以 30～49 岁年龄段的患者最多,有 156 例,约为总数的一半,符合本病流行病学特征。另一个值得注意的是 10 岁以下的桥本甲状腺炎患者也有 2 例,考虑到桥本甲状腺炎本身无特异性临床症状,国外也有研究表明桥本甲状腺炎的发病可能与遗传相关,因此若有家族成员为桥本甲状腺炎患者,需警惕婴幼儿患桥本甲状腺炎的可能性,重视实验室检查及甲状腺彩超。除此之外,本次研究显示患者中位年龄为 40 岁,《黄帝内经》云:"年四十而阴气自半,起居衰矣。"此年龄正是人体生长发育的转折点,处于由盛转衰的阶段,脏腑功能较前有所减退,而尤以封藏之脏肾脏较为突出。肾中所藏精气减少,正气不足,易被邪气所侵袭,即"最虚之处即是容邪之处"。患者体质虚弱,承者失制,更易患桥本甲状腺炎。

本研究对 325 例桥本甲状腺炎患者进行中药频次统计分析,结果显示,左新河治疗桥本甲状腺炎常用的中药是黄芪、穿山龙、鬼箭羽、白芍、茯苓、白术,在一定程度上反映了左新河的学术思想与特点。常用中药的性味以寒性、苦味最多。寒性药物具有清热泻火、凉血解毒、滋阴除蒸、清化热痰等作用,苦味药物"能泻、能燥、能坚"。桥本甲状腺炎四大病理因素为"气、火、痰、瘀","痰""瘀"作为病理产物主要体现了"盛"的积攒,苦寒药物的使用可以用于祛除"盛"的存在,对桥本甲状腺炎起到很好的治疗作用。其次是温性、甘味药物使用较多。甘温药物的使用与桥本甲状腺炎病程较长、临床表现复杂有关。桥本甲状腺炎患者因正气不足而发病,又以阳虚为疾病发展的最终结局。左新河认为,在整个治疗过程中应始终固护正气,加强"制"的存在。温性药物具有温里散寒、暖肝散结、补火助阳、温经通络等作用,甘味药物"能补、能和、能缓",符合后期以阴损及阳、精血两虚为主要病机的桥本甲状腺炎患者甲状腺功能减退期的治疗大法。

本次研究对325例桥本甲状腺炎患者进行中药归经统计分析,结果显示,以入肝经药物使用频次最高,达1653次,占比25.7%。中医学认为桥本甲状腺炎病因为郁,属肝相关病。忧思恼怒日久,七情不和,致肝失疏泄,气郁而病。《灵枢》载:"肝足厥阴之脉……循喉咙之后,上入颃颡。"桥本甲状腺炎病位在甲状腺,而甲状腺位于颈前,属肝经络属,肝气是否通畅也会对甲状腺的生理病理状态产生影响。现代研究还发现肝脏可以影响神经、内分泌、免疫系统调节功能,包括调节甲状腺激素水平,进一步对情志产生作用。因此,应用入肝经药物可以对整个归属于肝脏的生理系统起到特殊的治疗作用,也与中医学对桥本甲状腺炎的认识相符。

对数据库中出现频次≥24次的高频中药进行功效频次统计分析,结果显示,左新河治疗桥本甲状腺炎时以补虚药使用频次最高,其次为清热药,以及活血化瘀药。补虚药性味多甘温,具有补精益气、扶正固本的功效,主治各种气虚、血虚、阴虚、阳虚等诸虚之证。现代药理学研究发现,补虚药对下丘脑-垂体-内分泌轴和细胞免疫功能调节具有双向作用,既可通过调节细胞免疫功能来改善下丘脑-垂体-内分泌轴,又可通过下丘脑-垂体-内分泌轴来参与细胞免疫功能的调节。此外,补虚药还可以抑制促肾上腺皮质激素释放因子的外周淋巴器官效应,使细胞的免疫功能恢复。桥本甲状腺炎多属本虚标实之候,正气亏虚是本病发生的内在依据,因虚而致实,实邪为正气亏虚的产物。病久虚实相互胶结,导致疾病愈发缠绵难愈,病势加重。左新河治疗桥本甲状腺炎时从其病理机制出发,扶正以祛邪,以补虚药为主,配合清热药,再加以活血化瘀药等,为临床中药治疗桥本甲状腺炎提供了思路。

针对中药同现频次的分析结果显示,左新河治疗桥本甲状腺炎时常注重鬼箭羽、穿山龙、白芍、黄芪、苍术、白术、夏枯草、玄参之间的配伍,其中鬼箭羽-穿山龙这一组药对居于首位,同现频次达239次,73.54%的组方使用了这一药对,置信度高达98%,药对组合稳定可行。

通过对数据库中频次≥24次的30味中药进行层次聚类分析,共得到6组药物组合。第1组:白芍、黄芪、穿山龙、鬼箭羽。本组药物为左新河治疗桥本甲状腺炎的经验方,名为芪箭消瘿方。本方以黄芪为君药,归脾经,专擅健脾补气,防护"脾卫"。穿山龙、鬼箭羽为臣药,二药相须配伍,活血通络之余又兼化痰。白芍为佐药,归肝经,柔肝敛阴,防黄芪量大之温燥。全方精简而不失疗效,共奏益气扶正、化痰活血之效力。第2组:甘草、茯苓、白术。本组药物都为补虚药,以健脾补气为主要功效,补益后天之虚衰。第3组:夏枯草、蒲公英、玄参。本组药物以清肝泻火、消肿散结为主,是左新河治疗桥本甲状腺炎用药的泻火"主力军"。第4组为苍术、黄柏、柴胡、郁金、猫爪草、枳实、合欢皮、党参、香附。本组药物药味较多,组合复杂。苍术、黄柏合用可清热燥湿,同时配伍柴胡、郁金、香附、合欢皮疏肝理气,猫爪草、枳实化痰散结,党参益气生津,达到理气与燥湿同行、化痰与益气并举,以促进疾病痊愈。第5组为当归、桂枝、丹参、川芎、葛根。本组药物以活血化瘀药为主,以促进桥本甲状腺炎患者血液运行,消散局部瘀血。第6组为生地黄、赤芍、半夏、陈皮、牛蒡子、桔梗。本组药物以清热凉血药、理气化痰药为主。

对数据进行复杂网络分析筛选后得到由黄芪、穿山龙、鬼箭羽、白芍、夏枯草、玄参、白术、茯苓、蒲公英这9味药物组成的复杂网络关系图。其中黄芪、穿山龙、鬼箭羽、白芍、茯苓、白术、夏枯草、蒲公英这8味药物与其他药物间共边数较多,节点紧密度更高,联系更加紧密,这也和上文中药关联分析以及聚类分析结果相符合。其中鬼箭羽-穿山龙同现频次最高,表明了穿山龙、鬼箭羽在中药治疗桥本甲状腺炎中的重要地位,进一步肯定了活血化痰药在中药治疗桥本甲状腺炎中的重要作用。

(四)总结

综上可知,左新河治疗桥本甲状腺炎多以黄芪、穿山龙、鬼箭羽、白芍、茯苓、白术、夏枯草等药物为主,苦寒、甘温之品并用,始终秉持扶正与祛邪两全的原则,补益人体正气之余兼顾活血化痰,清泻肝火之余又不忘固护阴液,充分发挥了中医药辨证论治的灵活性。

(贾思锋 汪晓露)

二、治疗甲状腺结节用药经验数据挖掘

甲状腺结节是甲状腺细胞异常生长形成的一个或多个内部多充盈实体组织或液体的团块。通过彩色多普勒超声筛查甲状腺结节的检出率为19%~68%,大多数

为良性结节,恶性结节仅占7%～15%。现代医学主要根据甲状腺功能、结节的恶性风险精准评估,良性病变患者多选择定期随访、保守治疗或择期手术,恶性病变患者多以包括手术在内的综合治疗为主。良性结节发展为恶性的概率为1/15,结节常多发且易复发,往往需要重复评估及治疗。中医药在治疗良性甲状腺结节方面有其独特优势,可明显改善症状、缩小结节或控制结节增长、预防复发,安全性高。

左新河是第七批全国老中医药专家学术经验继承工作指导老师,陈氏瘿病学术流派传承工作室项目负责人,师承全国名中医陈如泉,从事中医临床、教学、科研工作30余年,其治疗甲状腺结节临床经验丰富,遣方用药独具特色,疗效颇佳。临床研究中通过系统收集、整理左新河治疗甲状腺结节的处方以建立处方、药物数据库,并与其学术思想及临床经验相印证,能更好地挖掘名医经验,为甲状腺结节的研究与治疗提供参考。

(一)资料与方法

1. 病例来源

收集2022年4月至2023年4月湖北省中医院左新河门诊甲状腺结节医案共178例。

2. 纳入标准

符合《甲状腺结节和分化型甲状腺癌诊治指南》甲状腺结节诊断标准的患者,诊断明确;医案中有完整处方记录;多次就诊者取首诊医案;处方为汤剂,服用方法为内服。

3. 排除标准

医案信息不完整;重复案例;患者合并其他重大疾病。

4. 数据整理及规范化

将医案中患者基本信息、用药信息录入古今医案云平台提供的Excel模板表,双人互查,核对后导入平台。根据《中药学》、《中华人民共和国药典》(2020年版),利用平台中标准化功能对数据进行规范化处理。对中药名称、性味归经、功效进行规范化,如"仙灵脾"规范为"淫羊藿"、"生地"规范为"生地黄"等。由此建立左新河治疗甲状腺结节的标准医案库。

5. 数据分析

选择古今医案云平台WEB端中数据挖掘模块,对处方中中药属性、药物频次、药物功效进行分析,对分析结果进行关联规则分析、聚类分析及复杂网络分析。

（二）结果

1. 基本信息

共纳入患者178例,其中男性24例、女性154例。51%的患者发病年龄集中在40～59岁。

2. 中药频次

纳入的178个中药处方涉及中药141味。按频次高低进行排序,使用频次≥26次的中药见表2-6。

表2-6　用药频次统计表(≥26,单位:次)

序号	药物	频次/次	序号	药物	频次/次
1	郁金	102	16	蒲公英	36
2	半夏	98	17	香附	36
3	猫爪草	88	18	牛蒡子	34
4	浙贝母	88	19	王不留行	32
5	茯苓	82	20	海藻	30
6	昆布	82	21	苍术	28
7	枳实	72	22	柴胡	28
8	陈皮	68	23	牡丹皮	28
9	白术	62	24	桔梗	28
10	甘草	54	25	莪术	28
11	夏枯草	52	26	芦根	26
12	生地黄	46	27	白芥子	26
13	玄参	42	28	黄芪	26
14	牡蛎	38	29	鬼箭羽	26
15	瓦楞子	38	30	穿山龙	26

3. 中药药性

对处方中的中药进行药性分析,药性以寒(610 次)、温(496次)为主,其次为平、微寒;对药物进行药味分析,结果显示药味以苦(1010 次)、辛(822 次)为主,其次为甘、咸、淡;对中药进行归经分析,结果显示,归肝经次数最多(982次),之后依次为肺经、胃经、脾经、心经。见图2-8、图2-9和图2-10。

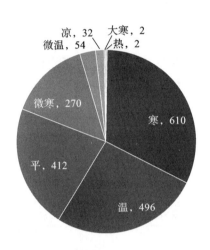

图2-8　四气分布统计图(单位:次)

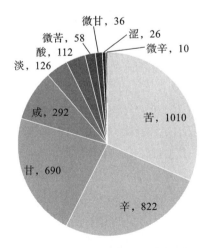

图2-9　五味分布统计图(单位:次)

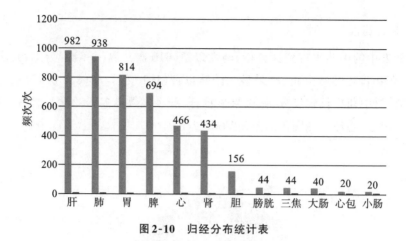

图2-10　归经分布统计表

4. 中药功效统计分析

对178个处方进行功效统计分析,功效以燥湿化痰(172次)、利水消肿(150次)为主,其次为清热解毒、活血止痛、解毒消肿、消痰软坚散结、行气解郁等。频次≥70次的功效见表2-7。

表2-7　药物功效频次统计表

功效	频次/次	百分比/(%)
燥湿化痰	172	8.50
利水消肿	150	7.41
清热解毒	130	6.42
活血止痛	128	6.32
解毒消肿	114	5.63
消痰软坚散结	112	5.53
行气解郁	106	5.24
利胆退黄	102	5.04
清心凉血	102	5.04
化痰散结	102	5.04
降逆止呕	98	4.84
消瘰散结	98	4.84
利水渗湿	90	4.45
清热化痰止咳	88	4.35
解毒散结消痈	88	4.35

功效	频次/次	百分比/(%)
健脾	86	4.25
明目	84	4.15
软坚散结	82	4.05
利尿通淋	82	4.05
宁心	82	4.05
化痰散痞	72	3.56
破气消积	72	3.56

5. 关联规则分析

对处方中的中药进行关联规则分析。设置置信度≥0.6,支持度≥0.3,得到药物关联结果(表2-8),其中昆布-浙贝母的支持度、共现度最高,即两者同时在处方中出现次数最多,陈皮-半夏、猫爪草-郁金次之。陈皮-半夏置信度最高,白术-茯苓提升度最高,即陈皮与半夏、白术与茯苓相关性最高。

表2-8 药物关联规则表

药物A	药物B	支持度	置信度	提升度	共现度
陈皮	半夏	0.36	0.94	1.71	64
白术	茯苓	0.30	0.87	1.89	54
昆布	浙贝母	0.39	0.85	1.73	70
浙贝母	昆布	0.39	0.80	1.73	70
昆布	郁金	0.35	0.76	1.32	62
枳实	郁金	0.30	0.75	1.31	54
猫爪草	郁金	0.36	0.73	1.27	64
浙贝母	郁金	0.34	0.68	1.19	60
浙贝母	半夏	0.33	0.66	1.20	58
猫爪草	半夏	0.33	0.66	1.20	58
茯苓	白术	0.30	0.66	1.89	54
半夏	陈皮	0.36	0.65	1.71	64
半夏	郁金	0.35	0.63	1.10	62
郁金	猫爪草	0.36	0.63	1.27	64
浙贝母	猫爪草	0.30	0.61	1.24	54

药物A	药物B	支持度	置信度	提升度	共现度
猫爪草	浙贝母	0.30	0.61	1.24	54
郁金	半夏	0.35	0.61	1.10	62
郁金	昆布	0.35	0.61	1.32	62

6. 聚类分析

对前20位中药采用欧氏距离(多维空间的点与点之间的几何距离)、最长距离法(类与类之间的距离为二者之间2个最远样品间的距离)进行聚类分析,以距离≥10为界,将药物共分为3组。第1组:郁金、猫爪草、半夏、陈皮、枳实、浙贝母、昆布。第2组:茯苓、白术。第3组:生地黄、甘草、牛蒡子、玄参、夏枯草、蒲公英、瓦楞子、王不留行、香附、牡蛎、海藻。具体见图2-11。

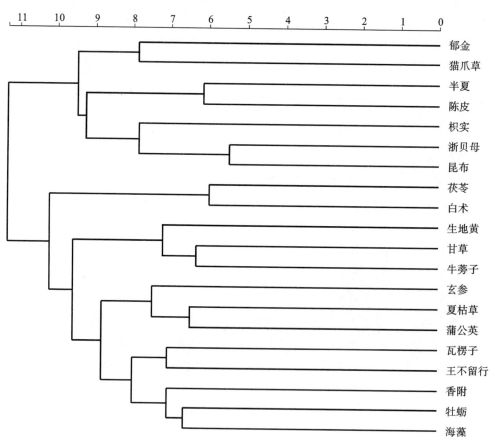

图 2-11　中药聚类分析图

7. 复杂网络分析

使用平台中多尺度的backbone网络算法对处方进行复杂网络分析,设置边权重≥50(即2味中药同时出现的次数≥50次),得到由7个节点、14条边组成的核心药物网络。该网络由昆布、浙贝母、半夏、陈皮、郁金、猫爪草、枳实7味药组成。详见图2-12。

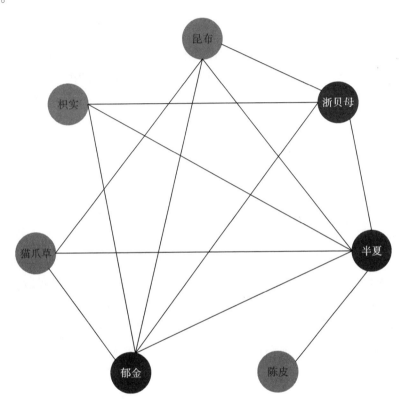

图2-12 中药-中药复杂网络关系图

(三) 讨论

甲状腺结节起病隐匿,临床症状不典型、不突出,该病的临床分型也众多,未能达成统一标准。多位医家认为甲状腺结节的病机多为气血失调,虚实夹杂;疾病初起尚在气分,日久疾病入络,伤及血分,气血失和,最终导致阴阳失衡;该疾病证型多为肝郁脾虚,气滞痰凝,痰瘀互结等。《济生方》记录瘿类病的产生与情志密切相关,因怒、忧、思过极而产生。左新河认为,现代生活节奏快,青少年到老年人均可能面对过大的压力,一旦无法正确排解,就会出现郁、怒、忧、思等情志不遂等症状,导致气机失调,各脏腑功能失司。而与甲状腺结节的发生发展密切相关的脏腑有肝、脾胃、心,日久疾病可累及肺、肾。

本次研究共收集处方178个,共包含药物141味。通过研究发现,左新河治疗甲状腺结节的常用药物有郁金、半夏、猫爪草、浙贝母、茯苓、昆布等,用药性味合参,兼顾归经,寒温统一,以平为期。药性以寒、温、平为多,药味以苦、辛、甘为多,归经以肝经为主,其次为肺经、胃经、脾经等。辛苦合用能通能散,对于甲状腺结节等结聚性质类疾病尤为适用。《素问·阴阳应象大论》曰:"味厚则泄,薄则通。气薄则发泄,厚则发热……气味,辛甘发散为阳,酸苦涌泄为阴。"辛味药性属阳,可行气散结;苦味药为阴,能够泻热,燥湿化痰;甘味药性属阳,可补可缓。辛苦共用能够行气散结、燥湿降逆,使郁气得疏,痰涩得化,邪有去处;甘苦配伍,可升发阳气,使肝脾条达,理气健脾以达疏肝理气。甲状腺结节的发病部位为少阳经脉循行路线,且甲状腺在生理上为肝所主,因此在用药上以归肝经为主,但《素问·玉机真藏论》谓:"五脏受气于其所生,传之于其所胜,气舍于其所生,死于其所不胜。"肝有病,其所不胜为肺,所胜为脾,因此,除治肝之外,还要考虑肺与脾,如补肺以制肝、健脾反制肝,以达到整体调控的目的。

通过关联规则分析可知,陈皮、半夏、白术、茯苓、昆布、浙贝母、猫爪草等均为主要药物,属于高频用药前10位。昆布与浙贝母、陈皮与半夏、猫爪草与郁金、白术与茯苓等具有很强的关联度。昆布-浙贝母是左新河治疗甲状腺结节常用药对之一,昆布,咸,寒,滑,无毒,归肝、胃、肾经,《本草别录》言其"治十二种水肿,瘿瘤聚结气"。浙贝母清热化痰,散结解毒,《景岳全书》曰:"最降痰气,善开郁结,止疼痛,消胀满,清肝火,明耳目,除时气烦热……较之川贝母,清降之功,不啻数倍。"昆布与浙贝母同用,加强软坚散结、清热消瘿之功。半夏,《中华人民共和国药典》记载其性温,味辛,有毒,归脾、胃、肺经。半夏温燥,治脾不化湿、痰涩塞滞所致的痰多等症,其辛散消痞、化痰散结,用以治瘿瘤。左新河常用法半夏,其燥湿化痰之功效较强。陈皮,味苦、辛,性温,理气健脾,燥湿化痰。韦金红等研究显示川陈皮素可通过抑制肿瘤细胞生长增殖、诱导肿瘤细胞凋亡等方式起到抗肿瘤的作用。猫爪草具有抗肿瘤、抗结核、调节免疫功能、减少氧化损伤、保护肝脏等作用,对结节类、肿瘤类疾病具有普适作用,可起到软坚散结之功效。

系统聚类分析共得到3个聚类组合。第1组:郁金、猫爪草、半夏、陈皮、枳实、浙贝母、昆布。本组药物为左新河治疗甲状腺结节的常用自拟方,昆布消痰散结,浙贝母化痰散结,郁金活血行气解郁;猫爪草辛甘而性温,可化痰散结、解毒消肿;枳实辛苦酸而性微寒,可破气消积、化痰散痞;半夏与陈皮均为辛温之品,两者均可燥湿浊化痰饮,而半夏温燥之力著,陈皮更添行气一效,相须为用,共治脏腑之湿痰、寒痰。

诸药合用,共奏行气利水化痰、软坚散结之效。第2组:茯苓、白术。茯苓味甘,药性平和,位列《神农本草经》之上品,既可扶正又可祛邪,为利水渗湿、健脾宁心之要药。白术味苦、甘,药性温和,可补脾健胃、燥湿利水。甲状腺结节的部分患者会出现吞咽时咽部异物感,正如《素问·宣明五气》云"五气所病,心为噫,肺为咳,肝为语,脾为吞,肾为欠为嚏",所以在甲状腺结节的治疗中,对于脾脏的调理也很重要,茯苓与白术同用有助脾气、散结节之意。第3组:生地黄、甘草、牛蒡子、玄参、夏枯草、蒲公英、瓦楞子、王不留行、香附、牡蛎、海藻。本组药味较多,生地黄、玄参两药清热养阴,夏枯草为泻肝火的主力军,蒲公英清热散结,香附疏肝解郁,牡蛎软坚散结,瓦楞子消痰化瘀,海藻利水消肿,王不留行走血分而行血脉,牛蒡子引药上行入于颈前,甘草调和诸药,适用于阴虚而不能柔肝养肝、气血郁滞、生痰生瘀、壅积颈前成结节的患者。

通过复杂网络分析得到昆布、浙贝母、半夏、陈皮、郁金、猫爪草、枳实这7味药物组成的核心处方,这也和上文中药关联规则分析以及聚类分析结果相符合。

左新河遣方用药博采众家之长,颇具特色。通过现代计算机软件对左新河治疗甲状腺结节的处方进行较为系统的研究,我们能够更好地总结治疗甲状腺结节的方法,并进行创新,从而更好地为患者提供治疗方案。

(贾思锋 赵勇)

三、治疗甲状腺相关眼病用药经验数据挖掘

甲状腺相关眼病(TAO)是一种与甲状腺相关的器官特异性自身免疫病,发病率为(19~42.2)/10万,女性高发,居成人眼眶病发病率之首。该病主要表现为畏光、流泪、异物感、眼胀痛、复视、视物模糊甚至失明等,主要体征为上睑退缩、眼睑结膜充血水肿、眼球突出、眼外肌改变等。目前常用疗法为抗甲状腺药物治疗、糖皮质激素冲击治疗、放射治疗和手术治疗等,但都有各自的局限性,如对于甲状腺功能正常的甲状腺相关眼病,抗甲状腺药物治疗并不适用;糖皮质激素冲击治疗对于活动期的甲状腺相关眼病效果明显,但对于静止期的甲状腺相关眼病则疗效欠佳;放射疗法与手术疗法多为后期选择方案,且患者顾虑颇多。左新河对于甲状腺疾病的诊治拥有丰富的经验。以下拟通过中医传承辅助平台(V2.5)软件对左新河治疗甲状腺相关眼病的用药规律进行数据挖掘,探析其思路,以便继承和发扬其学术思想和临床经验。

（一）资料与方法

1. 处方来源与筛选

本研究对 2017 年 10 月至 2019 年 10 月左新河于湖北省中医院甲状腺疾病诊疗中心保存的病历进行筛选。参照《中国甲状腺疾病诊疗指南》，从中选取符合甲状腺相关眼病诊断标准的病例，通过筛选，收集到治疗甲状腺相关眼病的处方 266 个。

2. 处方录入

中医传承辅助平台（V2.5）软件由中国中医科学院中药研究所提供，选择其中的"方剂管理"模块，将收集到的治疗甲状腺相关眼病的 266 个处方的中药及剂量录入。一人录入，另一人审核，确保录入数据的准确性，建立治疗甲状腺相关眼病的方剂数据库。

3. 数据分析

运用中医传承辅助平台（V2.5）软件，使用"数据分析"模块中的"频次统计""组方规律""新方分析"等功能，对录入的 266 个处方进行数据挖掘，得出左新河治疗甲状腺相关眼病处方中各药物的使用频次、药物之间的关联规则，以及挖掘新方组合。

（二）结果

1. 用药频次统计

治疗甲状腺相关眼病的 266 个处方用药频次统计结果显示，共使用 146 味中药，用药频次从高到低依次为密蒙花、夏枯草、茯苓、浙贝母、泽泻、菊花、炙甘草、僵蚕、焦栀子、钩藤等。用药频次≥10 次的药物分布表见表 2-9，用药频次排名前 10 的药物分布图见图 2-13。

表 2-9　用药频次≥10 次的药物分布表

药物	频次/次	功效种类	药物	频次/次	功效种类
密蒙花	152	清热药	菊花	110	解表药
夏枯草	136	清热药	炙甘草	107	补虚药
茯苓	119	利水渗湿药	僵蚕	92	平肝息风药
浙贝母	118	化痰药	焦栀子	91	清热药
泽泻	114	利水渗湿药	钩藤	78	平肝息风药

药物	频次/次	功效种类	药物	频次/次	功效种类
茯苓皮	77	利水渗湿药	甘草	32	补虚药
石决明	72	平肝息风药	女贞子	32	补虚药
黄芪	72	补虚药	车前子	31	利水渗湿药
土鳖虫	70	活血化瘀药	猫爪草	31	化痰药
土茯苓	69	清热药	泽兰	29	活血化瘀药
牡丹皮	66	清热药	丹参	28	活血化瘀药
郁金	61	活血化瘀药	川芎	26	活血化瘀药
赤芍	60	清热药	山慈菇	25	清热药
猪苓	59	利水渗湿药	五味子	24	收涩药
千里光	57	清热药	瞿麦	24	利水渗湿药
地龙	57	活血祛瘀药	决明子	22	清热药
生地黄	53	清热药	桑白皮	21	化痰药
谷精草	53	清热药	蒲公英	16	清热药
法半夏	52	化痰药	酸枣仁	15	安神药
白芍	51	补虚药	玄参	14	清热药
墨旱莲	49	补虚药	茺蔚子	13	活血祛瘀药
穿山龙	47	祛风湿药	防风	12	解表药
八月札	46	理气药	桑椹	11	补虚药
蝉蜕	45	解表药	芥子	11	化痰药
水蛭	41	活血祛瘀药	桑叶	11	解表药
白术	40	补虚药	黄芩	11	清热药
鬼箭羽	39	活血祛瘀药	玫瑰花	11	理气药
姜半夏	38	化痰药	枸杞子	10	补虚药
全蝎	36	平肝息风药	鸡冠花	10	止血药

第二章 方药拾贝

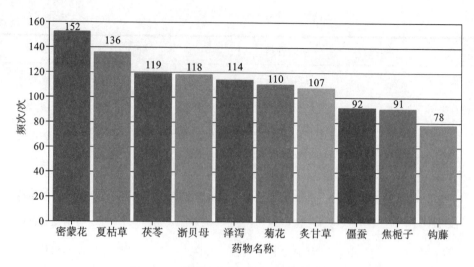

图2-13　用药频次排名前10的药物分布图

2. 四气五味统计

治疗甲状腺相关眼病的处方所用中药中,四气频次为寒性药1561次,平性药672次,温性药374次,凉性药190次,见图2-14;五味频次为甘味药1499次,苦味药1174次,辛味药828次,咸味药307次,酸味药164次,涩味药80次,见图2-15。

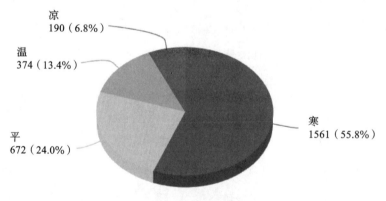

图2-14　用药四气分布图

3. 用药归经统计

治疗甲状腺相关眼病的处方所用中药里,归经频次依次为肝经1865次、肺经900次、心经726次、脾经718次、肾经709次、胃经476次、胆经426次、膀胱经267次、大肠经132次、心包经106次,见图2-16。

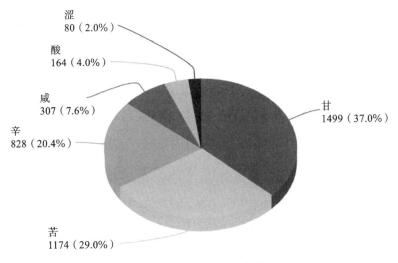

图2-15 用药五味分布图

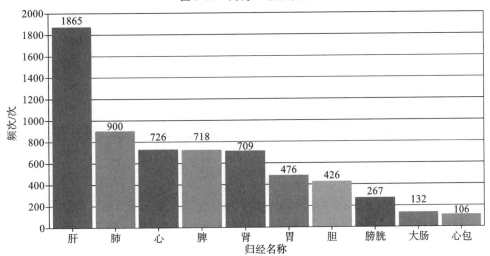

图2-16 用药归经分布图

4. 组方规律分析

支持度为药物组合出现的频率,置信度为出现组合中前一味药时组合中后一味药出现的频率,选择设置支持度52、置信度0.6。进行组方规律分析,结果显示使用频次较高的药对依次为夏枯草与密蒙花、密蒙花与菊花、密蒙花与茯苓、炙甘草与密蒙花、焦栀子与密蒙花、密蒙花与泽泻、炙甘草与茯苓、夏枯草与泽泻、夏枯草与钩藤、焦栀子与夏枯草等,见表2-10,网络关系图见图2-17。药物关联置信度在0.67以上的有密蒙花及钩藤与夏枯草、夏枯草及钩藤与密蒙花、钩藤与夏枯草、钩藤与密蒙花、菊花与密蒙花、焦栀子与密蒙花、夏枯草与密蒙花、焦栀子与夏枯草、钩藤与夏枯草及密蒙花、僵蚕与浙贝母,药物关联置信度表见表2-11。

表 2-10　药物组合及频次表

序号	药物组合	出现频次/次	序号	药物组合	出现频次/次
1	夏枯草,密蒙花	95	13	炙甘草,夏枯草	59
2	密蒙花,菊花	85	14	焦栀子,菊花	59
3	密蒙花,茯苓	73	15	菊花,泽泻	58
4	炙甘草,密蒙花	70	16	夏枯草,茯苓	58
5	焦栀子,密蒙花	70	17	夏枯草,菊花	56
6	密蒙花,泽泻	69	18	菊花,茯苓	56
7	炙甘草,茯苓	68	19	浙贝母,密蒙花	54
8	夏枯草,泽泻	65	20	浙贝母,夏枯草	54
9	夏枯草,钩藤	64	21	浙贝母,茯苓	54
10	焦栀子,夏枯草	62	22	炙甘草,焦栀子	53
11	浙贝母,僵蚕	62	23	夏枯草,密蒙花,钩藤	53
12	密蒙花,钩藤	61			

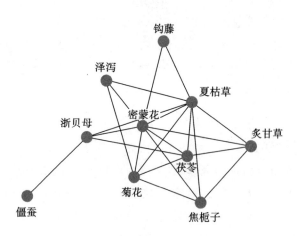

图 2-17　用药规律网络关系图

表2-11 药物关联置信度表

序号	药物关联	置信度	序号	规则	置信度
1	密蒙花,钩藤->夏枯草	0.868852	9	钩藤->夏枯草,密蒙花	0.679487
2	夏枯草,钩藤->密蒙花	0.828125	10	僵蚕->浙贝母	0.673913
3	钩藤->夏枯草	0.820513	11	炙甘草->密蒙花	0.654206
4	钩藤->密蒙花	0.782051	12	焦栀子->菊花	0.648352
5	菊花->密蒙花	0.772727	13	炙甘草->茯苓	0.635514
6	焦栀子->密蒙花	0.769231	14	密蒙花->夏枯草	0.625000
7	夏枯草->密蒙花	0.698529	15	茯苓->密蒙花	0.613445
8	焦栀子->夏枯草	0.681319	16	泽泻->密蒙花	0.605263

5. 新方分析

设置相关度为6,惩罚度为2,进行聚类分析。药物关联系数≥0.02的药物见表2-12。潜在药物组合:①茯苓皮、谷精草、土茯苓与茯苓皮、谷精草、茯苓;②钩藤、法半夏、土鳖虫与钩藤、法半夏、密蒙花、郁金;③僵蚕、郁金、浙贝母与焦栀子、僵蚕、牡丹皮、浙贝母,见表2-13,网络展示图见图2-18。得到新方组合:①茯苓皮、谷精草、土茯苓、茯苓;②钩藤、法半夏、土鳖虫、密蒙花、郁金;③僵蚕、郁金、浙贝母、焦栀子、牡丹皮,见表2-14,网络展示图见图2-19。

表2-12 药物关联系数≥0.02的药物表

药物1	药物2	关联系数	药物1	药物2	关联系数
法半夏	夏枯草	0.048226	密蒙花	浙贝母	0.024255
法半夏	菊花	0.045735	法半夏	牡丹皮	0.023934
法半夏	芥子	0.039611	茯苓皮	牛膝	0.023802
郁金	土茯苓	0.036871	茯苓皮	野菊花	0.023802
焦栀子	土鳖虫	0.036632	密蒙花	玫瑰花	0.023596
密蒙花	土鳖虫	0.036105	菊花	玫瑰花	0.02337
僵蚕	地龙	0.035577	墨旱莲	土茯苓	0.023227
法半夏	焦栀子	0.033374	密蒙花	牡丹皮	0.023227
僵蚕	土鳖虫	0.033238	菊花	车前子	0.02322
密蒙花	夏枯草	0.032241	浙贝母	地龙	0.022514
郁金	土鳖虫	0.031433	茯苓皮	泽泻	0.022503
菊花	水蛭	0.031411	法半夏	僵蚕	0.022485

药物1	药物2	关联系数	药物1	药物2	关联系数
菊花	地龙	0.031081	猪苓	夏枯草	0.022359
菊花	赤芍	0.031005	钩藤	山慈菇	0.02231
郁金	白术	0.030074	菊花	山慈菇	0.022193
焦栀子	土茯苓	0.029934	茯苓皮	千里光	0.021888
茯苓皮	猫爪草	0.029913	墨旱莲	牡丹皮	0.02179
焦栀子	蒲公英	0.029868	墨旱莲	猪苓	0.021712
焦栀子	夏枯草	0.02908	炙甘草	萆薢	0.020907
法半夏	甘草	0.028814	山慈菇	郁金	0.02086
菊花	石决明	0.028612	全蝎	桑叶	0.020689
菊花	土鳖虫	0.028236	全蝎	牡丹皮	0.020647
法半夏	山慈菇	0.027784	猪苓	女贞子	0.020464
钩藤	石决明	0.026638	炙甘草	枸杞子	0.020373
土鳖虫	夏枯草	0.02616	甘草	姜半夏	0.02036
密蒙花	僵蚕	0.026101	车前子	鬼箭羽	0.020243
茯苓	芥子	0.025946	车前子	当归	0.020211
密蒙花	地龙	0.024702	土鳖虫	牡丹皮	0.02019
猪苓	五味子	0.024477	土鳖虫	浙贝母	0.020103
土茯苓	夏枯草	0.024353			

表2-13　潜在药物组合表

序号	潜在药物组合1	潜在药物组合2
1	茯苓皮、谷精草、土茯苓	茯苓皮、谷精草、茯苓
2	钩藤、法半夏、土鳖虫	钩藤、法半夏、密蒙花、郁金
3	僵蚕、郁金、浙贝母	焦栀子、僵蚕、牡丹皮、浙贝母

表2-14　新方组合表

序号	新方组合
1	茯苓皮、谷精草、土茯苓、茯苓
2	钩藤、法半夏、土鳖虫、密蒙花、郁金
3	僵蚕、郁金、浙贝母、焦栀子、牡丹皮

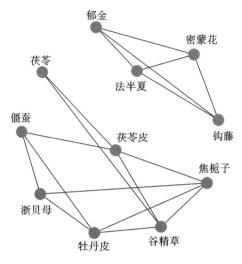

图 2-18　潜在药物组合网络展示图

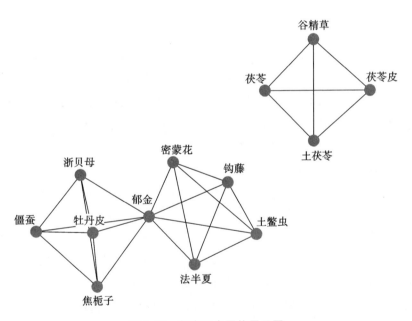

图 2-19　新方组合网络展示图

（三）讨论

甲状腺相关眼病是一种与甲状腺相关的以眼部病变为主要特征的器官特异性自身免疫病,可导致患者出现眼球突出、复视斜视、角膜暴露、眼睑退缩、视力下降、失明等。目前甲状腺相关眼病的发病机制尚未完全明确,一般与环境因素、遗传因素、免疫、眼眶成纤维细胞作用等相关。对于甲状腺相关眼病的处理,一般采用随访、控制危险因素、药物治疗、放射治疗、手术治疗等方式,不同方式的疗效差异较大。甲状腺相关眼病对视功能及外观的改变,不仅影响患者的身体,对患者的心理也造成严重负担。患者容易出现焦虑、抑郁等情绪而影响生存质量。运用中药内服、熏眼、针灸等中医药疗法治疗甲状腺相关眼病,在改善症状、预防复发、减少药物副作用等方面具有很大优势。

左新河通过长期实践发现,本病证型颇多,临床多见的是肝火亢盛证、痰瘀阻络证、脾虚湿盛证等证型。将用药频次由高到低排名,前10位药物依次为密蒙花、夏枯草、茯苓、浙贝母、泽泻、菊花、炙甘草、僵蚕、焦栀子、钩藤。这些高频中药主要发挥着清肝泻火、化痰消肿、健脾利湿的作用。本次研究纳入的是甲状腺相关眼病住院患者,为甲状腺相关眼病活动期,主要症状表现为眼突,眼球疼痛或压迫感,眼球运动疼痛,眼睑、结膜充血、水肿,球结膜、泪阜水肿,视力下降等。用药着重于本次研究所选择人群的症状,药症相合,故能起到良效。同时,左新河认为,肝开窍于目,目为宗脉之所聚,本病的发生发展与络病紧密相关,患者情志不遂或外邪袭络,邪气郁结于肝络,郁久化火成毒;气郁则血行不畅,气血瘀滞;气不行水则聚湿生痰,痰火湿瘀毒交结痹阻络脉。故在本病的施治中应当注重通络,因此在高频药中还可见到僵蚕这味虫类药。虫类药行走攻窜,为血肉有情之品。

药物归经与脏腑经络的病变密切相关,人体脏腑的病变可以通过经络体现到外表,而药物也能针对相关脏腑经络发挥更好或特殊的作用。根据用药归经统计可知,左新河用药归经频次排序依次为肝经、肺经、心经、脾经、肾经等,除肝经频次高居第一外,肺经、心经、脾经、肾经间频次差距不大。一方面,从整体辨证来说,左新河认为甲状腺相关眼病的病本在肝,所用药物入肝经者最多也可以体现出来,同时,甲状腺相关眼病与肺、脾、肾也密切相关。另一方面,由格雷夫斯病或者桥本甲状腺炎诱发甲状腺相关眼病者,多可表现出甲状腺功能异常的症状和体征,或甲状腺功能亢进症,或甲减,可以根据此时的全身症状和体征进行辨证论治,但是仍有部分甲状腺功能正常的患者,没有表现出明显的全身症状,只有眼部局部有病变表现。眼部病变的发生与脏腑密切相关,眼部五轮均有所对应的脏腑,可以根据局部症状所属归经进行用药。左新河认为,对于甲状腺相关眼病的辨证施治可以在整体辨证的基础上结合眼部的局部进行辨证论治。

中药具有气味偏性,制方配伍之时需要从整体出发,注意把握四气五味与五脏之间的关系,维持脏腑功能的平衡。药物四气频次显示寒性药物使用最多,占55.8%,这也符合本病肝火亢盛之热证最多见的情况,《素问·至真要大论》云:"热者寒之。"治疗热病当以寒药用之,故左新河常用夏枯草、焦栀子等苦寒清热之品及密蒙花、菊花等甘寒清热之品。火热日久易伤阴液,而苦寒之药用之不慎有加重燥化伤阴之嫌,阴不足,以甘补之,因此,常配伍甘寒滋阴之生地黄。药物五味频次也显示甘味药最多。辛味药使用也较多,辛以行散为功,能行气活血、疏肝解郁、化气行水、助肺宣发。肝喜条达,得辛则散,但是辛散太过又易耗伤肝血。酸味药能收能涩,配伍酸味药既能收敛横逆之肝气,而且酸入肝,又能起补肝养血之效。同时,酸味药与甘味药配伍能起敛阴生津之效,如白芍与甘草配合酸甘化阴、柔肝缓急。

通过关联聚类推测出3对潜在组合,分别为茯苓皮、谷精草、土茯苓与茯苓皮、谷精草、茯苓,钩藤、法半夏、土鳖虫与钩藤、法半夏、密蒙花、郁金,僵蚕、郁金、浙贝母与焦栀子、僵蚕、牡丹皮、浙贝母。各对组合药物合并即得到3个新方组合,新方①中茯苓健脾利水,茯苓皮加强利水的效果,谷精草疏散风热明目,土茯苓清热燥湿,可用于肝火亢盛证得到控制、炎性症状缓解后眼睑肿胀症状明显者或脾虚湿盛者。新方②中钩藤清热平肝,法半夏燥湿化痰,土鳖虫破血逐瘀,密蒙花清热养肝,郁金行气活血,可用于肝火亢盛夹痰瘀者。新方③中僵蚕化痰散结,郁金行气活血,浙贝母清热化痰,牡丹皮、焦栀子长于清热凉血,与新方②一样均可用于肝火亢盛夹痰瘀者。

(四)总结

左新河在治疗甲状腺相关眼病的过程中积累了丰富的临床经验,多使用密蒙花、夏枯草、茯苓、浙贝母、泽泻等清肝泻火、化痰消肿、健脾利湿之药。用药多入肝经,善于脏腑经络辨证,针对甲状腺相关眼病的特点,在整体辨证的基础上进行局部辨证用药。注重药性,根据四气五味的特点顺应甲状腺相关眼病的病因病机,用药以苦寒、甘寒为主,配伍辛散、酸收之品等,维持脏腑功能平衡。多用药对配伍,常用夏枯草与密蒙花、密蒙花与菊花等药对,加强药物清肝、明目、利湿等效果。本次研究最后通过分析得到新方3个,可为临床应用提供一定参考。

本次研究通过中医传承辅助平台(V2.5)软件分析左新河治疗甲状腺相关眼病的用药规律,为中医药治疗甲状腺相关眼病的临床应用提供了参考。

(付畅 谭艳)

四、治疗亚急性甲状腺炎用药经验数据挖掘

亚急性甲状腺炎简称"亚甲炎",也被称作亚急性肉芽肿性甲状腺炎、移动性甲状腺炎、非感染性甲状腺炎等。它是一种非化脓性甲状腺炎,也是最常见的甲状

疼痛性疾病,表现出一定的自限性。近年来本病的发病率呈逐渐上升的态势,也逐步被人们所重视。目前亚急性甲状腺炎的发病机制尚不完全清楚,主要与病毒感染、自身免疫因素、遗传因素等相关。本病在发病前大多有类似感冒的前驱症状,初期以甲状腺毒症为主,伴随有颈前疼痛等炎性症状,随着病程进展,可出现甲状腺功能正常的短暂时期,继而出现一过性甲状腺功能减退的表现,然后恢复正常,也有少部分患者发展成为永久性甲减。目前,西医大多采用非甾体抗炎药或者糖皮质激素缓解亚急性甲状腺炎患者的疼痛症状,但其副作用较大,而且较难根治,病情容易反复。

左新河从事中医临床、教学、科研工作30余年,对各类甲状腺疾病中医辨证论治有独到的见解。以下通过数据挖掘与分析,重点总结了左新河治疗亚急性甲状腺炎的证候、治则治法、药物频次、药物组合、剂量、组方特点等方面的规律。

(一)资料与方法

1. 一般资料

收集2017年1月至2018年12月就诊于湖北省中医院甲状腺疾病诊疗中心经左新河治疗的亚急性甲状腺炎患者。其中包括女性43例,占总人数的81.13%,男性10例,占总人数的18.87%。本次收录的患者年龄在19~68岁之间。

2. 纳入标准

符合亚急性甲状腺炎诊断标准者;经左新河诊治,有完整中药处方。

3. 排除标准

不符合亚急性甲状腺炎诊断标准者;四诊资料不全者;用药处方不全者;合并严重心脑血管疾病或肝肾功能损害者;患有精神类疾病不能配合沟通者。

4. 处方录入与核对

由两名录入者将收集到的上述资料录入中医传承辅助平台(V2.5),一名录入结束后,由另一名录入者检查数据的准确性。

5. 统计学方法

数据库由纳入的53例亚急性甲状腺炎患者的基本信息及中药处方组成,应用中医传承辅助平台(V2.5)的统计报表和数据分析功能,首先进入医案分析,对患者的基本信息(性别及年龄)、主要症状、中医证型、治则治法、舌脉象和处方中药物频次、药物性味归经、药物用量分别进行统计;其次进行组方分析,包括组方规律分析以及核心药物和新方组合。

（二）结果

1.症状分布统计

根据症状统计结果,亚急性甲状腺炎以颈前疼痛(51次)、甲状腺肿大(23次)、睡眠差(19次)、多汗(11次)、发热(11次)、乏力(10次)、咽痛(8次)、心慌(8次)等为主要症状,见表2-15。图2-20为症状总体分布图。

表2-15　症状频次分布统计表

症状名称	频次/次	症状名称	频次/次
颈前疼痛	51	汗出	3
甲状腺肿大	23	声音嘶哑	2
睡眠差	19	便秘	2
多汗	11	纳食欠佳	2
发热	11	急躁易怒	2
乏力	10	月经后期	2
咽痛	8	手抖	2
心慌	8	疲劳	2
吞咽梗阻感	6	大便干	2
头痛	5	消瘦	1
咳嗽	4	头昏	1
怕热	4	肩关节疼痛	1
畏寒	3	烦躁	1
口干	3	月经血块	1
头晕	3	下肢浮肿	1
胸闷	3	口腔溃疡	1
干咳	3	咽干	1

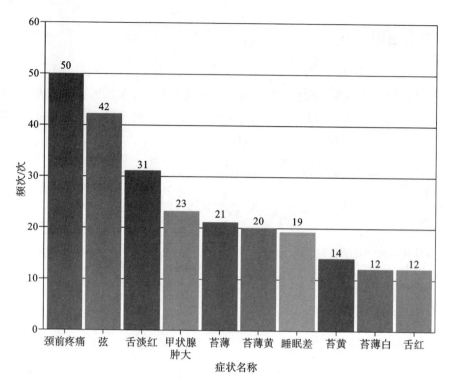

图 2-20　症状总体分布图

2. 证候分布统计

根据证候统计结果,亚急性甲状腺炎的常见证候依次为火郁痰阻证(22次)、肝郁化火证(20次)、外感风热证(6次)、气阴两虚证(5次),见图 2-21。

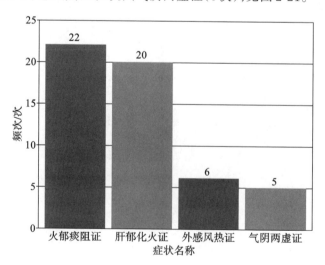

图 2-21　中医证候分布统计图

3. 治则治法分布统计

本次纳入研究的亚急性甲状腺炎患者共涉及10种治法:清热解毒(35次),化痰散结(31次),疏肝解郁(13次),散结止痛(11次),凉血活血(10次),疏风散热(6次),凉血止痛(5次),益气养阴(5次),解郁安神(3次),温补脾肾(1次)。见图2-22。

4. 用药频次统计

对57首方剂所包含的91味中药进行药物频次统计,结果如表2-16所示:处方所用药物频次在20次及以上的有15味,主要为夏枯草(48次),川楝子(42次),甘草(39次),延胡索(39次),大青叶(37次),蒲公英(35次),橘核(31次),牡丹皮(28次),生地黄(25次),贯众(24次),板蓝根(24次),猫爪草(22次),白芍(21次),连翘(20次),赤芍(20次)。使用频次在30次以上的有7味。高频药物分布统计图见图2-23。

表2-16　药物频次统计表

药物	频次/次	药物	频次/次	药物	频次/次
夏枯草	48	柴胡	11	茯苓	4
川楝子	42	黄芪	10	天葵子	4
延胡索	39	炙甘草	10	鬼箭羽	3
甘草	39	牛蒡子	8	炒白术	3
大青叶	37	野菊花	8	黄连	3
蒲公英	35	丹参	8	桔梗	3
橘核	31	郁金	8	半枝莲	3
牡丹皮	28	乳香	7	山豆根	3
生地黄	25	没药	7	法半夏	3
贯众	24	黄芩	7	芥子	3
板蓝根	24	姜半夏	7	墨旱莲	2
猫爪草	22	防风	7	白头翁	2
白芍	21	紫花地丁	5	土贝母	2
连翘	20	柏子仁	5	党参	2
赤芍	20	芦根	5	忍冬藤	2
荔枝核	18	金银花	4	山慈菇	2
玄参	12	白术	4	焦栀子	2
穿山龙	11	浙贝母	4	火麻仁	2

药物	频次/次	药物	频次/次	药物	频次/次
生石膏	2	拳参	1	炒白芍	1
香附	2	荷叶	1	大黄	1
重楼	2	女贞子	1	土鳖虫	1
山药	2	益智仁	1	桑椹	1
当归	2	藿香	1	桃仁	1
葛根	2	龙骨	1	浮小麦	1
干姜	1	蜂房	1	太子参	1
茯神	1	皂角刺	1	八月札	1
牡蛎	1	石菖蒲	1	枳实	1
肉苁蓉	1	王不留行	1	枇杷叶	1
山楂	1	合欢皮	1	夜交藤	1
代赭石	1	黄柏	1		
苍术	1	知母	1		

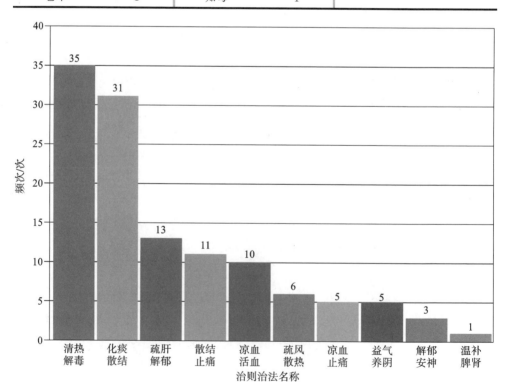

图2-22　治则治法分布统计图

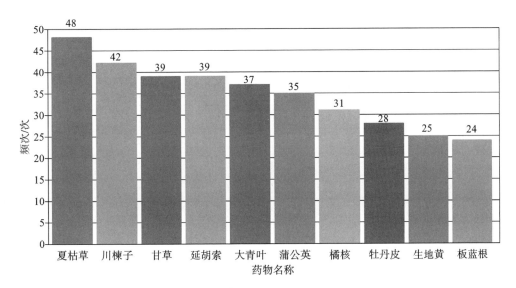

图 2-23 高频药物分布统计图

5. 药物四气五味统计

寒性药物使用频次最高,共有 427 次,占全部的 65.1%;其次为温性药物,使用频次为 107 次,占 16.3%;平性药物占 15.7%;凉性药物占 2.7%;热性药物仅有 1 味。五味中苦味药物使用频次最高,占全部的 54.8%;其次是辛味药物,占 22.5%;甘味药物占 18.3%;酸味药物占 2.71%;咸味药物占 1.4%;涩味药物使用频次最低,占 0.3%。具体见表 2-17。

表 2-17　四气五味频次统计表

四气	频次/次	百分比/(%)	五味	频次/次	百分比/(%)
寒	427	65.1	苦	544	54.8
温	107	16.3	辛	223	22.5
平	103	15.7	甘	182	18.3
凉	18	2.7	酸	27	2.71
热	1	0.2	咸	14	1.4
			涩	3	0.3

6. 用药归经统计

归足厥阴肝经的药物最多,使用频次为 427 次,占全部的 25.7%,其他归经按高低顺序依次为手少阴心经(284 次)、足阳明胃经(273 次)、足少阴脾经(208 次)、手太阴肺经(149次)、足少阴肾经(87次)、足少阳胆经(78次)、手太阳小肠经(69次)、足太阳膀胱经(50次)、手阳明大肠经(25次)、手厥阴心包经(9次)、手少阳三焦经(2次)。见表2-18、图2-24。

表2-18 归经频次统计表

归经	频次/次	百分比/(%)	归经	频次/次	百分比/(%)
肝	427	25.7	胆	78	4.7
心	284	17.1	小肠	69	4.2
胃	273	16.4	膀胱	50	3
脾	208	12.5	大肠	25	1.5
肺	149	8.9	心包	9	0.5
肾	87	5.2	三焦	2	0.1

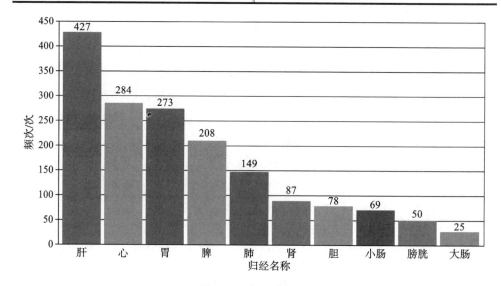

图2-24 归经统计图

7. 组方规律分析

根据本次研究的样本量,设置支持度为23,置信度为0.7,结果如表2-19所示,使用频次较高的药对有21组,以夏枯草、川楝子,夏枯草、甘草,延胡索、夏枯草,夏枯草、大青叶为主要代表。支持度为23、置信度大于0.7的药物组合有32组,其中,贯众、夏枯草关联度最高;关联度大于0.8的药物组合有14组,具体见表2-20。设置支持度分别为20、27、30,置信度为0.7,绘制高频药物关系网络展示图,更加直接地显示治疗亚急性甲状腺炎的药物之间的关系,分别见图2-25、图2-26

和图 2-27。

表 2-19　处方中支持度为 23 条件下药物组合频次表

序号	药物模式	频次/次
1	延胡索,夏枯草	32
2	延胡索,大青叶	27
3	延胡索,蒲公英	25
4	延胡索,川楝子	28
5	延胡索,甘草	29
6	夏枯草,大青叶	32
7	夏枯草,贯众	23
8	夏枯草,蒲公英	31
9	夏枯草,橘核	26
10	夏枯草,川楝子	35
11	夏枯草,牡丹皮	26
12	夏枯草,甘草	35
13	大青叶,生地黄	23
14	大青叶,川楝子	28
15	大青叶,甘草	29
16	蒲公英,川楝子	23
17	甘草,川楝子	31
18	延胡索,夏枯草,甘草	25
19	夏枯草,大青叶,川楝子	24
20	夏枯草,大青叶,甘草	26
21	夏枯草,甘草,川楝子	28

表 2-20　药物组合的关联规则表（置信度>0.7）

序号	规则	置信度	序号	规则	置信度
1	贯众->夏枯草	0.958333333	4	甘草,川楝子->夏枯草	0.903225806
2	牡丹皮->夏枯草	0.928571429	5	甘草->夏枯草	0.897435897
3	生地黄->大青叶	0.92	6	大青叶,甘草->夏枯草	0.896551724

序号	规则	置信度	序号	规则	置信度
7	蒲公英->夏枯草	0.885714286	20	大青叶->川楝子	0.756756757
8	大青叶->夏枯草	0.864864865	21	夏枯草,大青叶->川楝子	0.75
9	延胡索,甘草->夏枯草	0.862068966	22	甘草->延胡索	0.743589744
10	大青叶,川楝子->夏枯草	0.857142857	23	延胡索->甘草	0.743589744
11	橘核->夏枯草	0.838709677	24	甘草->大青叶	0.743589744
12	川楝子->夏枯草	0.833333333	25	夏枯草,甘草->大青叶	0.742857143
13	延胡索->夏枯草	0.820512821	26	川楝子->甘草	0.738095238
14	夏枯草,大青叶->甘草	0.8125	27	大青叶->延胡索	0.72972973
15	夏枯草,川楝子->甘草	0.8	28	夏枯草->川楝子	0.729166667
16	夏枯草,甘草->川楝子	0.8	29	夏枯草->甘草	0.729166667
17	甘草->川楝子	0.794871795	30	延胡索->川楝子	0.717948718
18	大青叶->甘草	0.783783784	31	蒲公英->延胡索	0.714285714
19	延胡索,夏枯草->甘草	0.78125	32	夏枯草,甘草->延胡索	0.714285714

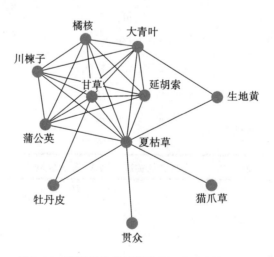

图 2-25　高频药物关系网络展示图（支持度 20）

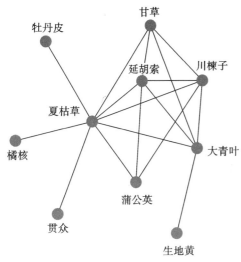

图 2-26 高频药物关系网络展示图(支持度 27)

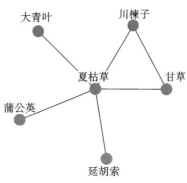

图 2-27 高频药物关系网络展示图
(支持度 30)

8. 新方(核心处方)组合

基于"熵聚类"和"改进的互信息法"进行数据分析,依据前人的经验,设置相关度为 8,惩罚度为 2,然后进行聚类挖掘。由此得到方剂中两两药物间关联度,关联系数 0.03 以上的药对见表 2-21,有蒲公英、连翘,茯苓、肉苁蓉,茯苓、山楂,连翘、紫花地丁,蒲公英、山慈菇等。通过关联度较高的药物组合,系统自动分析出 5 组潜在的药物组合,如橘核-黄芩-荔枝核与橘核-黄芩-柴胡组合,板蓝根-牛蒡子-山豆根与板蓝根-芦根-牛蒡子-贯众等,具体见表 2-22 及图 2-28。各个组合间相互匹配,得出 5 个新方组合,见表 2-23 和图 2-29。

表 2-21 药物间关联度分析表

药物 1	药物 2	关联系数	药物 1	药物 2	关联系数
蒲公英	连翘	0.05198348	丹参	土鳖虫	0.03543979
茯苓	肉苁蓉	0.04885766	蒲公英	山慈菇	0.0344265
茯苓	山楂	0.04885766	蒲公英	党参	0.0344265
连翘	紫花地丁	0.04015502	蒲公英	忍冬藤	0.0344265
黄芩	大黄	0.03795463	板蓝根	延胡索	0.03409398
防风	山楂	0.03795463	板蓝根	野菊花	0.03349826
防风	牡丹皮	0.03741422	丹参	荔枝核	0.0334675

药物1	药物2	关联系数	药物1	药物2	关联系数
荔枝核	牛蒡子	0.0334675	生地黄	芥子	0.031523
黄芩	金银花	0.03330135	炙甘草	枳实	0.03128767
黄芩	浙贝母	0.03330135	炙甘草	大黄	0.03128767
防风	白术	0.03330135	炙甘草	桑椹	0.03128767
橘核	山豆根	0.03327908	炙甘草	肉苁蓉	0.03128767
板蓝根	玄参	0.03282279	黄芪	茯神	0.03128767
丹参	柴胡	0.03272805	板蓝根	山慈菇	0.03123228

表 2-22　潜在药物组合

序号	潜在药物组合1	潜在药物组合2
1	橘核-黄芩-荔枝核	橘核-黄芩-柴胡
2	板蓝根-牛蒡子-山豆根	板蓝根-芦根-牛蒡子-贯众
3	丹参-连翘-牡丹皮	连翘-牡丹皮-山豆根
4	鬼箭羽-赤芍-延胡索	鬼箭羽-延胡索-桑椹
5	茯苓-白术-夏枯草	防风-黄芪-炒白术-夏枯草

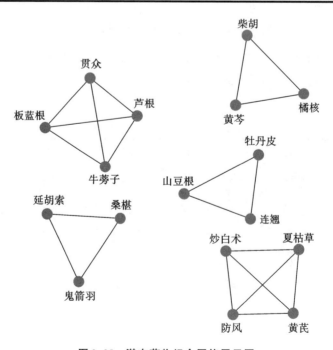

图 2-28　潜在药物组合网络展示图

表 2-23　新方组合表

序号	新方组合
1	橘核-黄芩-荔枝核-柴胡
2	板蓝根-牛蒡子-山豆根-芦根-贯众
3	丹参-连翘-牡丹皮-山豆根
4	鬼箭羽-赤芍-延胡索-桑椹
5	茯苓-白术-夏枯草-防风-黄芪-炒白术

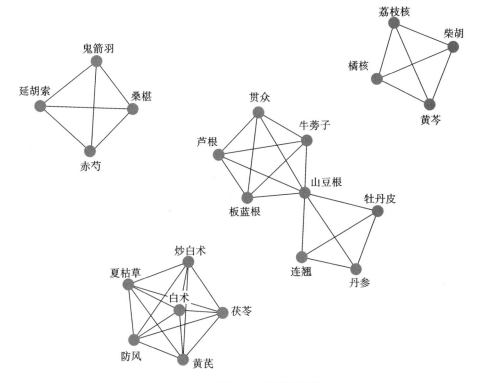

图 2-29　新方组合网络展示图

（三）讨论

中医学尚无与亚急性甲状腺炎相对应的病名,大多医家将其归属于"瘿病"范畴。以往各代医家对瘿病的病因病机观点一致,认为本病的发生与情志内伤、水土失宜以及先天禀赋密切相关。《诸病源候论》中记载"诸山黑水中,山泉流者,不可久居,常食令人作瘿病",说明平素生活的地理环境与瘿病的发生有关。《济生方·瘿瘤》

载:"夫瘿瘤者,多由喜怒不节,忧思过度,而成斯疾焉。大抵人之气血,循环一身,常欲无滞留之患,调摄失宜,气滞血瘀,为瘿为瘤。"这表明瘿病的产生与情志因素密不可分。《诸病源候论·瘿候》有论述曰"瘿者,由忧恚气结所生,亦曰饮沙水,沙随气入于脉,搏颈下而成之",同样论证了情志失调与瘿病发生的关系。左新河认为本病的发生和外感风热、情志内伤及体质因素密切相关。

本次研究所收录的亚急性甲状腺炎患者中症状以颈前疼痛、甲状腺肿大、睡眠差、多汗、发热、乏力、咽痛、心慌等为主,左新河认为平素情志不调,肝郁气滞,日久津血运行不畅,痰结血瘀,凝结于颈前,则见颈前肿大;肝郁化火,火热郁结于颈前则见颈前疼痛不适;肝火上炎,则口苦咽干;火热之邪逼迫津液外泄,则见多汗;肝火扰心,则发心悸。其发病机制目前尚不明确,一般由上呼吸道感染而并发,尤其在病毒感染1~3周后出现,多有发热、咽痛等不适,这些高频症状均符合亚急性甲状腺炎的特点,尤其是颈前疼痛高达96%,具有诊断意义。头晕、胸闷、畏寒、便秘、干咳、急躁易怒、月经后期等症状出现得较少,属于兼见症状,因个人体质而不同,因此不具备普遍性。本次研究中以肝郁化火证和火郁痰阻证较为常见,治则治法以清热解毒,化痰散结为主,其次为疏肝解郁,其他治法则依据兼症而制定。

本次纳入研究的57首方剂中共包含91味中药,使用频次前十的依次为夏枯草、川楝子、延胡索、甘草、大青叶、蒲公英、橘核、牡丹皮、生地黄、贯众、板蓝根;药物的四气以"寒"为首,五味以"苦"最多,其次是辛、甘;归经以归肝经的药物最多。将这些性味、归经综合起来看,治疗亚急性甲状腺炎的药物以归肝经的苦寒及辛味药为主,其中不同功效的各类药物中使用频次最高的为清热解毒类药物,也符合左新河清热解毒的治法原则。《神农本草经》记载"疗热以寒药",清热药药性寒凉,沉降入里,以清里热,以夏枯草为代表药物。夏枯草味苦、辛,性寒,归肝、胆经,功效为清肝散火、明目、散结消肿,现代药理研究证明夏枯草具有抗炎、调节免疫以及抗菌、抗病毒的作用,而亚急性甲状腺炎的发病大多由病毒感染和免疫机制引起,因此夏枯草处于本次研究中使用药物的首位。左新河在治疗亚急性甲状腺炎常用的其他清热类药物还有大青叶、蒲公英、贯众、板蓝根等。肝与本病的形成密切相关,除了清热解毒类药物外,常用的还有疏肝止痛的药物,如川楝子和延胡索使用频次也较高。痰凝结于颈前而发为颈前肿大,并贯穿本病发展的始终,因此化痰散结类药物使用频次也不少,以橘核和猫爪草为代表。

在组方规律分析中得到的可信度较高的药物组合有夏枯草和大青叶、夏枯草和蒲公英、延胡索和夏枯草、夏枯草和川楝子等,这些药对均为左新河平时治疗亚急性甲状腺炎的常用药,左新河认为热毒蕴结始终贯穿疾病的整个过程,所以以清热解毒为总治法。《本草正义》载:"蓝草,味苦气寒,为清热解毒之上品,专主温邪热病,实热蕴结,及痈疡肿毒诸证,可以服食,可以外敷,其用甚广……又凡苦寒之物,其性多燥,苟有热盛津枯之病,苦寒在所顾忌,而蓝之鲜者,大寒胜热而不燥,尤为清火队中驯良品也。"大青叶清热解毒,凉血止血,重在清热而不伤阴,夏枯草配伍大青叶,不仅加强清热解毒之功,还可以化痰散结,以消颈前肿大。夏枯草和蒲公英皆为苦寒之品,二者相辅相成,增强清热解毒、散结消肿之效;川楝子配伍延胡索,两药相须为用,相得益彰,既能疏肝泄热,又能活血止痛,共奏疏肝清热、活血止痛之效;延胡索活血化瘀、理气止痛,夏枯草清热解毒、散结消肿,两者联用,既能治标以缓解疼痛,又能治本以清热散结、活血消肿,标本兼顾,实则精妙。以上药对选药精当,配伍精准,确为左新河治疗亚急性甲状腺炎之经验荟萃。

左新河结合亚急性甲状腺炎的病程特点以及自身的临床经验,按照亚急性甲状腺炎的发展过程进行分期论治。初期多为外感风热,而出现发热、恶寒、咳嗽等表证,治以疏风散热,多用清热解表类药物;随着病程的进展,肝郁日久化火,火热之毒入里,伤及肝肺,出现甲状腺疼痛、咽痛、咽干、心慌、怕热多汗、情绪急躁等症状,重用清热解毒药物,以清火热毒邪,并根据兼夹症状,予以疏肝解郁、化痰散结消肿类药物,直至颈前疼痛消失;后期,部分患者暂时出现甲状腺功能减退,此时为火热日久耗伤气阴的气阴两虚证,治宜益气养阴为主,同时针对甲状腺肿大,加以化痰散结药物。疼痛虽缓解,但仍有余毒未清,仍需固本。

(四)总结

左新河治疗亚急性甲状腺炎积累了丰富的临床经验,根据本病不同阶段的病因病机,结合患者症状表现将亚急性甲状腺炎分为外感风热证、肝郁化火证、火郁痰阻证和气阴两虚证四个证型,并依据兼夹症状辨证施治,处方以夏枯草、川楝子、延胡索、大青叶、蒲公英、橘核、甘草等为主要药物组成,形成了自己独特的经验。

(谢敏 谭艳)

参 考 文 献

[1] 北京中西医结合学会甲状腺病专业委员会.桥本甲状腺炎中西医结合诊疗北京专家共识(2021,北京)[J].中国医药导报,2022,19(34):4-7.

[2] 王欢,何其函,李思思,等.从脾论治桥本甲状腺炎[J].西部中医药,2023,36(8):45-48.

[3] 赵勇.陈如泉教授诊治桥本甲状腺炎学术思想及临床应用研究[D].武汉：湖北中医药大学,2015.

[4] 周丹妮,洪勇良,任海涛,等."三本"同调治疗桥本氏甲状腺炎[J].时珍国医国药,2022,33(8):1956-1958.

[5] Jadoon S S,丁莉,张舜波,等.补虚药的药理学研究思路与方法[J].中国医药导报,2018,15(10):114-117.

[6] 刘玉明,李珂娴,沈先荣.中医药对神经-内分泌-免疫网络的调节作用[J].解放军预防医学杂志,2017,35(1):76-78,81.

[7] 陈家伦,宁光.临床内分泌学[M].2版.上海:上海科学技术出版社,2022.

[8] 邹倩,赵勇,左新河.左新河治疗气滞痰阻型甲状腺结节经验[J].湖南中医杂志,2022,38(6):53-55.

[9] 汪晓露,左新河,赵勇,等.左新河治疗甲状腺结节常用角药拾萃[J].中国医药导报,2022,19(7):137-140.

[10] 刘彩凤,赵汉青,李思婷,等.软坚散结法治疗甲状腺结节有效性和安全性Meta分析[J].世界中医药,2020,15(16):2397-2403.

[11] 韦金红,韦金双,吴炜邦,等.川陈皮素抗肿瘤机制研究进展[J].中国医院药学杂志,2019,39(11):1211-1216.

[12] 闫浩利,王雯丽,罗峰,等.猫爪草的提取工艺、药理作用及临床研究进展[J].中医研究,2020,33(11):78-80.

[13] 冯晓婷,李章芳,沈洁.甲状腺相关性眼病的诊疗进展[J].中国实用内科杂志,2019,39(4):384-388.

[14] Ferrari S M,Fallahi P,Antonelli A,et al. Environmental issues in thyroid diseases[J]. Front Endocrinol (Lausanne),2017,8:50.

[15] Petunina N A,Martirosian N S,Trukhina L V,et al. Association between polymorphic markers in candidate genes and the risk of manifestation of endocrine ophthalmopathy in patients with Graves' disease[J]. Ter Arkh,2018,90(10):35-39.

[16] Huang Y,Fang S,Li D,et al. The involvement of T cell pathogenesis in thyroid-associated ophthalmopathy[J].Eye (Lond),2019,33(2):176-182.

[17] Smith T J. Potential roles of CD34[+] fibrocytes masquerading as orbital fibroblasts in thyroid-associated ophthalmopathy[J]. J Clin Endocrinol Metab,2019,104(2):581-594.

[18] Bartalena L,Baldeschi L,Boboridis K,et al. The 2016 European Thyroid

Association/European Group on Graves' orbitopathy guidelines for the management of Graves' orbitopathy[J]. Eur Thyroid J,2016,5(1):9-26.

[19] 严劼,李妍,胡竹林.不同治疗方法对改善甲状腺相关眼病症状的效果评价[J].眼科新进展,2019,39(8):758-761.

[20] 沈玲.甲状腺相关眼病患者生存质量的影响因素研究[D].南京:南京医科大学,2017.

[21] 李金菊,林逸轩,巫玉童,等.甲状腺相关性眼病的中医药治疗进展[J].中医药临床杂志,2019,31(11):2184-2187.

[22] 左新河,牧亚峰.从络病理论探析甲状腺相关性眼病的辨治[J].湖北中医杂志,2017,39(10):31-33.

[23] 宋杰,王平.李时珍对药物归经应用的贡献[J].时珍国医国药,2018,29(2):455-456.

[24] 俞洋.试论五轮学说"轮"与"脏"的关系[J].中医学报,2019,34(7):1360-1362.

[25] 陈铜锁,何永生.四气五味制方原理初探[J].湖南中医杂志,2019,35(5):112-114.

[26] 林雪娇,王姝瑞,李鲜.苦寒伤阴与坚阴之探讨[J].中医研究,2018,31(6):5-7.

[27] 王莉.《太平圣惠方》甘寒法举要[J].浙江中医杂志,2005,40(6):236-238.

[28] 李盼,陈雨微,丁丽琴,等.辛味中药在治疗消渴证中的应用价值及中药五味理论现代研究的思考[J].中草药,2019,50(22):5577-5583.

[29] 赵惠琴,王中琳.论酸味药之敛与散[J].中医药信息,2014,31(4):32-33.

[30] 罗眈,范卫红,彭睿.浅议酸味药的配伍应用[J].广西中医药,2007,30(2):60-61.

[31] 赵勇,谢敏,陈继东,等.中西医结合治疗亚急性甲状腺炎疗效Meta分析[J].亚太传统医药,2019,15(2):174-177.

[32] 谢敏.基于中医传承辅助平台对左新河教授治疗亚急性甲状腺炎的药证规律研究[D].武汉:湖北中医药大学,2019.

[33] 杨益,肖红慧,赵勇,等.左新河治疗亚急性甲状腺炎经验[J].湖北中医杂志,2017,39(3):17-18.

[34] 左新河,谢敏,陈继东,等.从伏邪论治桥本甲状腺炎探讨[J].中国中医基础医学杂志,2017,23(8):1058-1059.

第二节　遣方用药集萃

一、风药在甲状腺疾病中的应用

（一）风药介绍

1. 风药概念

风药取义于《黄帝内经》中"阳之气，以天地之疾风名之"的说法。风药的概念出自张元素的《医学启源》，其根据"药类法象"理论将药物归纳为五类，"风升生，热浮长，湿化成，燥降收，寒沉藏"，并记载风升生类药物20余种。李东垣在此基础上加以发挥，于其代表著作《脾胃论》中正式提出风药的名称，云"味薄风药，升发以伸阳气，则阴气不病，阳气生矣"。至清代《神农本草经百种录》载，"凡药之质轻而气盛者，皆属风药，以风即天地之气也……防风治周身之风，乃风药之统领也"，将风药的定义范畴进一步扩大，认为风药具有"风"的特性，有轻灵升散之性，具有益气升阳、发表、散火、解郁、活血等功效。

2. 风药与甲状腺疾病的关系

风药治疗甲状腺疾病在古代医家早有体现，明代《证治准绳·疡医》中记载治疗瘿瘤的海藻连翘汤方中选用了连翘、牛蒡子、柴胡、防风、羌活等风药，治疗瘿气的昆布散方中亦用防风、荆芥、羌活、升麻、连翘、炒牛蒡子、薄荷等风药；《外科正宗》记载的治疗瘿瘤的活血化坚汤配伍防风、金银花、白芷等。左新河认为，风药配伍组方具有辛散理气、宣散透邪、燥湿化痰、行气活血、升阳举陷等作用，能多层次、多靶点起综合治疗作用。

（1）辛散理气：甲状腺疾病病位在颈前，为足厥阴肝经所循行部位。经络所过，病之所主，故甲状腺疾病与肝关系密切。肝为风木之脏，主疏泄，调畅气机，喜条达而恶抑郁，若肝气郁滞，疏泄失司，则气滞、痰湿、瘀血搏结于颈前，发为瘿病。李东垣提出"肝阳不足不舒，风药疏补之"，风药气轻味薄，轻则能升，薄则能散，轻灵升散，顺行肝木升发之性行其滞，畅达一身气机，故临床治疗甲状腺疾病常配伍风药以顺应肝木之曲直，使疏达气机之功倍增。

（2）宣散透邪：肝郁化火，火郁于内，此时应遵"火郁发之"之旨。风药具有轻灵向上的特点,轻而扬之,开宣汗道,因势利导,使郁火有泄越之机、透散之路。风药性善上行,走而不守,常用于引药上行和引药达表。甲状腺疾病病位居表居上,治疗宜向上向外,风药宣散透邪,能到达病所。

(3)燥湿化痰:正如《脾胃论》所言"诸风药,皆是风能胜湿也",风药性温燥,气芳香,善于燥湿化痰、畅气胜湿,能祛痰湿于流散之地。痰湿是甲状腺疾病发病的重要因素,痰湿壅结,随气流窜,可表现为甲状腺肿、眼突、胫前水肿等。湿乃土之气,风乃木之气,风能胜湿,湿生于地,唯风能干之。风药味辛能升散,性温能通行,疏调气机,内利三焦,外透腠理,使在里之湿邪可消、在表之湿邪可出。故治疗甲状腺疾病应用适量风药,取风阳而胜湿阴之用,湿化痰消,体现了中医治病求本的思想。

(4)行气活血:气滞或痰气郁结日久,深入血分,血行不畅,瘀血内阻。甲状腺肿大、甲状腺结节等多经历从无形到有形、由气滞到痰凝再到血瘀的基本病理演变过程,"瘀"是甲状腺疾病形成的关键。黄淑芬提出:"治血先治风,风去血自通。"风药具有升、散、行、动、窜、透的特点,入肝,既行无形之气,又祛有形之瘀,其走窜行气,可助血行,助水运。因此,风药通过行气活血可起到消瘿散结的功用。

(5)升阳举陷:《脾胃论》曰:"百病皆由脾胃衰而生也。"内伤脾胃,百病由生。"因虚生瘿"是甲状腺疾病的重要病机。脾胃为气机升降之枢纽,人之清浊之气皆从脾胃化生。脾胃气虚,则清阳不升、浊阴不降。风药可升提脾胃之清阳,恢复脾气的升发之机。代表方补中益气汤中柴胡、升麻,皆为辛散升浮之风药,其升浮之性,可助清阳之气上升。临床中健脾补气升阳之补中益气汤被广泛应用于甲状腺疾病的治疗,并取得了较好疗效。

(二)风药在甲状腺疾病中的临床应用

1. 甲状腺相关眼病

甲状腺相关眼病(TAO)又称格雷夫斯眼病,是一种与甲状腺疾病相关的器官特异性自身免疫病,主要临床表现为眼球突出、眼睑浮肿、眼睑退缩、结膜充血水肿、眼外肌受累及视神经受累等。左新河依据发病机制和临床表现将本病分为早、中、后三期,早期以风火犯睛为主,多用密蒙花、菊花、桑叶等风药疏风散热;中期水湿为患,则以健脾祛湿为要,常配伍羌活、防风、荆芥等风药以助水运。

2. 甲状腺功能减退症

甲状腺功能减退症(甲减),是由于甲状腺激素合成和分泌减少或组织作用减弱导致的全身代谢减低综合征,主要表现为畏寒肢冷、疲怠乏力、体重上升、反应迟钝等。左新河认为本病多由脾气亏虚,升降失常导致,常用补中益气汤加减治疗,方中少佐升麻、柴胡以升阳举陷,可升提下陷之中气,正如李东垣所言"胃中清气在下,必加升麻、柴胡以引之,引黄芪、甘草甘温之气味上升,能补卫气之散解,而实其表也"。

3. 抗甲状腺药物性皮疹

药物性皮疹是抗甲状腺药物常见不良反应之一,属于中医"药毒疹"的范畴。左新河认为本病由先天禀赋不足,机体感受药物之毒邪,导致风、湿、热、毒之邪侵袭肌表,内传经络脏腑而引发。风为百病之长,善行而数变,风寒、风热客于皮毛腠理之间,则起风瘙瘾疹,故从风论治,选取风药治之,常用羌活、菊花、川芎、细辛、蔓荆子、天麻、防风等。风药性清属阳,可疏肝解郁、畅达气机、行气活血,使邪得以出。

4. 桥本甲状腺炎

桥本甲状腺炎是一种器官特异性自身免疫病,是甲状腺最常见的炎症性疾病。本病发病隐匿,临床表现繁杂多样,典型症状为甲状腺弥漫性肿大,病理学以广泛的淋巴细胞或浆细胞浸润并形成淋巴滤泡为特征。左新河认为桥本甲状腺炎患者机体感受外邪或内伤邪毒伏匿于内,长期隐匿积累,不断破坏甲状腺滤泡细胞,影响甲状腺功能,治疗时应强调祛邪外出,因势利导,常选用苏叶、荆芥、防风等宣肺透邪,一是能调畅全身气机、透达病邪,二是风类药多质轻味辛,能向上向外宣透郁邪。

5. 亚急性甲状腺炎

亚急性甲状腺炎是由病毒感染引起的痛性甲状腺疾病,典型症状为甲状腺区域疼痛、发热、上呼吸道感染及全身炎症反应。左新河认为,本病初起外感风热邪毒侵袭肺卫,病邪入里郁而化热,热毒循经壅阻于颈前而发病。六淫风邪善行而数变,游走不定,故甲状腺两叶疼痛。左新河强调,疾病早期宜以疏风清热止痛为主,选用银翘散合金铃子散加减,方中大量运用金银花、连翘、牛蒡子、薄荷、荆芥、桔梗等风药,以透邪解表,清热解毒。

(三) 总结

风药质轻,味辛性温,有芳香之气,具升、散、行、透、窜、动的特质,在临床中广泛运用于呼吸系统、循环系统、消化系统及妇科、皮肤科疾病。左新河在治疗甲状腺疾病时擅用风药,取其宣畅气机、透邪外出、引药上达、升陷升阳、祛风胜湿等功效,常取得良好的疗效。现代药理学研究表明,风药具有抗炎、调节免疫、抗氧化、改善微循环等作用。此外,"诸风之药损人元气而益其病故也",使用风药应中病即止,不可过服。

(邹倩 赵勇)

二、花类药在甲状腺疾病中的应用

（一）花类药介绍

1. 花类药的概念

古之本草有草、木、菜、果、谷等之分，花类药居于诸分之下，凝自然之灵，撷本草之华，少攻伐峻烈之性，无耗气损阴之瑕，舍伤正庇邪之弊，善以治诸病。《素问·奇病论》云："治之以兰，除陈气也。"花类药的应用历史悠久，早在《神农本草经》中就有记载："合欢……利心志，令人欢乐无忧"，"菊花……主风头眩，肿痛，目欲脱"，"旋覆花……主结气胁下满"。至明代《本草纲目》，花类药达80余种。

2. 花类药与甲状腺疾病的关系

随着花类药应用的发展，花类药的种植、采收、用药部位的选择越来越成熟。花类药药用部位包括完整的花、花蕾、花序等。如红花、洋金花为全开放花朵入药；款冬花、丁香、木兰、金银花为花蕾入药；菊花、旋覆花为花序入药；蒲黄为花粉入药等。花类药凝天地之精华，多质轻气清，四气多平和，以辛甘味居多，其性上扬，故善入中、上二焦。质轻不燥，善调气机，气行血亦行，故多能理气而调气血。左新河认为花类药质轻不燥，最善理气而不伤阴液，用花类药组方具有疏肝解郁醒脾，调理气血之良效。

（1）疏肝解郁：甲状腺疾病病位在颈前，为足厥阴肝经所循行部位，经络所过，病之所主，故甲状腺疾病与肝关系密切。肝为风木之脏，主疏泄，调畅气机，喜条达而恶抑郁，正合花之习性。若肝气郁滞，不能疏通畅达全身气机，气郁血行不畅，停滞为瘀，气郁津液输布不畅，痰饮水湿内聚，气滞、血瘀、痰凝壅结颈前，发为瘿病。花类药多入肝经，气味芳香，质地轻扬，药性轻灵，多具有流通升发之性。《本草便读》中记载，凡花皆散，为疏肝解郁佳品。

（2）清热解毒：随着甲状腺疾病病程发展，常可出现表证未解，又兼夹肝郁内热，临床上常见外感风热兼肝郁内热证患者。症见瘿肿疼痛，可循经呈放射性疼痛，此时常用金银花、连翘、蒲公英等具有清热解毒之效的花类药。金银花也被赞誉为消肿散毒治疮之要药，《本草新编》言："消毒而不耗气血，败毒之药，未有过于金银花者也。"

（3）健脾行气：脾胃为元气之本，同时也是人体气机升降的枢纽，在甲状腺疾病的诊疗过程中需适时予以补中益气、健脾行气等作用的药物。旋覆花味苦、辛、咸，性微温,其性轻扬,善理滞气,又善降胃气下行。《药性论》中载:"旋覆花主胁肋气……开胃,止呕逆不下食。"厚朴花,又名调羹花,为厚朴的干燥花蕾,苦燥辛温,善于宽中理气,芳香化湿。《本草问答》中言:"厚朴花性轻,利膈上气。"《麻疹全书》中谓:"厚朴花温胃和中,平肝开郁。"

(4)安神定志:甲状腺疾病患者病势多迁延日久,气机郁而不达,多郁则化火,火以扰心,心扰则神不安,故临床上甲状腺疾病患者多伴焦虑、抑郁、眠差之状。花类药长于自然,多摘取于含苞待放之时,一如四季万物萌生之期,应肝木疏调冲和之性。花芬芳透达,多入肝经,气机通达,则郁解神安,神安则心志和。诸如此类者,合欢花、梅花、佛手花、玫瑰花等皆是。如合欢花,其性平味甘,长于安神解郁,《神农本草经》言其能"安五脏,利心志",《养生论》亦载"合欢蠲忿"。

(5)活血化瘀:甲状腺疾病患者常经历气滞到痰凝再到血瘀的基本病理演变过程,瘀血内阻日久,不通则痛。花类药凝本草之精华,轻灵清化,性味平和,擅长梳理气机、条达气血。部分花类药入肝经血分,功善活血止血,有化瘀不伤正气的特点,如桃仁、红花、赤芍等。

(二)花类药在甲状腺疾病中的临床应用

1.甲状腺功能亢进症

甲状腺功能亢进症是甲状腺激素分泌过多,代谢水平增高的一种常见的内分泌疾病。左新河认为,情志失调、肝火亢盛、素体阴虚为主要病因。在治疗上,左新河强调从肝着手,以肝为中心,分辨虚实,在临床上常以龙胆泻肝汤为主方化裁,重用龙胆草、栀子、菊花、密蒙花、决明子、蒲公英等花类药疏肝清热泻火,使肝火得以泄散。

2.甲状腺结节

甲状腺结节是指甲状腺细胞在局部异常生长所引起的散在病变,以良性甲状腺结节多见。大多数患者无明显临床表现,少数由于结节压迫组织而出现声音嘶哑、呼吸或吞咽困难等症状。气机郁而不散、气凝痰结是良性甲状腺结节的关键病机。左新河主张活血散结,常用桃仁、红花、赤芍等花类药活血通络,另外配合三棱、莪术、鬼箭羽、蜣螂等破血散结药物,在临床上收获不俗疗效。

3.桥本甲状腺炎

桥本甲状腺炎是一种常见的自身免疫病,患者甲状腺肿大,神疲乏力,早期无明显症状,中期出现甲状腺功能亢进症,后期出现甲减,属于中医学"瘿病""虚劳"等病的范畴。左新河认为,本病为本虚标实之证,治疗上多用补虚药,另配合调节情志的药物。常用花类药有郁金、旋覆花、厚朴、白芍。

4. 甲状腺相关眼病

左新河认为甲状腺相关眼病病位在肝,早期病变以火热犯睛为主。肝为风木之脏,性喜条达而恶抑郁,若情志不遂,肝气郁结,气郁日久则可化火,或嗜食肥甘油腻而化火。肝火上炎灼目则表现为目赤肿痛,眼睑、结膜充血,畏光流泪等症。此期多用花类药对,以清肝明目、疏肝理气。如菊花-密蒙花药对,菊花味辛、甘、苦,性微寒,长于疏散风热、清肝明目、清热解毒。本药对入肝、肺经,既能清泄肝热明目,又能疏散肝经风热,解肝经之热毒,清肝之中还有养肝阴之力。又如玫瑰花-月季花药对,玫瑰花味甘、微苦,性温,归肝、脾经,善于行气解郁、活血散瘀;月季花味甘,性温,归肝经,善于活血调经、疏肝解郁。月季花偏于活血,玫瑰花偏于理气。玫瑰花、月季花均入肝经,质地轻柔,芳香透达,不辛不燥,不伤阴血,为日常调理气血之品。二者合用疏肝理气,使气血通调,防化火犯睛。

(三)总结

中医药治疗甲状腺疾病历史悠久,成果丰硕,花类药作为中药的重要组成部分,其疏肝理气、调畅情志、健脾行气、活血化瘀、清热解毒等功效在甲状腺疾病临床应用中发挥着重要的作用。左新河在应用花类药的同时注重调和阴阳、标本兼治,常从古代典籍和现代医家的经验中汲取精华,形成自己的用药特色,值得临床医生学习。

(李欣钰 汪晓露)

三、虫类药在甲状腺疾病中的应用

虫类药为血肉有情之品,走窜于人体全身之经络,既能走表而搜风,泄热解毒,又能入里而行气,破血散结。最早在《神农本草经》中就有虫类药的记载,在后世,虫类药逐渐发展为治疗络脉重证和顽固难愈之证的要药,非草木之品所能替代,可使络痹易开,结邪易去。甲状腺疾病多病程较长,缠绵难愈,治疗过程中虫类药应用广泛。

（一）虫类药介绍

1. 虫类药的概念

虫类药是动物类药的一部分，是指药用动物的干燥全体、除去内脏的动物体或部分动物的分泌物、排泄物、生理或病理产物以及虫类加工品。虫类药在我国的应用有着十分悠久的历史，历代本草对虫类药都有许多详细的记载。其具有破积消癥、活血祛瘀、宣风泄热、搜风剔络、消痈散肿、生肌收敛、行气和血、补益培本等独特的功效和治疗作用，因其为血肉之品、有情之物，性喜攻逐走窜，通经达络，搜剔疏利，无处不至；又与人类体质比较接近，容易吸收和利用，效用佳良而可靠，起到挽澜之功，乃草木、矿石之类所不能比拟，且药源丰富，被临床广泛使用。近年来，现代医学对虫类药的药理研究进一步深入，扩展了其治疗应用，在临床治疗中有了诸多新的突破。

2. 虫类药与甲状腺疾病的关系

明代陈实功在《外科正宗》中揭示了瘿之发病，乃五脏瘀血、浊气、痰滞而成，治疗上提出了以虫类药为主药的六军丸（治疗瘿病代表虫类药）等。现代医学中，甲状腺是人体重要的内分泌器官，从位置上来看，甲状腺位于颈前区，为任脉、足厥阴肝经和足少阴肾经所过之处，亦属督脉分支，又任、督二脉分别为"阳脉之海"和"阴脉之海"，联系于十二经，故甲状腺病变与经络中气血运行状况密切相关。而从功能上来讲，甲状腺对人体的生长发育和新陈代谢等具有广泛的调节作用，一旦发病，症状复杂，病程绵长，经久难愈。清代吴鞠通《温病条辨》云："以食血之虫，飞者走络中气分，走者走络中血分，可谓无微不入，无坚不破。"治疗非一般草木所能达，当用虫类药剔凝痰通经络。虫类药性走窜、通经络，对顽疴痼疾具有独到之功效，与甲状腺发病特点正相合。情志问题一直被认为是甲状腺疾病的重要病因之一，情志不畅会直接影响肝的生理功能，故调肝是甲状腺疾病的重要治则之一。虫类药大多入肝经，如水蛭、地龙、全蝎、蜈蚣等，入络引经，通达病所。甲状腺疾病发病日久，损耗正气，后期患者多有虚损之证，部分具有补益作用的虫类药对此类患者有特殊作用。

（二）虫类药在甲状腺疾病中的临床应用

1. 甲状腺相关眼病

甲状腺相关眼病（TAO）是 GD 常见并发症之一，属于中医"鹘眼凝睛""目珠突出"或"鱼睛不夜"。《银海指南》曰："鹘眼凝睛者，阴阳不和，火克金也。"《灵枢》中提到，"足厥阴之脉……连目系""肝气通于目，肝和则目能辨五色矣"。目为肝之窍，甲状腺相关眼病的病本在肝。肝主藏血,上奉于目;肝主疏泄,调畅气机。本病的病机乃情志不遂,疏泄失畅,气郁化火,复受肝火炽灼,目无所养,则目赤胀痛,畏光流泪,视力减退;或肝气郁久化热,痰火互结,循肝脉而上结于目,则眼球外突,眼睑肥厚,闭合不全;或肝气不疏,影响脾运,"见肝之病,知肝传脾","怪病多由痰作祟,顽疾必兼痰和瘀",脾虚水湿聚而成痰,气滞痰凝,痰湿壅滞于目而胞睑肿胀,结膜水肿。目为宗脉之所聚,若气机失调,气血运行无力,血行不畅,瘀滞经络,目睛瘀滞,则兼见眼部异物感、刺痛,甚则失明。可见痰和瘀是本病的主要病理因素。

对于甲状腺相关眼病的治疗,在辨证论治基础上,可以虫类药为主配方或辨证后在处方中选加虫类药。本病病本在肝,痰瘀凝滞肝窍而为本病。虫类药多归肝经,故以虫药入方,可疏通肝之经络,治其病本。本病患者眼球后间隙脂肪和结缔组织增生堆积,多为痰血瘀阻于眼眶,可用水蛭、蛴螬等辅助活血化痰。中医学认为久病多瘀,久病入络。本病常发生于甲亢症状出现的同时、之前或之后,病史较长,"病初气结在经,病久血伤入络",络脉凝滞,瘀阻脉道。虫类药具有行窜之性,可搜风剔络,剔除滞痰凝瘀。叶天士曰:"病久则邪正混处其间,草木不能见效,当以虫蚁搜逐,以搜剔络中混处之邪。"针对眼睑部肌肉痉挛收缩及眼外肌麻痹,常可以全蝎、蜈蚣、地龙等活络通痹,蝉蜕等祛风通络。

2. 甲状腺功能减退症

甲状腺功能减退症(甲减)依其临床表现可归属于中医学"虚劳""水肿"等范畴。对甲减患者证候的调查研究显示,早期亚临床甲减阶段的患者多为脾胃气虚证,临床甲减患者多为脾阳虚证,后期可发展为脾肾阳虚和阳虚水泛,而痰凝、血瘀是疾病发展过程中形成的病理产物。脾气虚,痰湿生,痰湿又可困脾,致使病情迁延难愈,脾气不健,又可传变他脏,导致脾肾阳虚,阳虚水泛,加重病情。

除了常见的通络活血作用以外,还有部分虫类药为补益之品,无攻邪之力,甚则为纯补之品,如桑螵蛸、龟板、蛤蚧等。血肉有情之品还可循经络走窜,既能增强补益效果,使补而不滞,又可入络以温养修复受损的络脉。当甲减患者出现明显的脾肾阳虚证时,单用植物药,有时难以达到理想的补益效果,甚至导致虚不受补。具有补益作用的虫类药,多入肝、肾二经,可走窜修补深处之络脉,补益肝肾络脉之气血,固本培元,对久病不愈的体虚患者可有独到之功效。

3. 甲状腺结节

甲状腺结节是甲状腺最常见的一种病症,可兼见于多种甲状腺疾病,包括甲状腺退行性变、甲状腺炎症、自身免疫性甲状腺疾病等多种病变。本病大多归属于中医"瘿瘤"范畴,其发病之内在因素是人体正气虚弱。在正气虚弱基础上,情志抑郁、肝郁气滞、脾失健运、痰湿内生、气血瘀滞、血脉瘀阻,凝结颈前,以气、痰、瘀、虚四者合而为患。对于瘿瘤之症,需在以脏腑辨证的基础上,审证求因,精辨病机,仔细辨别邪正盛衰、气血失常,合理配伍应用虫类药。

凡虫类药多具有破血活血、化痰散结、解毒止痛的作用。实验研究表明,大多虫类药有镇痛、抗炎、消肿、调节免疫的作用。湖北省中医院自制的以虫类药为主的活血消瘿片,经实验研究证明可通过适度下调甲状腺结节患者血清 VEGF、IGF-1 水平及上调血清 TGF-β1 水平,抑制甲状腺滤泡及组织的增生;可通过下调血清可溶性 Fas 受体水平和上调血清可溶性 Fas 受体配体水平,适度升高血清 IL-1β、TNF 和 IL-6 水平,诱导甲状腺滤泡细胞凋亡,抑制甲状腺滤泡增生,从而达到治疗甲状腺结节的目的。

4. 桥本甲状腺炎

桥本甲状腺炎是甲状腺常见的自身免疫病,主要临床表现为甲状腺弥漫性肿大,质韧。在本病早期,患者无明显全身症状,局部以颈前肿大为主要表现,主要认为是痰瘀互结于颈前,以实证为主;病程发展至后期,患者甲状腺形态和功能已发生难以逆转的改变,出现明显甲减症状,此时以脾肾阳虚的虚证为主。

左新河主要在桥本甲状腺炎病程后期应用虫类药治疗。此期甲状腺滤泡结构已经被大量破坏,甲状腺组织纤维化明显,形成间隔,甲状腺逐渐萎缩。纤维化的形成,从中医学理论来讲,相当于瘀血积聚,目前已有研究证实其与凝血酶的作用密切相关。此时病程已较久,久病入络,痰浊瘀血已经阻于络脉,颈部络脉闭阻,气血不通,甲状腺不得濡养,故逐渐萎缩。目前,现代医学研究也已证明多种虫类药具有抗凝和抗血栓的作用,可改善患者微循环,抑制纤维化病变。因此在本病后期纤维化病变明显之时,常用蜈蚣、土鳖虫等破血逐瘀通络作用的虫类药,入肝经,通肝络,效专力强。但此时也需要考虑本病后期常兼有脾肾阳虚,所以在使用虫类药时,恐伤气血,应当考虑制成丸剂或与其他药物进行配伍,缓和药性,以顾护正气,祛瘀而不伤正。临床使用通心络胶囊治疗桥本甲状腺炎,可使患者症状、体征改善,降低抗体滴度,调节免疫功能。

5. 亚急性甲状腺炎

亚急性甲状腺炎因其病程较急性化脓性甲状腺炎长,而又不及慢性淋巴性甲状腺炎迁延不愈,故称为亚急性甲状腺炎,是一种自限性非化脓性甲状腺炎性疾病。根据临床表现及特点,可将其归属于中医学"瘿病""痛瘿"。本病早期常有咽痛、上呼吸道感染和发热之象,故又类属于"外感热病"范畴。左新河在治疗亚急性甲状腺炎时,常配伍使用具有疏散风热、活血消瘿、通络止痛功效的虫类药,如蝉蜕、蜂房等,并配合外用金黄消瘿膏,内外治相结合,加强疗效。

(三)总结

虫类药具有搜风解毒、破血逐瘀、行气和血、补益培本、攻坚破结、消痈散肿、宣风泄热等独特的功用,又因其为血肉有情之品,性喜攻逐走窜,通达经络,搜剔疏利,无处不至,又与人类体质比较接近,容易被吸收利用,效用佳良而可靠。甲状腺疾病多病因病机复杂,病程日久,临床选用虫类药治疗时,应辨证精准,用药谨慎,选择得当,注意配伍、剂量、疗程,方可提高疗效。

(丁环宇 赵勇)

四、有毒药物在甲状腺相关眼病中的应用

甲状腺相关眼病(TAO)是临床常见的一种由自身免疫性甲状腺疾病引起的眼部损害。配合中医辨证论治对缓解甲状腺相关眼病病情的进程、改善症状及减少治疗中的不良反应具有积极意义。左新河认为,甲状腺相关眼病病理因素复杂多样、毒邪深重、病情顽固、病势缠绵,一般性缓力弱类药物很难获得较好的疗效,应打破常规,侧重于选用一些性猛力强的有毒中药,达到以毒攻毒的目的。

(一)有毒中药的概念

有毒中药的概念分广义与狭义。广义的有毒中药是对药物的总称,即药物的偏性,是药物都具备的特性,《圣济总录·中药毒》有言:"然药无毒,则疾不瘳。"狭义是指药物含有毒性成分,毒副作用显著,药性峻烈,若应用不当,易产生中毒症状,严重者可危及生命,这也是有毒中药的现代概念。在防治疾病方面,有毒中药有其特殊、重要的作用,尤其是治疗恶性肿瘤、类风湿关节炎、糖尿病并发症等疑难重症方面有较为显著的效果。

(二)常用有毒中药

1. 攻毒息风类

左新河认为甲状腺相关眼病主要是有毒之邪淤积体内引起,常由于脏腑功能和气血运行失常导致痰、火、瘀、毒产生且不能排出,交杂于体内,痹阻眼络,致病情缠

绵、发展迅速且预后不良。治疗中当配伍性善走之类药物如全蝎、蜈蚣。蜈蚣有毒，辛，温；全蝎有毒，辛，平，二者都有攻毒散结、息风镇痉、通络止痛的功效。药理研究发现，全蝎、蜈蚣具有抗肿瘤、镇痛、抗凝、抗血栓、抗癫痫的作用，临床应用也较为广泛。两者均归肝经，甲状腺相关眼病病本在肝，可引经入络，通畅眼络，有疏流开渠之效，能以毒攻毒、松透病根。全蝎乃治风要药，蜈蚣搜风通络止痛之功强于全蝎，两者相须配伍，增强功效，祛风通络止痛，解毒散结消肿。甲状腺相关眼病初起时患者眼睑肌痉挛严重，眼睑退缩、斜视、复视明显者常配伍两药使用。全蝎、蜈蚣作用迅猛，并且有一定的毒性，应避免大剂量用药，不可久服过服。朱良春认为，全蝎、蜈蚣死后其毒液可被氧化为无毒物；在水煎内服的情况下，全蝎若超过30 g，蜈蚣若超过15 g，就可能引起相关中毒反应。在临床应用中常采取各种方法降低蜈蚣可能产生的毒性，自宋代的《圣济总论》到《中华人民共和国药典》，蜈蚣的加工方法包括去头足、去足、去尾针、去屎，令药材纯净的同时也起到了减毒的作用。

2. 清热泻火类

左新河认为，甲状腺相关眼病急性期基本病机为肝火上沿灼目，多产生目赤肿痛、畏光流泪、眼结膜充血、眼球突出等症状，此期多用清法，可运用清热泻火类中药，如青葙子。青葙子有毒，味苦，微寒，有清肝火、祛风热、明目之效。现代研究表明，青葙子还具有保护肝细胞、抗肿瘤、降血糖等作用。《药性论》中有论"青葙子，治肝脏热毒冲眼，赤障青盲翳肿"，因其能治眼疾，故别名"草决明"。配伍后可治疗肝火上炎所致目赤肿痛、视物昏花、眼生翳膜等，如青葙丸（《证治准绳》）。左新河指出，青葙子为种子类药物，有滑肠的作用，脾虚泄泻的患者慎用。青葙子还具有扩瞳作用，合并有青光眼的患者慎用。甲状腺相关眼病早期的原发改变以火、毒为主，可配伍清热解毒类中药如重楼。重楼有小毒，味苦，微寒，归肝经，可清热解毒、消肿止痛，是中成药云南白药、抗病毒颗粒等的重要组成原料。现代研究表明，重楼具有突出的抗肿瘤、抗纤维化、抗菌和抗炎作用。二者运用于甲状腺相关眼病治疗，苦寒直折以祛火、毒之邪，防止火毒结聚。

3. 活血化瘀类

在甲状腺相关眼病患者甲亢症状处于稳定期时，血液流变学研究提示，此时眼部血液处于黏滞状态，血液周流不畅，病变以血瘀为主，此时当配伍活血化瘀类中药，如土鳖虫、水蛭等。水蛭有小毒，咸、苦，平，有破血通经、逐瘀消癥的作用，破血逐瘀力猛，而且能选择性只破瘀血不破新血。土鳖虫有小毒，咸，寒，有破血逐瘀、消癥破坚的作用。现代药理学研究发现两者有抗肿瘤、抗凝血、抗血栓、免疫调节等作用。两者均归肝经,味咸,走血分又可直达甲状腺相关眼病病位,搜剔络脉。水蛭中的活性成分水蛭素,是目前被发现的最为有效、安全的凝血酶抑制剂,能显著改变血液的凝固状态。甲状腺相关眼病患者在甲亢稳定期可配伍土鳖虫、水蛭,改善眼部周围的血液循环,缓解眼睑和结膜水肿、充血及眼球突出。

(三) 总结

传统的中药毒性是指药物对机体的损害,也是药物的偏性,"毒"与"效"是两个密切相关的属性,是药物与生俱来的。其与所谓的可引起功能障碍、病理变化和死亡的现代"中药毒性"的概念不同。如果将传统中药"毒性"和现代医学"毒性"画等号,无疑是将"有毒中药"的概念扩大化。临床用药不应避讳有毒或作用峻猛的药物,而是应该通过正确合理的使用,达到去毒取用的目的。《医学源流论》言:"虽甘草、人参,误用致害,皆毒药之类也。"若有毒中药运用得当,也能够达到治疗疾病的目的;若用之不当,甘草、人参等上品中药也会害人性命。

左新河认为,在使用有毒药物治疗甲状腺相关眼病时当注意以下几点:严禁超剂量使用;有毒药物大多炮制后入丸散用,可有效缓解毒性;药物毒性可以通过合理的配伍来降低,如常配伍炙甘草缓解毒性;孕妇禁用;使用过程中当注意观察有无毒副作用,中病即止,不可久服。

(汪晓露 赵勇)

五、角药在甲状腺结节中的应用

《道德经》中言"三生万物",即将3味中药合理配伍,依据中医理论,以求通过相互作用起到增效减毒的疗效。具有相对稳定性的药组称为"角药"。左新河在临床治疗甲状腺结节时巧用角药,疗效颇显,常用角药如下。

1.柴胡-郁金-香附角药疏肝理气

柴胡轻清升散,疏肝解郁,《本草思辨录》载其"香气彻霄,轻清疏达",入肝经气分。郁金性味辛苦,行气解郁,入肝经血分,《神农本草经疏》载:"郁金本入血分之气药……此药能降气。"香附行气解郁,味辛能散,香而能窜,通调三焦气机。现代研究表明香附具有抗抑郁作用,尤善调畅情志。左新河将三药相合,辛以散之,一升一降,升降相因,共奏疏肝理气解郁之功。凡七情抑郁不伸、肝气郁结不舒而成瘿者均可用之。此角药多用于结节性甲状腺肿等结节质偏软或伴有弥漫性肿大者。阴虚及气虚无滞者忌服。

2. 青皮-枳实-木香角药破气解郁

青皮疏肝破气,消坚辟,行气力猛,苦泄下行,偏于入肝胆。枳实破气消积,化痰散痞,性酷而速,破气导滞以行气。二药均为幼果,穿透行气力尤竣。木香,香利三焦而破气滞,能升降诸气,《本草害利》言其"辛苦温三焦气分之药,泄肺气,疏肝气,和脾气,开诸郁"。左新河将三药相合,使同类相须,调理诸气,功力尤显。凡气滞偏甚者均可用之。此角药多用于结节性甲状腺肿、甲状腺腺瘤等。破气之药,中病即止,多服损人真气,虚者慎之,可配伍补益药同用。

3. 夏枯草-猫爪草-浙贝母角药清痰散结

夏枯草清肝散结,《本草正义》载其"苦能泄降,辛能疏化,温能流通,善于宣泄肝胆木火之郁滞,而顺利气血之运行。凡凝痰结气……皆其专职",长于清肝火、散郁结。现代研究表明,夏枯草有抗甲状腺结节的作用,能有效改善临床症状。猫爪草能化痰散结,专治痰结火郁诸症。浙贝母苦泄,性寒,长于清热化痰,开泄力强,散结消肿。左新河将三药相合,使同类相须,效效相加,清火化痰散结力尤专。凡肝气郁结,久而化火,致痰火郁结致瘿者均可用之。此角药多用于急性化脓性甲状腺炎、亚急性甲状腺炎、毒性弥漫性甲状腺肿伴有结节、毒性结节性甲状腺肿。脾胃虚弱者慎服。

4. 法半夏-山慈菇-白芥子角药化痰散结

半夏辛温有毒,左新河临床选用法半夏,其可荡涤痰浊,有治痰之长。《本草纲目》载:"半夏能主痰饮及腹胀者,为其体滑而味辛性温也,涎滑能润,辛温能散亦能润。"山慈菇清热解毒,化痰散结,其力颇峻,功专消结,为消痰之要药。白芥子辛温,祛痰通络,利气散结,擅除皮里膜外之痰,且独化痰涎。左新河认为三药合用,相须为用,药少精专,专于化痰散结。凡痰结凝滞致瘿者均可用之。此角药广泛用于结节性甲状腺肿、甲状腺囊肿、甲状腺瘤、甲状腺癌等。此角药偏于辛温走散,易耗气伤阴,阴虚火旺者忌用。

5. 水蛭-虻虫-土鳖虫角药破血逐瘀

水蛭咸、苦,破血通经,逐瘀消癥,能除蓄血,攻一切恶血聚积,有只破瘀而不破新血,破血而不伤气的特点。虻虫苦,寒,破血逐瘀,散积消癥,专破浮结之血,刘守真言其"食血而治血,因其性而为用也"。土鳖虫咸寒,动瘀,祛闭,功效峻烈。水蛭性偏缓,治病在下,药力缓而持久;虻虫、土鳖虫,性善动,通行血脉,治病在上。左新河认为三药相合,相须为用,动静结合,药力迅猛而又持久,药力浑厚,破血逐瘀而散结块。凡血凝瘀滞致瘿者均可用之。此角药多用于甲状腺癌、甲状腺腺瘤、急性化脓性甲状腺炎、亚急性甲状腺炎合并结节或结节质硬者。孕妇、素体亏虚及无瘀滞者禁用。该角药偏于咸寒,中病即止,可配伍辛温养血之品。

6. 三棱-莪术-王不留行角药破血行气

三棱苦、辛,平,善破血行气,同走血分与气分。莪术辛、苦,温,行气止痛,温通行滞。三棱与莪术辛散苦泄,气血双施,均能破血逐瘀、行气消积,莪术破气中之血,破气之力强;三棱破血中之气,破血之力强。王不留行活血通经,行而不住,《本草求真》言"王不留行,性走而不守",行血之力尤显。左新河将三药相合,相须为用,气血同行,用于气滞血瘀日久所致结节质偏硬者,或伴有局部疼痛者,功效尤显。此角药多用于甲状腺癌、急性化脓性甲状腺炎、亚急性甲状腺炎合并结节等。孕妇及月经过多者忌用,虚证者慎用。

7. 茯苓-茯苓皮-土茯苓角药健脾利湿

茯苓淡渗利湿,味甘,健脾以治湿,利中有补,补中有利,利水又不伤正气。茯苓皮味甘、淡,性平,长于渗湿利水。茯苓与茯苓皮对水湿停滞所致诸症疗效佳。土茯苓除湿、解毒,通利关节,多用于肿瘤、心血管及免疫系统等相关疾病的治疗。左新河在治疗水湿类病证时多用此药,取其甘淡调中、健脾胃、旺中焦、利水湿、畅营卫之功。三者均为甘淡之品,亦有开腠理之效。左新河将三药相合,相须配伍,外发腠理,下出膀胱,内健脾胃,使水湿多渠道分消,化湿利水之效尤显,利水又不碍正。脾虚湿盛诸症者可用之。此角药多用于桥本甲状腺炎合并甲状腺结节、甲状腺囊肿等。

8. 白术-苍术-法半夏角药健脾化痰

脾为生痰之源,若脾胃虚弱,不能运化水湿,则聚生痰成瘿。白术甘温补脾,苦温燥湿,健脾益气。然其性壅滞,宜配伍疏利之品。苍术燥湿健脾,朱丹溪言:"苍术为足阳明经药,气味辛烈,强胃健脾,发谷之气,能径入诸药,疏泄阳明之湿"。左新河认为二者皆有健脾、燥湿之功,但白术重在补脾;苍术味辛,主散,重在运脾。脾气健运,则湿化湿利,痰无从生,散多于补。法半夏,清痰,开胃健脾,《御药院方》载:"法制半夏,清痰化饮,壮脾顺气。"三药相合,补运相兼,培脾以化痰。凡脾虚致痰凝蕴结者均可用之。此角药多用于桥本甲状腺炎合并甲状腺结节等。热痰、燥痰、津伤、阴虚者不宜用。

9. 昆布-海藻-牡蛎角药软坚散结

昆布、海藻、牡蛎同为咸寒之品,咸能软坚,寒能清热,均有软坚散结、清热化痰之功。牡蛎长于化痰软坚,宜生用。左新河认为三药相须为用,软坚散结力尤强。"坚者消之""结者散之",辨病既成结节,软坚散结当立于治疗的全过程,以治其标。且软坚散结法治疗甲状腺结节与西药相比疗效佳、不良反应少。现代研究发现,昆布-海藻通过有效成分槲皮素、花生四烯酸等治疗甲状腺结节。牡蛎可有效改善甲状腺肿大鼠甲状腺组织的增殖。三药均为富碘中药,凡肝胆火盛灼痰凝结者皆为所宜。此角药多用于甲状腺功能正常但由缺碘引起的结节性甲状腺肿、甲状腺腺瘤等。脾胃虚寒湿盛者忌服。

10. 黄芪-沙参-树舌角药益气养阴

黄芪甘,温,为补益元气之圣药。沙参养阴清热,润燥生津,然其性轻缓,用量宜大。二者相配,既补气又养阴,气阴得以双顾。黄芪补气升阳,配伍甘凉之沙参,无助火之弊。树舌为平盖灵芝的子实体,具有清热、化痰、消积功效,还具有较强的抗肿瘤活性和抗病毒、免疫调节等作用。左新河将三药合用,使异类相使,相辅相成,协同增效,气阴双补。凡责之于正气虚耗,以气阴两虚者皆为所宜。此角药多用于桥本甲状腺炎合并甲状腺结节者、甲状腺癌术后或术后复发者。

11. 露蜂房-半枝莲-蛇莓角药解毒散结

露蜂房苦、咸,平,有毒,祛涤痰垢,亦能以毒攻毒,《新修本草》载其"恶脉诸毒皆瘥"。露蜂房为昆虫的巢,形态中空多腔,依据取象比类的原则,现代医家认为该品对腺癌疗效佳。半枝莲清热解毒、消肿散结,现代研究发现半枝莲的主要黄酮类成分对抗癌有多成分、多靶点、多通路的作用。蛇莓,清热解毒,散瘀散结,现代研究发现蛇莓被广泛用于多种恶性肿瘤。左新河认为三药合用,相须为用,共同发挥解毒散结的作用。此角药多用于甲状腺癌、急性化脓性甲状腺炎、亚急性甲状腺炎合并结节或结节质硬肿痛者。肝肾功能不良者忌用。

左新河认为,治疗甲状腺结节当先辨清结节良恶性及其成因,临床中就诊患者多以无症状为主,可结合微观视角即现代科学技术综合判断,但不能离开中医理法方药理论体系的指导。甲状腺结节在中医病因病机上本于情志,以气滞、痰凝、瘀滞、湿壅为标实,治疗当调志祛实,标本同治。

角药是单味药及药对的扩展,不仅仅是药味的增加,而且有更为丰富的配伍意义,具有极高的临床应用价值。左新河在甲状腺结节的临床治疗上以简驭繁,多运用功效相似的药物组成角药,使效效相加,以直中病机关键;或运用功效不同的角药配伍,相辅相成,协同增效。左新河指出,甲状腺结节大多病程较长,口服药物治疗的疗程偏长,需注意药物毒性及副作用。若长期服用中药而甲状腺结节无变化或增大,应停药观察或更换治疗方案。

（汪晓露　左新河）

六、甘味药在糖尿病中的应用

（一）甘味药介绍

甘最早记载于《说文解字》："甘,美也。从口含一。一,道也。"甘味原指通过口尝获得的美味可口的滋味。《尚书·洪范》最早提出将五味与五行相配属,"土爰稼穑传种,曰稼敛曰穑土……稼穑作甘,传甘味生于百谷……土性甘",即"甘"配属于"土"。随着时间的推进与发展,甘味已逐渐脱离原始具体滋味的概念,被定义为一种抽象出来的味道,后被视为药物的自然属性之一,并被列入药性的特征,后发展为对药物功能的高度概括。

甘味药主入脾脏,能补、能和、能缓,具有补益和中、缓急止痛的功效。甘能补,即甘有补益作用,能以此治疗虚损病症,可补人体气、血、阴、阳。甘能缓,即甘味药能缓解肢体筋脉的挛急和脏腑挛缩之急,能缓解药物的毒性、烈性和延长药物的作用时间。甘能和,即甘味药能健脾消食、调和诸药。

（二）甘味药与糖尿病的关系

甘味药多含糖,早期甘味药是指具有甜味的药物,而糖尿病患者应当限制糖分摄入,不少医家会避免在糖尿病患者的治疗中运用甘味药。但是随着药性理论的发展,研究者发现,甘味药不仅仅指具有甜味的药物,也不等同于含糖量高的药物,还包括了多种治病的功效。甘味药能补益扶正、缓急止痛、调和药性。左新河认为,治疗糖尿病可运用甘味药。

中医多将糖尿病的病机归结为阴虚燥热。清热滋阴为中医治疗糖尿病的重要治则,该治则旨在清内热、补阴津、养脏腑。消渴方、玉女煎、二冬汤、玉液汤等治疗糖尿病的经典方剂的组成药物半数以上为甘味药。甘味药滋阴、健脾的作用与糖尿病的中医治则部分相符,这是有的甘味药虽含较高糖分但仍被大量应用于糖尿病治疗的理论基础之一。

（三）甘味药在糖尿病中的临床应用

左新河常在糖尿病的治疗中运用甘味药,同时配伍其他相关药物。

1. 甘温益气

甘味药能补益和中,温性药药性向上,有温中散寒的作用,同时无伤气之弊。糖尿病患者以内热为本,热邪不仅可以伤阴,又可耗气。同时,糖尿病可责之于中焦脾胃虚弱,水谷精微输布失常,浊邪变生。甘温药物,如黄芪、党参、炙甘草等,既可以补益脾胃之不足,又可补气虚之损。

2. 甘寒养阴

药性甘寒之品能生津养阴,又有"甘寒法"一说。该法乃为滋养津液而设,欲生津者,可予甘寒清滋之品;欲养阴者,可予甘寒浊腻之品。左新河常用玉竹、石斛、天花粉、天冬、麦冬等配伍以甘寒养阴生津,在糖尿病及其各类并发症治疗中能广泛运用,符合糖尿病补阴津的基本治则。

3. 辛甘化阳

辛味药与甘味药合用有资助阳气的作用,如桂枝合甘草、大枣辛甘化阳,常用于糖尿病周围神经病变辨证属阳虚寒凝证者。症见肢体疼痛,得温痛减,遇寒加重;肢端发凉;畏寒怕冷;舌质暗淡,苔白滑,脉沉紧。当以通阳为要。桂枝本为辛味药,能逐寒散邪,温经通脉,甘草、大枣合用能辛甘化阳,温通阳气,通畅血行。

4. 酸甘化阴

酸味药和甘味药合用有滋阴养血的作用。《注解伤寒论》载:"酸以收之,甘以缓之,故酸甘相合,以补阴血。"酸甘化阴可用于治疗阳动烁津的糖尿病,如甘平之人参、炙甘草、山药等,配以酸之白芍、五味子、乌梅等,甘酸配合,收敛固涩,可用于糖尿病合并泄泻。左新河常用山茱萸与熟地黄、山药相配伍,酸甘相配,滋养肝肾阴精,治疗以阴虚为主的糖尿病,养阴同时而无滋腻之碍。白芍合甘草,酸甘配伍,缓急止痛,能通痹止痛,可用于糖尿病神经病变引起的拘挛、疼痛等症。

5. 甘淡渗湿

甘味药中甘淡之品可渗湿,水湿内停证当以甘淡渗湿为要,健脾助运、利水渗湿,使湿从小便去,又照顾脾胃,左新河常用猪茯、茯苓、猪苓皮、土茯苓、泽泻等。又有芡实味甘,甘味补脾,涩性收敛,健脾止泻,固肾益精,左新河常配伍草薢。草薢走下焦,以利为要。二药配伍,相互为用,敛利同施,健脾固肾,分清泌浊,用于糖尿病肾病所致蛋白尿。

(四) 总结

中药在治疗糖尿病方面历史悠久,疗效显著。甘为五味之一,甘味药性味甘平,具有能补、能和、能缓之功效,在糖尿病治疗中有重要的作用,在方剂的配伍中也有其独特的作用,可通过甘温益气、甘寒养阴、辛甘化阳、酸甘化阴、甘淡渗湿来丰富功效,使用得当有锦上添花之用。然而"甘能壅中",左新河认为,本身脘腹胀满者,不宜过用甘味药,以免加重症状,但仍可通过药物配伍避免壅遏中焦之气,因此脘腹胀满并非甘味药的禁忌证。

(汪晓露　赵勇)

七、藤类药、枝类药在糖尿病周围神经病变中的应用

(一)藤类药、枝类药介绍

1. 藤类药、枝类药的概念

藤类药、枝类药是传统中药中非常重要的组成部分。早在秦汉时期,人们就学会运用藤茎类药物泡酒来治疗疾病。《中华本草》收载藤茎类中药300多种。左新河常用鸡血藤、络石藤、忍冬藤、首乌藤、海风藤等。枝类药,枝,肢也,走四肢,如桂枝、桑枝等。藤类药、枝类药的共同特点是形态缠绕蔓延,纵横交错,如人之经脉网络全身,常被作为引经报使药使用,乃引经通络之佳品。藤类药、枝类药运用广泛,可有效用于内外妇儿各科疾病,尤善于治疗各类气血不通、脉络阻滞之痹症,具有很好的医用价值。

2. 藤类药、枝类药与糖尿病周围神经病变的关系

(1)藤类药、枝类药治疗糖尿病周围神经病变的中医依据如下。

① 基于取类比象:糖尿病是常见的内分泌科疾病,其发病日久引起糖尿病周围神经病变(DPN)。左新河认为本虚标实为DPN基本病机,本虚多涉及气血阴阳,标实可有气滞、痰凝、血瘀等,气血不畅,脉络不通。中医学认为久病入络,故DPN病变属络病者多。《本草便读》云:"藤蔓之属,皆可通经入络,此物善治风疾。"藤类药多可入络,其生性盘根错节,植物形态蜿蜒屈曲,如络脉纵横交错,无处不至,与人体经络形态存在相似性,多具通络之功。而枝类药生性盘根错节,缠绕蔓延,四面施展,形如络脉,具蔓延舒展之性,善走膜络、通瘀滞。左新河临床多应用藤类药、枝类药治疗DPN,取其善走经络之性,通络止痛之功用。二者尤可"以通为补",本虚兼顾,如鸡血藤又名血风藤、红藤、活血藤,为"血分圣药",具有行血补血、舒筋活络的作用。DPN乃由糖尿病病程日久,久病入络,出现络脉瘀滞所致,患者可见四肢末端

麻木、疼痛、肢端发凉等,《本草纲目》亦有"藤类药物以其轻灵,易通利关节而达四肢"。藤类药、枝类药茎干细长,其形条达,善走经络,为引经报使药,通达四肢末端。

② 基于性味:藤类药、枝类药药性以温、平为主,五味以辛、苦为主。藤类药可用于治疗各种痛症等疾病,这些主治症与藤类药的祛风除湿、通经活络等功能相适应。辛者能行能散,可通表里上下内外,气机顺畅则风寒湿不能留驻经络筋骨,故可祛风除湿止痹。进食辛味可助于疏通经络,行气活血。《临证指南医案》指出"久病在络,气血皆窒,当辛香缓通",清代医家叶天士曾明确指出"络以辛为治",对于久病入络者,叶天士提出"络以辛为治"。辛能行、能散、能通利关节,治疗久病入络效果尤甚。桂枝味辛,散寒,可温通四肢经脉,《本草再新》言其"温中行血……治手足发冷作麻、筋抽疼痛"。如载于张仲景的《金匮要略》的经典名方黄芪桂枝五物汤就是一味经典的治疗DPN的方剂。方中黄芪益气固卫、振奋阳气,为君药;桂枝温经通阳,协黄芪达表而运行气血,为臣药。

(2)藤类药、枝类药治疗糖尿病周围神经病变的现代医学依据:现代研究表明,鸡血藤乙醇提取物可通过激活AKT-AMPK信号通路,增强机体抗氧化能力,促进外周组织对葡萄糖的摄取和利用,抑制肝糖原分解和糖异生,从而发挥治疗糖尿病的作用。鸡血藤还可能参与AGE-RAGE信号通路等相关生物功能及通路。络石藤具有抗炎、止痛、促神经生长等作用。海风藤可增加神经营养血流量,降低动脉血管阻力,增强神经局部耐缺氧能力。现代研究发现,桂枝挥发油中的主要成分桂皮醛具有较好的抗炎、抗血小板聚集、抗血栓及内皮细胞氧化损伤的保护作用和神经保护作用等。此外,桂皮醛还可增强对高血糖条件下生成的活性氧的抗氧化防御,从而避免胰岛 β 细胞丢失,产生降血糖作用。桑枝提取物主要包含生物碱、黄酮等成分,研究发现桑枝总生物碱片具有双糖酶抑制活性,单药使用可有效降低糖化血红蛋白,此外,桑枝总生物碱还具有调节糖脂代谢和肠道菌群、保护胰岛 β 细胞、改善葡萄糖刺激的胰岛素分泌功能、刺激胰高糖素样肽-1分泌等作用,适用于2型糖尿病餐后高血糖患者。

(二)藤类药、枝类药在糖尿病周围神经病变中的临床应用

1. 辨其药性

(1)鸡血藤:鸡血藤补血行血,通经络,强筋骨,《饮片新参》言其"去瘀血,生新血,流利经脉,治暑痧,风血痹症"。鸡血藤活血通络止痛,又能养血荣筋,主治血虚血瘀之症,尤其适用于DPN之四肢麻木、疼痛之症。阴虚火亢者慎用。

(2)络石藤:络石藤祛风通络,凉血消肿,《要药分剂》言:"其功主……络石之

功,专于舒筋活络。凡病患筋脉拘挛,不易伸屈者,服之无不获效。"左新河多用之于DPN属于风湿热痹者。《本草纲目拾遗》言其"煮汁服之,主一切风"。故络石藤可用于筋脉拘挛之症。同时也可取适量鲜品,捣碎敷于局部患处,效果更佳。畏寒易泄者勿服。

(3)忍冬藤:忍冬藤清热,解毒,通络。其为金银花之藤,性味甘寒,兼有金银花之清热解毒作用,更具通络消肿止痛之效。多用于热毒疖肿。因其为藤茎之类,有通经入络之用,《医学真传》言:"银花之藤,至冬不凋,乃宣通经脉之药也……通经脉而调气血,何病不宜?岂必痈毒而用之哉。"左新河认为DPN见风湿热毒所致关节肿痛、筋骨疼痛者可用忍冬藤。

(4)首乌藤:首乌藤养血安神,祛风通络。《本草再新》言其"补中气,行经络,通血脉,治劳伤"。首乌藤尤擅养阴血,用于血虚身痛,常与鸡血藤、当归、川芎等配伍使用。

(5)海风藤:海风藤祛风湿,通经络,理气。《本草再新》言其"行经络,和血脉,宽中理气,下湿除风,理腰脚气,治疝,安胎"。本品味辛,辛散之力尤显,左新河多用之于游走性疼痛。

(6)桂枝:桂枝解表散寒,温经通脉,为风寒湿痹较为常用的枝类药。《本草汇言》载:"桂枝,散风寒,逐表邪,发邪汗,止咳嗽,去肢节间风痛之药也。气味虽不离乎辛热,但体属枝条,仅可发散皮毛肌腠之间,游行臂膝肢节之处。"其性行上走臂,故上肢臂痹痛者多用之。

(7)桑枝:桑枝祛风湿,通经络,达四肢,利关节,并有镇痛之功。桑枝开枝散叶,善走四肢。《本草图经》记载:"桑枝疗遍体风痒干燥,兼疗口干。"现代研究表明,桑枝具有降糖功效,同时具备通经走络的功效。同时,桑叶可散中焦及上焦郁火,左新河认为其尤其适用于有火热之象的DPN患者。

2. 配伍虫类药

DPN发病机制较为复杂,目前尚无特异性治疗措施。中医防治DPN具有一定的优势。藤类药其形蜿蜒屈曲,与人体经络相似,具有"舒展、蔓延"特性。左新河认为DPN者多久病入络为瘀,治疗时常需配伍虫类药,借虫蚁搜剔之力以祛邪通络。叶天士言:"考仲景于劳伤血痹诸法,其通络方法,每取虫蚁迅速飞走诸灵,俾飞者升,走者降,血无凝着,气可宣通,与攻积除坚、徒入脏腑者有间。"左新河治疗DPN时多可用蝉蜕、土鳖虫、全蝎与络石藤、忍冬藤配伍以解毒通络;水蛭、地龙、蜈蚣等与鸡血藤配伍以加强活血通络祛瘀之效。

3. 分部论治

对于下肢肢体麻木、疼痛、局部发凉等症状,左新河多在藤类药基础上用牛膝、旋覆花等药,《本草衍义补遗》言牛膝"能引诸药下行",多作引经药。而对于上肢病变,左新河多配伍桔梗、升麻等药,取"诸根多降,桔梗能升之意",引药上行。桂枝,走四肢,而其具有升散之性,更易走上肢。同时多用药渣泡足或熏洗,借热力透药。

4. 分期论治

早期糖尿病多为燥热内盛,阴津亏耗,日久阴损气耗,气虚血行无力,瘀血痹阻,筋脉失养。此时病机以气虚血瘀、阻滞脉络为主,宜扶正通络、益气活血。治疗时在鸡血藤、络石藤、忍冬藤、首乌藤、海风藤等藤类药基础上加用黄芪、太子参、丹参、牡丹皮、川芎、地龙、红花、赤芍等益气活血通络,桑枝祛郁热之邪。病变后期,左新河认为病变多以阳气虚衰为主,水液运化失常,形成痰瘀、寒瘀,阻塞络脉而发病。治疗可予温阳通脉、祛湿化痰散瘀等法,在藤类药基础上加用茯苓、茯苓皮、猪苓、土茯苓等以化湿邪,细辛、桂枝、干姜等以温阳通脉,疼痛严重者预示寒邪深重,当加附子、乌头等大温之品。

(三) 总结

DPN是糖尿病常见的临床并发症之一,目前现代医学以对症治疗为主,尚缺乏特效药物。中医藤类药、枝类药是传统中药中独特的部分,二者基于取类比象、性味对于DPN具有独特的治疗效果,同时,现代研究也提供了治疗的依据。左新河认为,DPN多病程日久,病机复杂,用药当变通化裁,不可拘泥。藤类药、枝类药多辛温,久用难免化燥生热,当配伍濡润中药。此外,若长期运用寒凉的络石藤、忍冬藤,当防苦寒太过,败坏中焦。

(汪晓露 杨咪)

八、膏方在甲状腺功能减退症中的应用

(一) 膏方介绍

中医有汤、丸、丹、膏、散、酒、露、锭八大主要剂型,内服膏方是其中的一种类型。膏方原有外敷与内服两种,现今主要讲的是内服膏方。膏方,又名"膏剂""膏滋""煎膏"。膏,凝而不固,甘美滑腻。言味好皆滑为膏,为物之精粹,以滋养膏润为长。

膏方是在中医基础理论的指导下,遵循个体化用药原则,通过辨体、辨病、辨证,针对不同人群、不同临床证候表现遣药组药炼制而成的,以期通过滋养脏腑气血津液,调整人体阴阳平衡,达到扶正祛邪、疗疾延衰的目的。因此,膏方具有滋补强身、抗衰延年、治病纠偏等多种作用,在临床诊疗及日常养生保健实践中应用广泛。在制法上,根据病情或养生的需要,将数十味中药饮片反复煎煮,去渣取汁,反复浓缩药液,缩小体积,再加胶性药物、糖和蜂蜜等熬成黏稠半固体状药膏。因此膏方具有药物浓度高、体积小、稳定性好、口味润滑、便于服用及携带、一人一方等特点。通常用以滋补强身、保养脏腑、祛除疾病、消除病痛,故又称为膏滋。

左新河认为,人生于天地之间,受自然规律的支配和制约,"以天地之气生,四时之法成"。因此,必须顺应自然昼夜及四季气候,即"人法地,地法天,天法道,道法自然",人体才能健康长寿,"尽终其天年,度百岁乃去"。中医认为,万物皆生于春,长于夏,收于秋,藏于冬,人亦应之。《素问·四气调神大论》中强调"春夏养阳,秋冬养阴",均说明了春夏秋冬四季的特点与养生要领,认为春夏阳气上升,乃升发之时,秋冬阴升阳降,阳气内敛,故应"冬令进补",在冬季补养,既可以及时补充人体的气血津液,抵御严寒的侵袭,又可使来年少生病或不生病,达到事半功倍之效。

中医膏方的适宜面相对较广,但也有不适宜人群。左新河强调,在膏方处方时,必须认识到这一点并予以足够的重视。膏方适用于以下人群:无慢性疾病,但体质差、春夏或夏秋交替季节经常感冒者;基于中医体质辨识中体质偏颇人群;免疫、代谢等脏器功能减退的非疾病状态的中老年人;介于疾病和健康的临界状态,无器质性病变,但有各种各样不适感觉的亚健康人群;经过治疗后,病情稳定的慢性疾病患者(病机多虚实夹杂,阴阳寒热失调,可应用中医膏方攻补兼施);术后、出血后、大病、重病(包括肿瘤)后,处于恢复期的体虚患者。膏方的不适宜人群:各类疾病的急性发作期,如慢性支气管炎急性发作期、冠心病症状不稳定期、支气管哮喘发作期、高血压非稳定期等;妇幼人群,如婴幼儿、孕妇、哺乳期妇女等忌用,经期妇女慎用;处于肝炎、结核病等传染病活动期的患者,因其病情变化较多、传染性强,需要针对性的特殊治疗,一般不建议在病情未完全控制、具有传染性的情况下使用;癌症患者,如乳腺癌、卵巢癌、宫颈癌患者不宜服用含有阿胶、紫河车、蜂蜜等成分的膏方;其他人群,如血脂、血糖居高不下的患者。

(二)膏方在甲状腺功能减退症中的应用原则

甲状腺功能减退症(简称甲减)是常见内分泌疾病,是由各种原因导致的甲状腺激素合成和分泌减少,或组织利用不足导致的全身代谢减低综合征。本病可归属于中医学"瘿劳""虚劳""水肿""痰饮"等范畴,多因先天不足,胎中失养,体质较弱,以致肾精亏虚,五脏失于温煦;或因外邪、情志、饮食损伤脾胃之气,后天失养;或久病伤正,气血亏损而病。总而言之,左新河认为甲减为慢性疾病,多表现为元气亏虚、气血不足、脏腑虚损的阳虚证候,病性为本虚标实,脾肾亏虚为本,气痰瘀邪为标,以虚为主,虚实夹杂。

1. 确立治则

左新河认为,膏方调治甲减患者,以脾肾阳虚者最为适宜。对于虚实夹杂合并其他症状者,则既要考虑"形不足者,温之以气,精不足者,补之以味",注重阴阳气血的调补,更要顾及痰瘀蕴结、阳气郁遏,以求固本清源,通畅气血,调和阴阳。

2. 强调整体

左新河在临床诊疗甲减的过程中从整体出发,全面辨证分析,充分了解人体的阴阳、寒热、虚实,从而确立治则,选定主方主药。临床甲减患者以阳虚、气虚多见,故治疗应重在温阳补气;对于兼有痰湿体质者,注意运脾化湿;对于血瘀体质者,注重活血通络;对于气郁体质者,注重调肝解郁。随时令变化膏方,冬季之时,甲减病情多趋加重,治宜以温补为主。

3. 注重先后天之本

肾乃先天之本,为五脏阴阳之根本,甲减患者都存在不同程度的肾气亏虚、肾阳虚损,常见懒言少语、声低息微、形寒畏冷、神疲乏力等症状。因此,左新河之膏方以平补肾阳为要,常用淫羊藿、巴戟天、肉苁蓉、菟丝子、枸杞子、补骨脂等温补肾气。若阳气虚盛,阴寒较重,则加用附子、肉桂、吴茱萸、干姜等以温阳。根据"善补阳者,当阴中求阳"的中医理论,左新河在温补之时多配伍熟地黄、制何首乌、桑椹等养阴血之品以求阴阳互济。脾胃乃后天之本,饮食药饵全赖此受气取汁、化生精微、传导运化,故左新河多加黄芪、党参、白术等补益脾气。

4. 辨病辨证相结合

左新河主张病证结合,在谨守病机的基础上"观其脉证,知犯何逆,随证治之",在辨证的前提下结合现代病理及药理研究成果遣方用药。若患高血压、眩晕、头痛,常选用天麻、钩藤;兼有冠心病、胸闷、胸痛时常选用全瓜蒌、薤白、丹参等药物;合并高脂血症时可辨证选用荷叶、泽泻、生山楂等有降血脂作用的药物;合并高尿酸血症时常选用萆薢、泽泻、土茯苓等。

5. 以平为期

膏方之建功全在缓缓图治,当以平为期。左新河认为,甲减多为正气虚损,其标实证候也多因虚而起,所以非标本兼治而不能除诸症,兼用扶正祛邪,使邪去而正安。阴平阳秘,则机体功能正常;邪盛或正衰则可导致阴阳失衡,此时,方药的作用即为去除病因,帮助人体自身调节,恢复阴阳平衡。因此,用药亦当以阴阳平衡为度。此外,甲减患者需接受长期治疗,急于求成难获其效,须假以时日,耐心调理,膏方缓图甚为适宜。

6. 衷中参西

西药甲状腺激素疗效肯定,但许多甲减患者服用后常有心慌、烦躁等不适症状,因此,在适当补充甲状腺激素同时,配合使用膏方常能获得优效,并能减少甲状腺激素用量,取得速效、优效。

(三)膏方在甲状腺功能减退症中的临床应用

根据甲状腺功能减退症患者的不同证型及不同证候表现,左新河常通过临床辨证应用不同膏方。

1. 肾阳虚证

证候:畏寒,面色㿠白,腰膝酸冷,小便清长或遗尿,浮肿(以腰以下为甚),阳痿滑精,女子带下清冷、宫寒不孕,舌淡苔白,迟脉沉细或沉迟。

治法:温肾助阳。

膏方一:济生肾气丸加减,鹿角胶200 g、熟地黄200 g、山药200 g、枸杞子100 g、菟丝子150 g、茯苓150 g、牛膝200 g、巴戟天150 g、狗脊100 g。

膏方二:斑龙丸,鹿角霜150 g、菟丝子150 g、柏子仁150 g、牛膝200 g、杜仲150 g、枸杞子100 g、鹿角胶200 g。

2. 脾肾阳虚证

证候:形寒肢冷,面色㿠白,消瘦神疲,少腹冷痛,腰酸膝冷,小便频数,余沥不尽,夜尿频繁,或小便不利,面浮肢肿,甚或阳痿,妇女宫寒不孕、带下清稀,舌质淡胖、边有齿痕,脉沉迟而弱。

治法:温补脾肾。

膏方:理中丸合肾气丸加减,人参200 g、干姜200 g、白术200 g、附片100 g、甘草150 g、山药150 g、山茱萸200 g、肉桂150 g、砂仁100 g、苍术100 g、益智仁100 g、菟丝子150 g、杜仲150 g、当归100 g、阿胶200 g。

3. 阳虚湿盛证

证候:除具有脾肾阳虚的证候外,又见周身浮肿,以双下肢为甚,小便量少,胸腹满闷,周身沉重,酸软乏力,舌体胖大而淡嫩、苔白腻,脉沉迟无力。

治法:温阳益气,化气行水。

膏方:温阳行水膏,黄芪300 g、党参300 g、白术150 g、桂枝100 g、茯苓300 g、茯苓皮300 g、干姜100 g、熟附子150 g、葶苈子150 g、山茱萸100 g、五味子100 g、车前子300 g、桃仁100 g、红花100 g、炙甘草100 g。

4.痰血瘀阻证

证候:面色蜡黄,皮肤甲错,非指凹性浮肿,感觉迟钝,表情痴呆,形体肥胖,纳呆泛恶,呕吐清涎,舌质暗红、舌苔白腻,脉涩或滑。

治法:活血通络,温化痰浊。

膏方:活血化瘀膏,人参200 g、桂枝100 g、仙茅100 g、黄芪150 g、茯苓150 g、泽泻100 g、车前子100 g、淫羊藿150 g、白术100 g、赤芍150 g、炙甘草100 g、阿胶200 g。

5.阴阳两虚证

证候:畏寒蜷卧,腰膝酸冷,小便清长或遗尿,大便干结,口干咽燥、但喜热饮,眩晕耳鸣,视物模糊,男子阳痿、遗精滑精,女子不孕、带下量多,舌质淡红、舌体胖大、舌苔薄白,尺脉弱。

治法:温肾滋阴,调补阴阳。

膏方:肾气丸加减,熟地黄200 g、山药200 g、山茱萸200 g、杜仲150 g、泽泻150 g、茯苓200 g、附片100 g、肉桂150 g、枸杞子150 g、女贞子150 g、龟甲100 g、鳖甲100 g、阿胶200 g。

(三)总结

左新河认为,甲减作为慢性疾病的一种,一旦发生,病情即呈慢性进展,病程较长,正虚邪恋,而膏方兼具"补养"和"调治"的功效,基于甲减"虚实夹杂,以虚为主"的病机特点及虚实夹杂的体质特点,膏方更适合甲减患者的需要。采用膏方治疗,只要辨证准确,用药得当,常可收获良效。由于膏方处方具有个性化和精心调配的特点,加上药材选择道地、熬制工艺科学,且膏方在熬制过程中反复熬煮收膏,可使药物最大限度地溶出,因此其疗效缓慢、持久、恒定。久病之人,多虚多瘀,可借膏剂之力,补虚而不留邪,攻伐而不伤正,调补阴阳兼顾五脏六腑,这样既可平衡体质,又能提升机体的免疫能力。膏方不但有滋补强身、健体益寿之功,而且兼有祛邪治病之力,亦体现了中医寓攻于补、攻补兼施的治疗特色,更凸显了《黄帝内经》"正气存内,邪不可干"的预防思想。总而言之,运用膏方调整患者功能状态以防治甲减是一种较好的治疗方法。

（谭艳　左新河）

参 考 文 献

[1]　张俐敏.李东垣风药应用特点[J].中医研究,2001,14(2):3-5.

[2]　张元素.医学启源[M].北京:中国中医药出版社,2019.

[3]　李东垣.脾胃论[M].北京:中国医药科技出版社,2022.

[4]　徐灵胎.神农本草经百种录[M].北京:中国医药科技出版社,2022.

[5]　左新河,赵勇,陈继东,等.陈如泉运用风药治疗甲状腺病经验[J].辽宁中医杂志,2016,43(5):925-926.

[6]　王智民,白华,高天舒,等.补气升阳法治疗甲状腺疾病探析[J].辽宁中医杂志,2017,44(9):1843-1845.

[7]　封琳.补中益气汤治疗甲状腺功能减退症概况[J].实用中医内科杂志,2014,28(5):169-171.

[8]　高天舒,尹慧丝.补中益气法对甲减大鼠心肌 α-MHC 和 β-MHCmRNA 表达的影响[J].中国中医基础医学杂志,2012,18(12):1340-1343,1352.

[9]　左新河,陈继东,裴迅,等.陈如泉从肺脾论治甲状腺相关眼病的临床研究[J].中国中医基础医学杂志,2017,23(5):672-673.

[10]　汪晓露,赵勇,谢敏,等.左新河运用药对分期治疗甲状腺相关眼病经验[J].吉林中医药,2021,41(8):1025-1027.

[11]　李辉萍,文建华,赵勇,等.陈如泉教授辨证治疗抗甲状腺药物过敏经验[J].世界中医药,2016,11(6):1043-1046.

[12]　左新河,谢敏,陈继东,等.从伏邪论治桥本甲状腺炎探讨[J].中国中医基础医学杂志,2017,23(8):1058-1059.

[13]　牧亚峰,向楠,陈继东,等.从病证结合角度探析亚急性甲状腺炎的治疗[J].中国中医急症,2019,28(10):1800-1802.

[14]　林才志,胡乃强,赵海燕,等.论风药在溃疡性结肠炎中治疗的应用[J].辽宁中医杂志,2018,45(5):954-957.

[15]　李明,荣远航,步瑞兰.《本草集要》版本考略及学术特色探讨[J].中医药导报,2021,27(9):222-223,228.

[16] 田永林,龚婕宁.叶天士应用虫类药经验探析[J].新中医,2019,51(10):317-319.

[17] 陈如泉,左新河.甲状腺病中医学术源流与研究[M].北京:人民卫生出版社,2016.

[18] 贾坤静,艾雪,贾天柱,等.桑螵蛸生、制品对肾阳虚大鼠的补肾助阳作用比较[J].中药材,2016,39(7):1516-1520.

[19] 杨康,樊博雅,赵庆云,等.凝血酶和蛋白酶激活受体与纤维化性疾病相关性的研究进展[J].中国临床药理学杂志,2019,35(9):903-906.

[20] 杨洪涛.重视凝血酶在肾间质纤维化中的地位及中医虫类药的干预作用[J].中国中西医结合肾病杂志,2016,17(4):283-286.

[21] 汪晓露,赵勇,左新河.左新河运用有毒中药治疗甲状腺相关眼病经验[J].湖北中医杂志,2020,42(9):19-21.

[22] 汪晓露,左新河,赵勇,等.左新河治疗甲状腺结节常用角药拾萃[J].中国医药导报,2022,19(7):137-140.

[23] 张静雅,曹煌,龚苏晓,等.中药甘味的药性表达及在临证配伍中的应用[J].中草药,2016,47(4):533-539.

[24] 崔雅斌,崔成姬,张守琳,等.基于中医古代文献分析糖尿病肾脏病水肿方剂规律[J].中国老年学杂志,2022,42(24):5996-5999.

[25] 王高雷,薛茜,白万姣,等.基于数据挖掘探讨路波主任医师治疗2型糖尿病的药证规律[J].现代中西医结合杂志,2022,31(20):2845-2850.

[26] 文启友.基于数据挖掘技术探讨2型糖尿病血瘀证处方用药规律[D].长沙:湖南中医药大学,2022.

[27] 李丛宇,曹世杰,邱峰,等.常见甘味中药抗糖尿病作用机制研究进展[J].中草药,2022,53(11):3531-3537.

[28] 李小婷,徐菁,张静,等.段行武运用藤类药"通络"治疗皮肤病经验[J].中医药导报,2022,28(11):125-128.

[29] 付书璠,孙宇洁,李慧,等.基于中药"望闻问切"理论探析取象比类思维下的中药形状与药效[J].陕西中医药大学学报,2020,43(5):57-59.

[30] 王晓清,樊晓霞.藤类中药五味属性与成分和功效的关联性研究[J].中国中医基础医学杂志,2010,16(9):821-822,826.

[31] 华川,田晓玲.藤类药防治糖尿病周围神经病变理论探析及应用体会[J].中国中医药信息杂志,2022,29(5):134-136.

[32] 庄雅舒,王丽,霍晶晶.基于网络药理学探讨鸡血藤对糖尿病周围神经病变的作用机制[J].中医临床研究,2021,13(35):10-14.

[33] 田晓玲,华川,张艳,等.黄芪桂枝五物汤对糖尿病周围神经病变作用机制研究进展[J].辽宁中医药大学学报,2021,23(7):58-62.

[34] 徐锋,王德健,王凤,等.桂枝挥发油的药理作用研究进展[J].中华中医药杂志,2016,31(11):4653-4657.

[35] 张利青,张占刚,付岩,等.桂皮醛药理作用的研究进展[J].中国中药杂志,2015,40(23):4568-4572.

[36] 李昊宇,何华秋,李强.桑枝生物碱对糖脂代谢的作用[J].中国糖尿病杂志,2022,30(2):154-158.

[37] 周端,陈晰琳.中医膏方学[M].北京:中国中医药出版社,2019.

[38] 左新河.中医内分泌病证调养膏方[M].武汉:湖北科学技术出版社,2021.

左新河临证经验辑要

第三章　医案精选

第一节　甲状腺疾病

一、甲状腺功能亢进症案

(一)医案一

患者,女,19岁。

初诊时间:2021年11月4日。

主诉:颈前肿大3年,加重1个月余。

现病史:患者于3年前体检时发现颈前肿大,于当地医院就诊,诊断为甲状腺功能亢进症,予以抗甲状腺药物治疗,后患者定期于当地医院复诊,依据甲状腺功能调整药物剂量。3个月前患者复查甲状腺功能:T_3 2.33 nmol/L,T_4 176 nmol/L,FT_3 6.68 pmol/L,FT_4 25.13 pmol/L,TSH 0.01 mU/L,甲巯咪唑片由10 mg qd调整为15 mg qd,2个月前调整为10 mg qd口服至今,但颈前肿大无明显缓解。1个月前患者自觉颈前肿大加重,今为求进一步诊治,遂来我院就诊。

刻下症:颈前肿大,心慌,怕热多汗,烦躁易怒,双眼畏光流泪,手抖,多食,睡眠正常,二便调。发病以来,体重减轻10 kg,体力未见明显变化。

既往史:否认其他疾病史。个人史无特殊。

查体:甲状腺Ⅲ度肿大,质地中等,压痛(一),突眼(+),手抖(+)。眼球突出度测量:眼距110 mm,左20 mm,右20 mm。舌质红,苔黄,脉弦数。

辅助检查:2021年11月1日,T_3 9.92 nmol/L,T_4 365.9 nmol/L,FT_3>30.8 pmol/L,FT_4 113.35 pmol/L,TSH 0.01 mU/L,TgAb 182.4 U/mL,TPOAb>1300 U/mL,TRAb>40 U/L。

西医诊断:格雷夫斯病(GD)。

中医诊断:瘿病,肝火亢盛证。

中医治法:清肝泻火,理气消瘿。

中医辨证治疗:黄芩15 g,夏枯草15 g,栀子12 g,柴胡12 g,八月札12 g,玫瑰花10 g,钩藤15 g,生地黄15 g,知母12 g,玄参15 g,麦冬15 g,生山楂15 g,荷叶12 g,鬼箭羽20 g。7剂,水煎服,每日1剂,分2次服。

按语:GD是一种典型的器官特异性自身免疫性甲状腺疾病,是引起甲状腺功能亢进症最主要的病因。GD兼具甲状腺毒症和特征性的临床表现,前者主要由循环系统中甲状腺激素过多引起,后者包括弥漫性甲状腺肿、格雷夫斯眼病、皮肤黏液性病变及肢端肥大症。甲状腺肿是GD治疗的难点之一,加之长期应用抗甲状腺药物,导致治疗纷繁复杂。虽然甲状腺肿大程度与疾病进展无明显相关性,但甲状腺肿大越明显,GD症状及甲状腺功能越难以控制,即便控制良好,停药后复发概率极大。甲状腺自身免疫性抗体TPOAb、TgAb、TRAb存在于GD患者血清中,其中引起甲状腺功能亢进症最重要的抗体是TRAb,该抗体在本病患者血清中检出率大于80%。TRAb是GD的致病性抗体,可刺激甲状腺生长,进而引起甲状腺肿大。抗甲状腺药物适合用于轻中度甲状腺肿,而对于Ⅲ度以上的肿大患者,单纯的西药治疗疗效往往不佳。对于肿大久久不消者,配合中医药治疗往往能在显著改善症状的同时,减少不良反应,提高临床疗效。

本案患者为青年女性,青春期发病,长期精神压力大、情志不畅或情绪骤变,易致肝气郁结。《诸病源候论》云:"瘿者,由忧恚气结所生。"肝郁则气滞,气郁日久极易化火,肝火亢盛,伤阴血,罹患本病,易见于青年女性。气郁化火,火随气窜,上攻于头、目,故烦躁易怒、畏光流泪;肝火伤及阴分,心阴受损,故见心慌、怕热、汗多、颈前肿大;伤及肝阴,肝阳上亢,可见手抖;肝火伤及胃阴,胃火亢盛,则多食;结合患者舌质红,苔黄,脉弦数表现,辨病为瘿病,辨证为肝火亢盛证,以龙胆泻肝汤加减。

方中黄芩苦、寒,归肺、胆、胃、大肠经,能清热燥湿、泻火解毒;夏枯草苦、辛、寒,归肝、胆经,既能清肝火,又能散郁结;栀子苦、寒,善清热泻火;三药配对,既能清肝泻火,又能清利湿热。柴胡味苦、辛,性微寒,功擅疏肝解郁,散气郁之火;八月札疏肝理气,活血止痛;玫瑰花疏肝解郁,活血散瘀;知母苦、寒,清热泻火除烦,滋阴润燥;钩藤甘、凉,清肝热,平肝阳;生地黄味苦、甘、寒,清热凉血,养阴生津;麦冬伍生地黄,增强清热泻火、滋阴润燥之力;玄参咸、寒,清热养阴,又具软坚散结之功;鬼箭羽破血散结,伍玄参可加强散瘀通经消肿的功效;生山楂酸、甘,微温,善行气散瘀,消瘿肿于无形。荷叶消脂降浊,研究表明其具有保肝、抗纤维化之效。全方清泻肝火与疏肝理气并行,使火有出处,滋补肝阴,顾护津液,以免大队苦寒之药伤阴,酌加行瘀散结消肿之品,标本兼顾。患者长期运用抗甲状腺药物治疗,但颈前肿大变化不明显。此乃抗甲状腺药物所不能及,中医药辨证论治能改善甲状腺肿大。

左新河认为GD病理变化复杂,主要从肝论治,可累及多个脏腑。临床宣教时注意告知患者精神调摄及饮食宜忌。肝火亢盛证是较为常见的辨证分型,从肝论治,但不可拘泥于肝,应灵活运用疏肝理气、清泻肝火、平肝补肝、散结消肿、活血破血等治法,方能达到可观的临床疗效。

(牧亚峰　左新河)

（二）医案二

患者,女,30岁。

初诊时间:2022年2月26日。

主诉:发现颈前肿大3年余。

现病史:患者2018年10月发现颈前肿大,于中国人民解放军中部战区总医院就诊,诊断为甲状腺功能亢进症,予以甲巯咪唑片治疗,定期复查甲状腺功能并调整用量。2020年1—6月,停药,未复查。2020年7月,复查后予以甲巯咪唑片(每天1次,每次10 mg)治疗,自2021年10月开始服甲巯咪唑片(每天1次,每次2.5 mg)至今。患者诉易疲劳,精神欠佳,遂来我院就诊。

刻下症:颈前肿大,易疲劳,精神欠佳,饮食、睡眠正常,二便调。发病以来,体重减轻5 kg,体力未见明显变化。

既往史:否认其他疾病史。个人史无特殊。

查体:甲状腺Ⅱ度肿大,质地软,压痛(一)。舌质暗淡,有瘀点,脉弦细。

辅助检查:2022年2月26日至湖北省中医院检查甲状腺功能:FT$_3$ 4.36 pmol/L,FT$_4$ 16.60 pmol/L,第三代促甲状腺激素 2.234 mU/L,TgAb>15 U/mL,TPOAb 519.5 U/mL,TRAb 7.05 U/L。

西医诊断:甲状腺功能亢进症。

中医诊断:瘿病,气虚血瘀证。

中医治法:益气活血,化痰消瘿。

中医辨证治疗:黄芪30 g,白芍15 g,穿山龙20 g,鬼箭羽20 g,白芥子12 g,川芎12 g,猫爪草15 g,郁金15 g。30剂,水煎服,每日1剂,分2次服。

按语:甲状腺功能亢进症(简称甲亢)系指由多种病因导致甲状腺激素分泌过多引起的临床综合征,其特征有甲状腺肿大、突眼、基础代谢率增高和自主神经系统功能失常,以GD最为常见。甲亢的自然病程千差万别,有的可在数月内自发好转,有的可终生存在,亦有部分患者出现甲亢反复缓解与复发。GD患者若甲亢及TRAb消失,或甲亢消失而TRAb存在,说明病情缓解。本案患者甲亢病程3年多,抗甲状腺药物维持期数月,TRAb呈低滴度水平,甲状腺功能正常,但仍有临床症状及体征。中医药在缓解患者症状、改善甲状腺肿大及突眼等体征、调节免疫功能等方面具有显著优势,起到稳定病情、延缓复发、增效减毒的作用。

本案患者为育龄期女性,禀赋体质因素是甲亢的重要原因。《柳洲医话》云:"余常见父母有肝病者,其子女亦多有之,而禀乎母气者尤多。"劳倦过度,伤及脾气,或素体脾胃虚弱,以致水谷精微不化,反生痰浊。《黄帝内经》云:"邪之所凑,其气必虚。"正气虚弱是形成瘿病的内在原因。患者甲亢病久,耗气伤津,气不化津而为痰,日久痰凝而致血瘀,痰瘀结于颈靥,可见颈前肿大;正气不足,不能顾护机体,故见精神不足,疲劳易现;舌质暗淡,有瘀点,脉弦细,为瘀血阻络表现。辨病为瘿病,辨证为气虚血瘀证,以益气活血、化痰消瘿为治法,方选芪箭消瘿方加减。方中黄芪甘、微温,归肝、脾经,补脾肺之气而升举中阳,气行则血行,为君药;白芍苦、酸、微寒,归肝、脾经,柔肝敛阴,益阴养血,为臣药。白芥子辛、温,归肺、胃经,祛痰通络,利气散结;佐以猫爪草化痰散结,解毒消肿;二者相须配伍,增强化痰散结消肿之功。川芎辛香行散,既能疏肝开郁,又能活血化瘀;郁金能行气解郁,活血止痛;穿山龙活血通络止痛;鬼箭羽破血散瘀,善消癥瘕结块;四药伍用,使活血散瘀之力专而强。全方诸药合用,共奏益气化痰活血之功。研究表明,黄芪、白芍及其提取物、单体成分,具有免疫调节作用,能降低甲状腺自身抗体水平,常应用于自身免疫病。临床应用时必须谨守病机,用药精当,灵活加减,才能达到满意效果。

左新河强调,甲亢临床表现多种多样,应注意非典型甲亢的辨别及治疗个体化。本病初起多实证,日久多虚,不应一味清热泻火;坚持辨病辨证相结合,把握甲亢病机及发展规律,灵活选用疏肝理气、益气养阴、化痰消瘿、软坚散结、活血破血、清肝泻火、虫类搜剔等治法,随症状及病情而定,从而缓解抗甲状腺药物维持治疗期间患者的非特异性临床症状及体征。

(牧亚峰　左新河)

二、甲状腺功能亢进症并粒细胞缺乏

(一)医案一

患者,女,68岁。

初诊时间:2021年10月22日。

主诉:心慌1个月余。

现病史:患者于1个多月前无明显诱因出现心慌,于武汉市第五医院住院治疗,诊断为"甲状腺功能亢进症,甲状腺功能亢进性心脏病",予以控制甲亢、营养心肌、控制心率等对症支持治疗,患者病情好转后出院,出院予以甲巯咪唑片(10 mg bid)口服。2021年10月15日,患者再次出现心慌,伴胸骨后不适,胸闷,呕吐,无发热,于武汉市中心医院就诊,查白细胞(WBC)1.46×10⁹/L,中性粒细胞绝对值 0.19×10⁹/L,予以重组人粒细胞刺激因子注射液100 μg 皮下注射3天。2021年10月18日,患者于武汉市第五医院复查WBC 22.19×10⁹/L,中性粒细胞绝对值18.91×10⁹/L,遂停重组人粒细胞刺激因子注射液。2021年10月21日,患者于武汉市第五医院复查WBC 2.09×10⁹/L,中性粒细胞绝对值0.56×10⁹/L,为求进一步诊治,遂来我院就诊。

刻下症:时有心慌,心烦,神疲乏力,纳差,睡眠尚可,小便淡黄,大便干燥。发病以来,体重减轻4 kg。

既往史:否认其他疾病史。个人史无特殊。

查体:甲状腺Ⅱ度肿大,质地韧,压痛(一)。舌质红,苔少,脉细数。

辅助检查:2021年10月15日,武汉市中心医院:WBC 1.46×10⁹/L,中性粒细胞绝对值0.19×10⁹/L。2021年10月18日,武汉市第五医院:WBC 22.19×10⁹/L,中性粒细胞绝对值18.91×10⁹/L。2021年10月21日,武汉市第五医院:WBC 2.09×10⁹/L,中性粒细胞绝对值0.56×10⁹/L。肝功能:丙氨酸转氨酶(ALT)47 U/L,天冬氨酸转氨酶(AST)49 U/L。

西医诊断:甲状腺功能亢进症,甲状腺功能亢进性心脏病,粒细胞缺乏,肝功能不全。

中医诊断:瘿病,气阴两虚证。

中医治法:健脾益气,滋阴养血。

中医辨证治疗:黄芪30 g,南沙参15 g,黄精15 g,茯苓15 g,生白术12 g,墨旱莲15 g,女贞子15 g,牡丹皮12 g,玫瑰花10 g,当归12 g,夏枯草15 g,炙甘草10 g。水煎服,每日1剂,分2次服。

二诊时间:2021年10月23日。

辅助检查:2021年10月23日,湖北省中医院,血液分析:WBC 15.47×10⁹/L,中性粒细胞绝对值13.60×10⁹/L(明显升高)。甲状腺功能:FT₃ 18.04 pmol/L,FT₄ 44.13 pmol/L,第三代促甲状腺激素 0.004 mU/L,TgAb<15.0 U/mL,TPOAb>1300.0 U/mL。

中医辨证治疗:守原方。

三诊时间:2021年10月29日。

患者诉偶有心烦、心慌、神疲乏力较前好转,饮食、睡眠尚可,小便淡黄,大便偏干。

查体:甲状腺Ⅱ度肿大,质地韧,压痛(一)。舌质红,苔少,脉细数。

辅助检查:2021年10月29日,湖北省中医院,血液分析:WBC 3.66×10⁹/L,中性粒细胞绝对值2.81×10⁹/L,Hb 109.0 g/L。

中医辨证治疗:黄芪30 g,南沙参15 g,黄精15 g,茯苓15 g,生白术12 g,墨旱莲15 g,女贞子15 g,牡丹皮12 g,玫瑰花10 g,当归12 g,夏枯草15 g,炙甘草10 g,连翘12 g。水煎服,每日1剂,分2次服。

四诊时间:2021年11月2日。

患者诉仍有乏力,心慌、心烦较前好转,饮食、睡眠尚可,二便调。

查体:甲状腺Ⅱ度肿大,质地韧,压痛(-)。舌质红,苔少,脉细数。

辅助检查:2021年11月2日,湖北省中医院,甲状腺功能:FT_3 4.53 pmol/L,FT_4 21.05 pmol/L,第三代促甲状腺激素 0.003 mU/L,甲状腺球蛋白(TG)159.30 ng/mL,TRAb 2.36 U/L,N末端脑钠肽前体(NT-proBNP)90.69 pg/mL。血液分析:WBC $4.39×10^9$/L,中性粒细胞绝对值 $1.24×10^9$/L。肝功能:ALT 22 U/L,AST 18 U/L,总蛋白(TP)56.7 g/L,白蛋白 30.9 g/L,总胆红素 10.9 μmol/L,直接胆红素 3.4 μmol/L,间接胆红素 7.5 μmol/L。

中医辨证治疗:黄芪30 g,南沙参15 g,黄精15 g,茯苓15 g,生白术12 g,墨旱莲15 g,女贞子15 g,牡丹皮12 g,玫瑰花10 g,当归12 g,夏枯草15 g,炙甘草10 g,连翘12 g,桑寄生15 g,桑椹15 g。水煎服,每日1剂,分2次服。

按语:粒细胞缺乏症(粒细胞计数低于$0.5×10^9$/L)是甲亢最严重的并发症。甲亢合并粒细胞缺乏症主要有三种情况:一是原有慢性白细胞减少等血液病,粒细胞缺乏,而继发甲亢,形成甲亢合并粒细胞缺乏;二是甲亢患者体内营养物质消耗多,影响到骨髓干细胞正常功能而继发粒细胞缺乏;三是甲亢患者服用抗甲状腺药物,因抗甲状腺药物毒副作用,而出现粒细胞缺乏。其中,第三种情况在临床中最为常见,同时也是抗甲状腺药物治疗的最严重不良反应。本案患者甲亢病史1个多月,因服用甲巯咪唑治疗在短时间内就出现粒细胞缺乏症,可见疾病之凶险。抗甲状腺药物引起白细胞减少,甚至粒细胞缺乏症的机制众说纷纭。大部分学者认为HLA基因易感性、抗甲状腺药物直接杀伤骨髓细胞增殖细胞群、免疫学机制等是发病的主要原因。粒细胞缺乏症除了继发甲亢的一般临床表现外,因起病急骤,可有突然怕冷、高热、汗出等表现,如未及时干预治疗,可在短时间内发生重度感染,甚至危及生命。西医的治疗方案是立即停用抗甲状腺药物,预防感染,经静脉应用广谱抗生素以及使用粒细胞集落刺激因子。该患者经上述治疗措施后反复出现粒细胞缺乏症,下一步治疗较为棘手,而中医药在面对粒细胞缺乏症时有其独特的优势。

本案患者为老年女性,而老年人甲状腺疾病表现与年轻人相比有较大不同,具有缺乏典型表现、误诊率高、并发症多、临床表现差异大等特点。患者发病以来,在其基础病上相继出现了甲亢性心脏病、粒细胞缺乏症、肝功能不全等并发症,病情复杂。正如《黄帝内经》所云:"正气存内,邪不可干。"随着年龄增加,精气逐渐耗损,精气被夺则易虚,久之易患病,或患病后易迁延他病及并发症。本病多由情志不遂,肝郁化火而诱发,火邪伤及心阴,故见心慌、心烦;年老正气不足,加之久病耗气,故见神疲乏力;火邪伤气耗阴,脾失健运,可见食欲差;久之形成气阴两虚,阴虚则火旺,伤及津液,大肠失于濡养,故见大便干燥。舌质红,苔少,脉细数则为阴虚火旺之表现。中医辨病为瘿病,辨证为气阴两虚证,以健脾益气、滋阴养血为治法,方选益气养阴方加减。方中黄芪甘,温,健脾补中,补气以生血;南沙参甘,微寒,养阴清肺,益胃生津;黄精滋肾阴,润肺燥;墨旱莲配伍女贞子,取二至丸之意,补益肝肾之阴;上四味合用滋补肝肾,益阴养血;生白术甘、苦,温,主入脾胃,健脾益气,使气血生化有源;当归甘温质润,为补血要药,既能补血、活血,又能润肠通便;茯苓味甘、淡,归心、肺、脾、肾经,健脾宁心;牡丹皮、夏枯草合用,清热泻火,消肿散结;佐玫瑰花疏肝理气,条达气机;炙甘草甘,温,调和诸药,既能健脾益气和中,又善滋阴养血。全方共达健脾益气,滋阴养血之效。

左新河认为,甲亢合并粒细胞缺乏症是临床上的急危重症,临证应正确鉴别,果断处理,避免贻误或延误病情。当西医治疗效果不佳时或者因副作用棘手时,应尝试中医药治疗。中医药在升白细胞、减少抗甲状腺药物毒副作用方面具有较好的疗效。研究表明,黄芪、白术、女贞子等中药能够提升白细胞水平,益气养阴法治疗甲亢合并粒细胞减少症时有显著疗效。

(牧亚峰 左新河)

(二)医案二

患者,女,52岁。

初诊时间:2021年11月12日。

主诉:心慌3个月余。

现病史:患者于3个多月前无明显诱因出现心慌、怕热、多汗、多食易饥,于当地医院就诊,诊断为甲状腺功能亢进症,予以甲巯咪唑片(10 mg bid)口服。服药1个月后患者复查白细胞(WBC)1.31×10^9/L,中性粒细胞绝对值0.37×10^9/L。患者遂于武汉大学中南医院住院治疗,诊断为"粒细胞缺乏,药物性中性粒细胞减少症,弥漫性甲状腺肿伴甲状腺功能亢进症",停甲巯咪唑片,予以升白细胞、糖皮质激素等对症支持治疗,患者复查白细胞恢复后出院,出院予以生血宁片(2 g tid)口服。患者昨日复查白细胞2.83×10^9/L;中性粒细胞绝对值0.90×10^9/L,遂至我院就诊。

刻下症:心慌,心烦,多汗,多食易饥,乏力,口干舌燥,睡眠欠佳,小便色黄,大便正常。发病以来,体重减轻3 kg。

既往史:20年前妊娠时曾诊断甲状腺功能亢进症,服我院复方甲亢片约1年后在医师指导下停药,后患者偶有监测甲状腺功能,自诉指标正常。个人史无特殊。

查体:甲状腺Ⅱ度肿大,质地稍韧,压痛(一)。舌红,苔少,脉细数。

辅助检查:2021年11月11日,湖北省中医院:WBC 2.83×10⁹/L,中性粒细胞绝对值0.90×10⁹/L,红细胞(RBC)4.50×10¹²/L,Hb 87.6 g/L,血小板 294.6×10⁹/L。

西医诊断:弥漫性甲状腺肿伴甲状腺功能亢进症,粒细胞缺乏。

中医诊断:瘿病,气阴两虚证。

中医治法:健脾益气,滋阴清热。

中医辨证治疗:黄芪15 g,茯苓15 g,生白术12 g,墨旱莲15 g,女贞子15 g,黄精15 g,钩藤15 g,生栀子15 g,牡丹皮15 g,连翘10 g,蒲公英20 g,生地黄12 g,夏枯草15 g,当归12 g,炙甘草10 g。水煎服,每日1剂,分2次服。

二诊时间:2021年11月16日。

患者诉心慌较前好转,仍有心烦,多汗,多食易饥,乏力,口干舌燥,睡眠欠佳,小便色黄,大便正常。

查体:甲状腺Ⅱ度肿大,质地稍韧,压痛(一)。舌红,苔少,脉细数。

辅助检查:2021年11月16日,血液分析:WBC 3.83×10⁹/L,中性粒细胞绝对值1.85×10⁹/L,RBC 4.39×10¹²/L,Hb 89.0 g/L,血小板 346.0×10⁹/L。

中医辨证治疗:黄芪15 g,茯苓15 g,生白术12 g,墨旱莲15 g,女贞子15 g,黄精15 g,钩藤15 g,生栀子15 g,牡丹皮15 g,连翘10 g,蒲公英20 g,生地黄12 g,夏枯草15 g,当归12 g,甘草10 g,玄参15 g,仙鹤草15 g。水煎服,每日1剂,分2次服。

三诊时间:2021年11月20日。

患者诉心慌、多食易饥、乏力、口干舌燥均较前好转,时有心烦,多汗,睡眠一般,小便色黄,大便正常。

查体:甲状腺Ⅱ度肿大,质地稍韧,压痛(一)。舌红,苔少,脉细数。

辅助检查:2021年11月20日,湖北省中医院,甲状腺功能:FT₃ 13.70 pmol/L,FT₄ 46.70 pmol/L,第三代促甲状腺激素 0.002 mU/L,TRAb 10.54 U/L。血液分析:WBC 6.36×10⁹/L,中性粒细胞绝对值3.26×10⁹/L,RBC 4.37×10¹²/L,Hb 90.0 g/L,血小板 398.0×10⁹/L。

中医辨证治疗:守原方。水煎服,每日1剂,分2次服。

按语:粒细胞缺乏症(粒细胞绝对值低于0.5×10⁹/L)是抗甲状腺药物治疗的最严重不良反应。本病可见于抗甲状腺药物治疗的患者和未经治疗的甲亢患者,开始治疗之前,必须进行白细胞计数分类检测。文献报道甲巯咪唑和丙硫氧嘧啶导致的粒细胞缺乏症发生率分别为0.1%和0.3%。抗甲状腺药物导致粒细胞缺乏症与基因易感性、年龄、药物种类和剂量有关。甲巯咪唑导致的粒细胞缺乏症存在剂量依赖性,其剂量在10 mg以下时罕见,而任何剂量的丙硫氧嘧啶似乎都可以引起粒细胞缺乏。本病一旦发生,患者应立即停用抗甲状腺药物并住院治疗。若发热迅速且伴有寒战,需考虑脓毒症,必须静脉应用广谱抗生素。同时,使用粒细胞集落刺激因子可以明显缩短恢复时间。本案患者,初发甲亢,应用抗甲状腺药物治疗1个月后出现粒细胞缺乏症,尽管及时住院予升白细胞、糖皮质激素等对症支持治疗,但粒细胞恢复不佳,并有明显临床症状。中西医结合治疗甲亢合并粒细胞减少症能够改善临床疗效,减少抗甲状腺药物毒副作用。

本案患者为中年女性,既往有甲亢病史,停用抗甲状腺药物多年,本次甲亢复发,并发粒细胞缺乏症,病情危重。左新河认为西医治疗能解决粒细胞缺乏问题,但不够彻底。中医学认为邪盛(药毒)正虚是本病的主要病机。本病多由情志不遂,肝郁化火而诱发,火邪伤及心阴,故见心慌、心烦;火邪逼迫津液外泄,可见汗多;正气不足,加之久病耗气,故见神疲乏力;肝火犯胃,胃强脾弱,可见多食易饥;久之形成气阴两虚,阴虚则火旺,伤及津液,故见口干舌燥、小便色黄。阴虚不能濡养心神,故见夜眠不佳;舌质红,苔少,脉细数则为阴虚火旺之表现。中医辨病为瘿病,辨证为气阴两虚证,以健脾益气、滋阴清热为治法,方选益气养阴方加减。方中黄芪甘、温,健脾补中,补气以生血;黄精滋肾阴,润肺燥;墨旱莲配伍女贞子,补益肝肾之阴;生地黄甘、苦,寒,养阴生津之余,兼能清热凉血;玄参咸、寒,清热养阴,又具软坚散结之功;钩藤甘、凉,清肝热,平肝阳;生栀子清热泻火;生白术甘、苦,温,主入脾胃,健脾益气,使气血生化有源;当归甘温质润,为补血要药,既能补血、活血,又能润肠通便;仙鹤草补虚兼能升白细胞;茯苓味甘、淡,归心、肺、脾、肾经,健脾宁心;牡丹皮、夏枯草合用,清热泻火,消肿散结;连翘、蒲公英伍用清热解毒,消肿散结;炙甘草甘、温,调和诸药,既能健脾益气和中,又善滋阴养血。全方共达健脾益气,滋阴清热之功。

左新河认为,甲亢合并粒细胞缺乏症大多属中医"虚劳"范畴,多为化学毒物内侵,直接损伤气血或伤及脾肾,又因禀赋不足,素体虚弱,精血亏虚所致。应根据临床不同证型,进行不同辨证治疗,可采用益气养阴、补益气血、清热泻火等治法。

(牧亚峰 左新河)

三、甲状腺功能亢进症合并肝损伤

患者,女,47岁。

初诊时间:2021年11月1日。

主诉:颈前肿大1年。

现病史:患者1年前无明显诱因出现颈前肿大,于当地医院就诊,诊断为甲状腺功能亢进症,予以甲巯咪唑片口服(具体剂量不详)。至2021年3月,患者出现突眼,遵医嘱口服丙硫氧嘧啶,近一个月服用剂量为50 mg bid。今患者于当地医院查肝功能:碱性磷酸酶(ALP)132 U/L,总胆红素29.4 μmol/L,直接胆红素4.2 μmol/L,间接胆红素25.2 μmol/L,为求进一步诊治遂来我院门诊就诊。

刻下症:双眼肿胀,畏光流泪,身热,多汗,食欲欠佳,睡眠可,二便调。发病以来,体重减轻10 kg,体力未见明显变化。

既往史:否认其他疾病史。个人史无特殊。

查体:甲状腺Ⅱ度肿大,质地韧,压痛(-),突眼(+)。舌质红,苔薄黄,脉弦数。

辅助检查:2021年11月1日,湖北省中医院,甲状腺功能:FT_3 4.79 pmol/L,FT_4 7.8 pmol/L,第三代促甲状腺激素6.602 mU/L,TgAb<15 U/mL,TPOAb 273.6 U/mL。当地医院,肝功能:ALP 132 U/L,总胆红素29.4 μmol/L,直接胆红素4.2 μmol/L,间接胆红素25.2 μmol/L。

西医诊断:甲状腺功能亢进症,肝功能不全。

中医诊断:瘿病,肝火炽盛证。

中医治法:清肝泻火,益气养阴。

中医辨证治疗:龙胆草15 g,栀子15 g,黄芩10 g,泽泻15 g,车前子15 g,柴胡15 g,生地黄15 g,茯苓15 g,炒白术12 g,防风15 g,当归12 g,甘草10 g。水煎服,每日1剂,分2次服。

二诊时间:2021年12月3日。

患者诉双眼肿胀较前缓解,畏光流泪、身热、多汗减轻,食欲欠佳,睡眠可,二便调。

查体:甲状腺Ⅱ度肿大,质地韧,压痛(-),突眼(+)。舌质红,苔薄黄,脉弦数。

辅助检查:2021年12月3日,湖北省中医院,甲状腺功能:FT_3 4.92 pmol/L,FT_4 12.46 pmol/L,第三代促甲状腺激素3.13 mU/L。肝功能:ALP 86 U/L,总胆红素17 μmol/L,直接胆红素2.8 μmol/L,间接胆红素14.2 μmol/L。

中医辨证治疗：龙胆草15g，栀子15g，黄芩10g，泽泻15g，车前子15g，柴胡15g，生地黄15g，茯苓15g，炒白术12g，防风15g，当归12g，甘草10g，仙鹤草12g，紫草15g。水煎服，每日1剂，分2次服。

按语：甲亢在疾病发展过程中易出现肝功能损害，但甲亢引起肝功能损害的原因尚不清楚。甲亢性肝损伤患者出现肝功能异常往往与其甲状腺激素水平的升高相关，其作用机制可能与如下因素有关：甲亢患者的基础代谢率较高，其全身各器官、组织的实际耗氧量均呈持续增加的状态，但其肝脏内的动脉血流并未明显增加，致使其机体呈现出缺氧的状态而引起肝功能异常；甲亢患者的血液中释放大量的甲状腺激素，这些甲状腺激素可直接刺激肝脏，进而可损害肝功能；甲亢患者多存在营养不良的情况，可因肝细胞变性、胆汁淤积而引起肝功能异常；甲亢患者体内的分解代谢处于亢进状态，可造成其机体的负氮平衡，进而引起肝功能异常；甲亢性心脏病患者的右心衰竭引发肝肿大后可形成肝静脉淤血，进而可损伤其肝功能。对于单纯甲亢导致的肝功能损害，予以抗甲状腺药物治疗，甲状腺功能正常后，肝功能可恢复正常。左新河认为，甲亢性肝损伤在中医没有明确记载，多属于"瘿病""胁痛""黄疸"等范畴。本病多因情志内伤，或因体质因素，或因先天禀赋，或因饮食水土失宜。若情志不畅，肝气郁结，日久郁滞化火，则胁痛、烦热、急躁易怒；肝火移热中焦，胃热腐熟能力增强，损伤胃阴，则多食易饥，肉体消瘦；热扰心神，则心悸，肝郁气滞、气滞痰阻，肝木克伐脾土，脾失健运，则见乏力、腹泻；脾失运化，湿热中阻，肝失疏泄，胆汁不循常道，外溢于肌肤，则成黄疸；肝热日久，壮火食气，气阴两虚，久虚或瘀，则心悸、汗出、手足心热等。病位在肝、脾、胃、心、肾，初起多实，以气滞、郁火、痰凝、血瘀为主；中期虚实夹杂，以阴虚阳亢或夹血瘀为主；日久则气阴两虚，甚至渐损及阳而成脾肾阳虚或阴阳两虚。

该案中患者为中年女性，平素长期工作压力大，情志不畅，肝气郁结，壅结于颈前，故见颈前肿大；肝气郁结，气郁化火，肝火上炎，故见眼胀眼突。左新河结合患者舌脉，辨证属肝火炽盛证，以龙胆泻肝汤为基础方。方中龙胆草、栀子清泻肝火；黄芩苦寒，泻三焦火毒；泽泻、车前子利尿通淋。肝主疏泄，肝失条达则气滞，气能行津，气滞则津液输布代谢失常，聚而成痰，气能行血，气滞则血瘀，故用柴胡等疏肝行气；生地黄滋阴凉血；茯苓、炒白术健脾益气；防风祛风解表；当归养血活血，甘草调和诸药兼益气和中。全方共奏清肝泻火，益气养阴之功。二诊中加用仙鹤草补养气阴，紫草凉血活血。

左新河认为，甲亢合并肝损伤关键在于控制甲亢，控制甲亢是其治疗的基本原则，同时辅以保肝治疗。保肝治疗可选择西药制剂，同时使用中医药，能有效改善临床伴随症状。病情轻者应以抗甲状腺药物治疗为主,亦可用中药辨证治疗。一般不需停用抗甲状腺药物。甲亢性肝损伤的发生率、严重程度、预后均与甲亢的病程密切相关。病程越长,肝损伤的发生率和严重程度越高,并且治疗后肝功能恢复情况越差。因此,为防止肝损伤的发生和降低肝损伤程度,甲亢患者应早期诊断,及时治疗。

(雷灿　汪晓露)

四、GD合并胫前黏液性水肿

患者,男,53岁。

初诊时间:2021年10月21日。

主诉:间断心慌、手抖8年,双下肢水肿5年。

现病史:患者于8年前因心慌、手抖,伴多食易饥、眼突于当地医院就诊,完善相关检查(具体不详),诊断为甲状腺功能亢进症,予以抗甲状腺药物治疗,症状较前好转,后定期复查,但甲状腺功能指标控制不佳,先后于2015年、2016年、2017年在当地医院行 ^{131}I治疗。5年前患者出现双下肢水肿,于当地医院就诊,先后予以地塞米松静脉滴注、局部注射,曲安奈德局部注射,醋酸泼尼松片、螺内酯片口服等(具体不详),但症状改善不明显,病程中曾行病检,结果示"黏液性水肿",患者定期复查,依据甲状腺功能调整药物剂量,近1个月口服甲巯咪唑片10 mg qod。现患者仍诉双下肢水肿、结块,为求进一步诊治遂来我院就诊。

刻下症:双下肢水肿、结块,伴皮肤增粗增厚,眼突,迎风流泪,时有胸闷,偶有心慌,饮食、睡眠正常,大便可,小便可。发病以来,体重、体力未见明显变化。

既往史:否认其他疾病史。个人史无特殊。

查体:甲状腺Ⅱ度肿大,质地韧,压痛(一),手抖(一),突眼(+)。突眼度测量:眼距102 mm,左19 mm,右20 mm。双下肢水肿、结块,皮肤增粗增厚。舌质暗淡,苔白腻,脉弦。

辅助检查:2021年10月21日,湖北省中医院门诊,甲状腺功能:FT$_3$ 5.09 pmol/L,FT$_4$ 12.65 pmol/L,第三代促甲状腺激素0.027 mU/L。

西医诊断:甲状腺功能亢进症,甲状腺功能亢进性突眼症,胫前黏液性水肿。

中医诊断:瘿病,痰湿阻络证。

中医治法:健脾化痰,活血通络。

中医辨证治疗:黄芪50 g,玄参15 g,生地黄12 g,赤芍12 g,鸡血藤15 g,川牛膝12 g,丝瓜络10 g,络石藤12 g,伸筋草15 g,皂角刺15 g,黄药子6 g,地龙15 g,水蛭10 g,炙甘草10 g,刺猬皮12 g。水煎服,每日1剂,分2次服。

中药方熏洗双足:郁金15 g,香附10 g,红花10 g,细辛5 g,麻黄12 g,丹参15 g,川芎15 g,鸡血藤15 g,藿香15 g,薄荷10 g,猫爪草20 g,法半夏15 g,山慈菇15 g,荔枝核15 g,三棱10 g,莪术10 g,昆布20 g。水煎,每日1剂,外用。

二诊时间:2021年11月5日。

患者诉仍有双下肢水肿、结块,皮肤质地较前变软,结块间隙较前增大,皮肤色泽较前变淡,纳食可,睡眠一般,二便调。

查体:甲状腺Ⅱ度肿大,质地韧,压痛(-),手抖(-),突眼(+)。突眼度测量:眼距102 mm,左19 mm,右20 mm。双下肢水肿、结块,皮肤质地较前变软。舌质暗淡,苔白,脉弦。

中医辨证治疗:黄芪50 g,玄参15 g,生地黄12 g,赤芍12 g,血藤12 g,川牛膝12 g,丝瓜络10 g,络石藤12 g,伸筋草15 g,皂角刺15 g,黄药子6 g,地龙15 g,水蛭10 g,炙甘草10 g,刺猬皮12 g,山慈菇10 g,土茯苓20 g,半枝莲10 g,三棱10 g,莪术10 g,浙贝母10 g,白花蛇舌草30 g。水煎服,每日1剂,分2次服。

中药方熏洗双足同前。

按语:胫前黏液性水肿(PM)是甲亢较为罕见的临床表现,属于自身免疫病,其与甲亢突眼、杵状指合称为甲亢"三联征",是甲亢的罕见临床表现。本病好发于小腿胫前和足背皮肤,也可发生于上肢、肩部及上背部等部位。其典型临床表现为双侧胫前区非凹陷性皮肤增厚伴色素沉着,皮损处逐渐硬化,类似橘皮样或猪皮样改变,个别患者病情加重后可形成"象皮腿"样改变。尽管近年来的研究丰富了PM的治疗手段,但对于其治疗方法国内外仍无统一标准,常规治疗方法包括戒烟、控制体重、维持甲状腺功能、局部使用糖皮质激素等。西医治疗本病多采用局部皮损内注射糖皮质激素或外用糖皮质激素软膏。但由于长期使用激素毒副作用较大,一般建议短时间使用。PM属于中医学"水肿""脚气"等范畴。左新河认为本病与外感风湿毒邪、情志内伤、饮食不节、禀赋体质及久病劳倦有关,其病位主要在肝、脾、肾,病性为本虚标实。外感风湿毒邪侵袭下肢经脉,以致经络受阻,气血周流不畅;长期情志不舒,肝气郁结,郁久化火,炼津成痰,痰随气升,致气血运行不畅,痰凝血瘀聚于胫前,故下肢肿胀、皮肤结节,或见紫暗斑块;或因长期饮食不节,伤及脾胃,脾失运化,酿生痰湿、痰浊,聚于胫骨前。

该案中患者为中年男性,长期情志不畅,肝失疏泄,肝郁化火,灼津成痰,随气降于胫前;肝郁则气血运行不畅,痰凝血瘀内伏,随肝脉循行下传至胫前,日久出现下肢肿胀不适、皮肤硬结等。左新河结合患者舌脉,辨证属痰湿阻络证。方中重用黄芪,健脾益气以化痰湿;麻黄、细辛、藿香祛风解表;薄荷散风热;法半夏燥湿化痰;鸡血藤、丝瓜络、络石藤、伸筋草舒筋活络,且用川牛膝加强引药下行之力;黄药子、皂角刺解毒消肿,化痰散结;GD复发不乏顽痰凝瘀作祟,当用地龙、水蛭、刺猬皮等虫类药物,取搜刮剔络力强之意。且对于顽瘀,风药尚可活血搜络,虫类药中地龙属风药,可直接入血分,其具有辛香走窜之性,又可疏血通络,使气畅血行,散瘀除滞。然虫类药多辛温,故配伍清热凉血之赤芍、生地黄、玄参等。同时配合中药熏洗,方中以郁金、香附活血行气,红花、丹参、川芎、鸡血藤活血通络,细辛、麻黄疏通经络,藿香、薄荷祛湿解表,猫爪草、法半夏、山慈菇、荔枝核化痰散结,三棱、莪术破血祛瘀,昆布消痰散结,使药物直达病所。二诊时,患者皮肤质地较前变软,结块间隙较前增大,皮肤色泽较前变淡,症状、体征得到改善,加用山慈菇、浙贝母加强化痰散结功效,土茯苓、半枝莲、白花蛇舌草解毒除湿,三棱、莪术破血祛瘀。患者曾运用糖皮质激素静脉滴注、局部注射等治疗,但症状改善不明显,不建议长期使用,且有停药易反复的特点。中医辨证论治,内外结合运用,能有效改善患者临床症状及体征。

左新河认为,甲状腺功能的不稳定会直接影响病情的演变,不仅表现为甲亢突眼,也体现在PM的进行性发展,因此西医治疗时要快速控制其甲亢状态。PM属于自身免疫病,可运用糖皮质激素短期静脉滴注、局部皮损结节内多点注射、甲氨蝶呤口服等减轻局部及全身的免疫反应,同时配伍中医药治疗改善症状。

(雷灿 汪晓露)

五、桥本甲状腺炎

患者,女,57岁。

初诊时间:2021年10月7日。

主诉:间断消瘦18年余,颈前肿大10年余。

现病史:患者于18年前无明显诱因出现消瘦,于武汉大学中南医院就诊,完善相关检查后(具体不详)诊断为"桥本甲状腺炎合并甲状腺功能亢进症",予以甲巯咪唑片口服治疗(具体剂量不详),后门诊规律复诊,复查甲状腺功能,调整药物剂量。其后2年患者体重逐渐恢复,甲状腺功能指标稳定,遵医嘱停药。2010年患者无明显诱因出现颈前肿大,于我院门诊就诊,甲状腺功能检查结果提示甲状腺功能亢进症复发,后予以复方甲亢片口服治疗,后患者间断于我院门诊复诊,现为求进一步诊治,遂至我科就诊。

刻下症:颈前肿大,间断声嘶,时有吞咽梗阻感,偶感心烦,倦怠乏力,纳差,睡眠尚可,小便偏黄,大便干燥。

既往史:否认其他疾病史。个人史无特殊。

查体:甲状腺Ⅱ度肿大,质韧,无压痛。舌质红,苔少,脉细。

辅助检查:2021年10月7日,湖北省中医院,甲状腺功能:FT$_3$ 3.11 pmol/L,FT$_4$ 7.66 pmol/L,第三代促甲状腺激素0.11 mU/L(↓),TgAb>500 U/mL(↑),TPOAb>1300 U/mL(↑)。

西医诊断:桥本甲状腺炎,甲状腺功能亢进症。

中医诊断:瘿病,气阴两虚证。

中医治法:益气养阴,化痰消瘿。

中医辨证治疗:黄芪30 g,生白芍15 g,穿山龙20 g,鬼箭羽20 g,南沙参15 g,北沙参15 g,茯苓15 g,炒白术12 g,墨旱莲15 g,女贞子15 g,菟丝子15 g,枸杞子15 g。水煎服,每日1剂,分2次服。

西药治疗:复方甲亢片(每片0.3 g),一天三次,一次五片,口服。

二诊时间:2021年10月25日。

患者诉颈前肿大、吞咽梗阻感、乏力均较前缓解,间断声嘶,偶有心烦,纳差,睡眠尚可,小便偏黄,大便正常。

查体:甲状腺Ⅱ度肿大,质韧,无压痛。舌质红,苔少,脉细。

中医辨证治疗:黄芪30 g,生白芍15 g,穿山龙20 g,鬼箭羽20 g,南沙参15 g,北沙参15 g,茯苓15 g,炒白术12 g,葛根15 g,墨旱莲15 g,女贞子15 g,菟丝子15 g,枸杞子15 g,焦山楂15 g。水煎服,每日1剂,分2次服。

西医治疗:同前。

按语:桥本甲状腺炎又称慢性淋巴细胞性甲状腺炎,其发病率逐年升高,多见于中青年女性,起病隐匿,发展缓慢,病程较长,早期一般无明显症状,仅发现甲状腺抗体滴度升高。桥本甲状腺炎合并甲亢往往发生在桥本甲状腺炎病程的初期,其原因可能是甲状腺相关的自身抗体与抗原反应时所致的甲状腺滤泡上皮细胞受炎症破坏,若治疗不当或不及时,因甲状腺组织被破坏最终可导致甲状腺功能减退症。

桥本甲状腺炎合并甲亢在中医学上并无确切病名,可将其归属于中医的"瘿病"范畴。该案中患者为中年女性,患桥本甲状腺炎日久,病程较长,且甲亢多次复发,病情易反复。左新河基于此,结合患者舌脉以及临床症状,认为该案患者的发病当以气阴两虚为内因,气虚推动无力,则血行不畅,津液停滞,又因阴虚火旺,日久煎灼津液,亦致瘀血停滞,痰浊内阻,最终导致痰凝血瘀共同壅于颈前,发为瘿病,而痰凝血瘀日久极易耗气伤阴,故本病病机为本虚标实,以气阴两虚为本,痰瘀互阻为标。故治宜益气养阴,佐以化痰消瘿,活血化瘀。在治疗上,运用治疗桥本甲状腺炎的经验方——芪箭消瘿方进行加减。方中黄芪为君,归脾经,长于补气,具有益气健脾的功效。生白芍养血敛阴、柔肝止痛,因黄芪性甘温,且用量较大,辅以生白芍可佐制黄芪的温燥之性。鬼箭羽可破血通经,《证类本草》言:"鬼箭,使,一名卫矛,有小毒。能破陈血,能落胎。"穿山龙性平味苦,为藤茎,细长,缠绕,通经入络,治以活血通络。鬼箭羽、穿山龙二药相须配伍能增强本方的活血化瘀之效。左新河认为,女子以肝为先天,且肝与甲状腺疾病关系密切,结合患者年龄,故在方药的选择上运用了经典药对二至丸,以及枸杞子、菟丝子来共同滋阴、补肝肾,同时予以南北沙参进一步增强养阴之功效。考虑到患者纳差的症状,遂予以炒白术、茯苓发挥益气健脾之效。全方共奏益气养阴,化痰消瘿之功。

左新河认为,桥本甲状腺炎是导致甲亢的重要原因之一,首选措施当为控制甲亢,但从本病的长远治疗来看,针对桥本甲状腺炎的治疗是必不可少的,在临床诊治中需要二者结合,同时也需要分清主次。中医药治疗辨证论治,能有效改善相关临床症状。

(谭艳 左新河)

六、甲状腺结节

(一)医案一

患者,女,38岁。

初诊时间:2020年10月13日。

主诉:发现甲状腺结节9个月余。

现病史:患者9个月前体检发现甲状腺结节,于黄石市中医医院查甲状腺彩超,结果提示甲状腺右侧叶囊实性结节(4a类),甲状腺功能5项未见异常,未予以系统治疗,嘱定期复查。患者于10月8日至华中科技大学同济医学院附属同济医院复查甲状腺彩超,结果提示甲状腺右侧叶囊实混合性结节(3类),为求进一步诊治,遂来我院就诊。

刻下症:偶有咽部不适,时有心烦潮热,寐欠佳,口干。发病以来,体力、体重未见明显变化。

既往史:否认其他疾病史。个人史无特殊。

查体:甲状腺Ⅰ度肿大,质地软,压痛(一),右可触及包块,活动度可。舌质红,苔少,脉细数。

辅助检查:2020年1月20日,黄石市中医院,甲状腺彩超:甲状腺右侧叶囊实性结节(4a类)2.5 cm×1.0 cm×0.9 cm,甲状腺功能5项正常。

2020年10月8日,华中科技大学同济医学院附属同济医院,甲状腺彩超:甲状腺右侧叶囊实混合性结节(3类)2.3 cm×1.1 cm×1.0 cm。

西医诊断:甲状腺结节。

中医诊断:瘿病,阴虚痰凝型。

中医治法:滋阴清热,化痰散结。

中医辨证治疗:生地黄12 g,玄参15 g,赤芍12 g,白芍12 g,牛蒡子12 g,芦根15 g,桔梗15 g,法半夏15 g,陈皮10 g,夏枯草15 g,猫爪草15 g,茯苓15 g,炒白术12 g。水煎服,每日1剂,分2次服。

活血消瘿片(每片0.3 g),一天2次,一次6片,口服。

按语:甲状腺结节是指甲状腺内,由甲状腺细胞的异常、局灶性生长引起的离散病变,是临床常见的内分泌疾病。碘缺乏、吸烟史、头颈部照射史、年龄的增加、家族史及女性性别都是甲状腺结节的流行病学特点和遗传的危险因素,甲状腺结节在女性和老年人群中更为多见。甲状腺结节具有隐匿性,多数患者没有明显临床症状,常在查体或检查其他疾病时被发现,如果合并甲状腺功能异常,可出现相应的临床表现。甲状腺结节也可能为单纯性(结节性)甲状腺肿、甲状腺炎(亚急性甲状腺炎、慢性淋巴细胞性甲状腺炎)。甲状腺结节可为单一或多发结节,可同时存在甲状腺体积的增大,病程长,进展缓慢,呈现一种良性病程。少数表现为颈前区缓慢进展的甲状腺肿大、部分患者伴有局部压迫,表现为颈部酸胀、隐约刺痛、吞咽异物感等。如结节肿大明显,压迫气管,可出现睡眠鼾症或通气障碍等症状。

本案中患者为女性,为甲状腺结节发病的常见人群。左新河经辨证认为患者体质为阴虚质,长期阴亏火旺,灼津化痰,痰凝血瘀,瘀血交阻于颈而发病。患者又素来情志不畅,肝气郁结,气郁生痰,痰气结于颈下而成瘿。针对患者阴虚痰凝证,左新河治以滋阴清热,化痰散结,以清热养阴中药汤剂与我院自制活血消瘿片配合使用,标本兼治,扶正祛邪。汤剂方中生地黄、玄参养阴清热,调理体质,治其病本;赤芍清热凉血,活血化瘀;白芍柔肝敛阴,调节免疫;牛蒡子清热化痰,解毒利咽,治疗咽喉不适;芦根清热泻火,养阴生津;桔梗祛痰散结,下气利咽;法半夏和陈皮,取二陈汤之意,共同燥湿行气,化痰散结;夏枯草清肝泻火,散结消瘿;猫爪草化痰散结,解毒消肿;茯苓、炒白术顾护脾胃,以防方药过于寒凉而伤中气。活血消瘿片根据陈如泉的常用经验方而制,是针对甲状腺结节病机而制成的中药复方制剂,由蜣螂、土鳖虫、蜈蚣、莪术、王不留行、桃仁、猫爪草、柴胡组成,全方有活血通络、消瘿散结之效,制成片剂形式,服用方便,更易被患者接受。

左新河认为,临床上除了针对甲状腺结节血瘀痰凝病机用药之外,同时应当辨别患者自身体质,根据患者体质及脉症,选用适宜方药,与化痰除瘀之药共用,方能标本兼治,调理患者体质,防止甲状腺结节再发。

(丁环宇　赵勇)

(二) 医案二

患者,女,47岁。

初诊时间:2020年9月9日。

主诉:甲状腺结节消融术后2个月余。

现病史:患者2个月前体检发现甲状腺结节,于2020年7月28日在当地医院行甲状腺结节消融术。2020年9月8日在当地医院就诊,查甲状腺彩超,结果示甲状腺右叶实性结节(3类)11 mm×7 mm×5.3 mm,甲状腺左叶实性结节(4a类)18 mm×12 mm×13 mm。为求进一步治疗,遂来我院就诊。

刻下症:颈部可触及肿物,偶有吞咽时异物感,颈部胀闷感。起病以来,体力、体重无明显变化。

既往史:否认其他疾病史。个人史无特殊。

查体:甲状腺Ⅱ度肿大,质地韧,压痛(-),双侧可及包块,活动度可。舌暗红,苔白腻,脉弦。

辅助检查:2020年9月8日,当地医院,甲状腺彩超:甲状腺右叶实性结节(3类)11 mm×7 mm×5.3 mm,甲状腺左叶实性结节(4a类)18 mm×12 mm×13 mm。甲状腺功能3项正常,TPOAb↑(具体不详,患者口述)。细针穿刺细胞学检查示胶质及泡沫细胞。

西医诊断:甲状腺结节。

中医诊断:瘿病,血瘀痰凝型。

中医治法:活血消肿,化痰散结。

中医辨证治疗:郁金12 g,法半夏15 g,瓦楞子15 g,夏枯草15 g,猫爪草15 g,浙贝母12 g,穿山龙20 g,鬼箭羽20 g,水蛭10 g,蒲公英20 g。水煎服,每日1剂,分2

次服。

活血消瘿片(每片0.3 g),每日2次,一次6片,口服。

散结消瘿膏(湖北省中医院院内制剂),外敷,每日外敷1次,每次4～8 h。

二诊时间:2020年10月7日。

患者吞咽时异物感、颈部胀闷感较前减轻,余尚可。

查体:甲状腺Ⅱ度肿大,质地韧,压痛(—),双侧可及包块,活动度可。舌暗红,苔薄白,脉弦。

辅助检查:2020年10月7日,湖北省中医院,甲状腺彩超:甲状腺右叶低回声结节(3类)12 mm×6 mm×4.8 mm,甲状腺双叶囊实性结节(2类),左17 mm×12 mm,右7 mm×4.4 mm。

中医辨证治疗:郁金12 g,法半夏15 g,瓦楞子15 g,夏枯草15 g,猫爪草15 g,浙贝母12 g,穿山龙20 g,鬼箭羽20 g,水蛭10 g,蒲公英20 g,白芥子12 g。水煎服,每日1剂,分2次服。

余治疗同前。

按语:甲状腺结节大多为良性,采用激光或射频消融的方法对甲状腺良性结节进行治疗,具有一定的效果。消融技术相对于传统的开放手术,能够使甲状腺良性结节患者避免因甲状腺的切除而终生服药,并且具有并发症少、住院时间短、手术时间短等优点,适用于有美容要求者或由于其他疾病不能耐受手术者。但此技术的应用需在严格的操作规范下进行。目前推荐对进行性增长或有症状的实性或混合性结节进行此治疗,但在治疗前应行细针穿刺活检以明确是良性结节。左新河认为,运用中医药治疗于甲状腺结节热消融术后的患者,对缓解症状及治疗遗留性病灶有独特疗效。

《外科正宗·瘿瘤论》曰:"夫人生瘿瘤之症,非阴阳正气结肿,乃五脏瘀血、浊气、痰滞而成。"甲状腺结节多由气滞、痰凝、血瘀所致。左新河认为,甲状腺结节属于中医学"瘿病""瘿瘤"范畴。本案患者经超声检查判定左叶结节为4a类结节,遂进一步行细针穿刺活检,未发现异常,故选择甲状腺结节热消融术,并在术后以中药巩固治疗,改善预后。消融利用高温致使肿瘤细胞发生凝固性坏死,容易造成大量的结缔组织在周围增生并包裹坏死组织。治疗后的结节虽无活性,但仍以实性肿物形式存在,肿物未消,左新河认为此种情况可归属于中医"痰瘀"范畴。由于甲状腺本身血流较为丰富,与颈动脉相邻,且组织较软,消融过程中容易引起出血,此为离经之血,易形成瘀滞。瘀血停滞,新血不生,不通则痛,术后部分患者可见颈前局部疼痛、出血等。日久可致筋脉、肌肉损伤。瘀血滞留于声带后造成咽喉脉络受阻,发为声音嘶哑。左新河经辨证认为患者为血瘀痰凝证。患者为更年期女性,长期情志不畅,肝气失调,肝木不舒,木克脾土,脾失运化,水液代谢失调,津液聚集成痰,痰气交阻壅塞于颈前,病久生瘀,治以活血消肿、化痰散结。方中郁金行气解郁,活血凉血;半夏内服能消痰散结,外用能消肿止痛,临床常用法半夏,取其燥湿之力强而温性较弱;瓦楞子消痰化瘀,软坚散结;夏枯草辛以散结,苦以泄热,有较好的清肝火散郁结的作用;猫爪草化痰散结,解毒消肿;浙贝母化痰散结;患者TPOAb偏高,选用穿山龙、鬼箭羽,取自经验方芪箭消瘿方,有调节免疫、消肿散结之效;蒲公英清热解毒,散结消瘿;水蛭属虫类药,搜剔阻塞经络之痰瘀。以中药汤剂与活血消瘿片共用,加强化瘀作用,共奏活血消肿、化痰散结之效。二诊时添一味白芥子增强化痰之用。

左新河认为,由于本病发病之初患者并无明显临床症状,故在发病之时多已日久,气血长期运行受阻,患者多有血瘀之证,故临床主要以活血化瘀、消瘿散结为基本法,随证加减治之。中医药治疗在甲状腺结节热消融术后具有一定优势,术后口服中药、定向透药或中药外敷能促进结节吸收,提高临床疗效,有效改善患者临床症状及并发症等。

（丁环宇　赵勇）

七、甲状腺癌

患者,女,49岁。

初诊时间:2020年12月30日。

主诉:甲状腺癌术后3年余。

现病史:患者3年前因甲状腺结节于华中科技大学同济医学院附属协和医院行甲状腺右叶全切＋甲状腺旁腺肿瘤切除术,术中顺利,术中病检示甲状腺乳头状癌,术后予以左甲状腺素钠片50 μg口服,每日一次。患者现诉怕冷,乏力,时有手部麻木、双腿抽筋,遂来我院就诊。

刻下症:怕冷,乏力,时有手部麻木、双腿抽筋,纳可,睡眠正常,大便可。发病以来,体重、体力未见明显变化。

既往史:否认其他疾病史。

查体:颈前可见手术瘢痕。舌质淡,苔薄白,脉细弱。

辅助检查:2020年12月16日,湖北省人民医院,甲状腺彩超:部分甲状腺切除术后,未见明显异常。

西医诊断:甲状腺癌术后。

中医诊断:石瘿,脾肾阳虚证。

中医治法:益气温阳,健脾补肾。

中医辨证治疗:黄芪30 g,淫羊藿15 g,仙茅15 g,肉苁蓉20 g,桂枝15 g,肉桂12 g,黄精15 g,当归12 g,丹参15 g,鸡血藤15 g,川芎12 g,茯苓15 g,炙甘草10 g。水煎服,每日1剂,分2次服。

按语:甲状腺癌是颈部较常见的恶性肿瘤,多数为分化型甲状腺癌,主要包括甲状腺乳头状癌和甲状腺滤泡状癌,大部分分化型甲状腺癌进展缓慢,近似良性病程,10年生存率很高。目前分化型甲状腺癌的治疗方法包括手术治疗、术后¹³¹I治疗、术后TSH抑制治疗及中医药治疗等,其中手术治疗是甲状腺癌的首选治疗方法。但长期口服外源性甲状腺激素进行抑制治疗,使人体处于亚临床甲亢状态,容易增加骨质疏松及心血管疾病风险。中医药对于甲状腺癌术后有独特的优势和特点,能从多角度、多方面改善患者术后的生活质量。甲状腺癌的病变部位在颈前结喉两侧的颈靥部,可归属于中医的"石瘿"范畴。

甲状腺癌术后,由于甲状腺的损伤,甲状腺激素分泌不足,导致全身代谢减缓。甲状腺激素具有促进人生长发育、能量代谢的作用,可类比于中医人体阳气的作用。癌邪导致人体正气亏虚。肾亦称"真阳""元阳",为人体阴阳脏腑之本,生命之源,肾阳之温煦、推动的功能本质上包括了甲状腺及相关内分泌系统的功能,《医门棒喝》言"脾胃之能生化者,实由肾中元阳之鼓舞,而元阳以固密为贵,其所以能固密者,又赖脾胃生化阴精以涵育耳"。肾阳虚衰,而后天脾阳依赖于肾阳的温煦,二者可相互影响。左新河结合患者舌脉,辨证属脾肾阳虚证。方中黄芪、茯苓益气健脾,取少火生气以扶阳之意。淫羊藿、仙茅补肾阳,强筋骨,《神农本草经疏》言淫羊藿"辛以润肾,甘温益阳气,故主阴痿绝阳,益气力,强志"。《本草纲目》言仙茅是"补三焦、命门之药也。惟阳弱精寒,禀赋素怯者宜之"。肉苁蓉补肾阳、益精血,是养命门、滋肾气、补精血之药也。肉桂补火助阳,引火归原,其味厚甘辛大热,又下行走里,治命门真火不足。桂枝温通经脉,辛以散之,甘以和之,故能入血行血。黄精健脾,益肾。患者手部麻木、双腿抽筋,加活血通络之品,如当归补血活血;丹参祛瘀止痛,活血通经,《本草汇言》载其"善治血分,去滞生新,调经顺脉之药也";川芎活血行气;鸡血藤补血、活血、通络,《饮片新参》载其"去瘀血,生新血,流利经脉",又有取类比象之意,通行经脉力甚。诸药补中有动,行中有补。炙甘草调和诸药。全方益气温阳,健脾补肾,标本兼顾。在口服左甲状腺素钠片基础上联合中药治疗对于术后症状缓解具有一定疗效。

大部分分化型甲状腺癌术后TSH抑制治疗患者存在骨质疏松的风险,但多为低度风险,且患者对骨质疏松的防范意识不强。甲状腺癌术后甲状腺功能减退症可累及骨代谢。该患者为49岁女性,围绝经期,易出现骨质疏松,左新河认为在补充甲状腺激素的同时应当注意钙的补充,同时兼顾中医药干预治疗,可达到标本兼顾的理想效果。

(汪晓露　付畅)

八、甲状腺功能减退症

患者,男,68岁。

初诊时间:2021年2月4日。

主诉:乏力4年。

现病史:患者4年前无明显诱因出现乏力,于当地医院就诊,查甲状腺功能异常(具体不详),诊断为"甲状腺功能减退症",遵医嘱口服左甲状腺素钠片(75 μg,每日1次)。病程中患者规律就诊,复查甲状腺功能以调整药物剂量。患者仍觉乏力,为求进一步诊治,遂至我院就诊。

刻下症:乏力,腹胀,纳呆,大便秘结,小便可,睡眠可。起病以来,体力、体重无明显变化。

既往史:否认其他疾病史。个人史无特殊。

查体:甲状腺Ⅰ度肿大,质软,压痛(−)。舌淡胖,边有齿痕,苔白,脉沉弦。

辅助检查:2021年2月4日,湖北省中医院,甲状腺功能:FT_3 4.64 pmol/L,FT_4 12.27 pmol/L,TSH 10.428 μU/mL(↑),TgAb 59.1 U/mL,TPOAb 33.6 U/mL。甲状腺彩超:甲状腺左叶囊肿2类0.77 cm×0.46 cm。

西医诊断:甲状腺功能减退症。

中医诊断:瘿病,阳气不足、脾气虚弱证。

中医治法:温阳健脾。

中医辨证治疗:炙黄芪30 g,党参15 g,茯苓15 g,炒白术12 g,肉苁蓉20 g,山药15 g,益智仁15 g,桂枝12 g,枸杞子15 g,怀牛膝12 g,炙甘草10 g。水煎服,每日1剂,分2次服。

按语:甲状腺功能减退症(甲减)是内分泌疾病中的常见病,使机体各系统的代谢功能减退,临床表现可涉及多个系统、器官,严重时还可能发生黏液性水肿昏迷。

左新河认为甲减的发病机制在于多种原因导致的人体阳气不足，机体失于温煦，可由先天禀赋不足、饮食失宜、情绪失调、水土失宜等多种因素引起。其中医病机关键在于阳气虚衰，以气滞、痰湿、瘀血为标，病性属本虚标实。甲减在中医学可归于"虚劳""瘿病"范畴。《素问·阴阳应象大论》对于虚劳病的治疗提出"形不足者，温之以气；精不足者，补之以味"，认为治疗虚劳病应温阳、补虚。甲减病位主要在甲状腺，又脾经分支从颈前经过，因此甲减可从脾脏论治。脾为后天之本、气血生化之源，脾运化水谷精微功能的盛衰有赖于脾阳的强弱。

脾失运化，水谷精微化生无力，输布失序，则无以濡养，又脾主肌肉，四肢肌肉无所禀受，则见乏力。脾胃为后天之本，气血生化之源，脾胃气虚，运化失常，则见腹胀、纳呆。同时阳气虚，气血津液输布失常，则易致水湿停聚，痰浊、瘀血变生，壅滞颈前，发为瘿病。脾为中焦，为气机升降枢纽，脾气不升，则腑气不降，出现大便秘结。脾阳为中流砥柱，健脾温阳以养全身。脾气健运则疾病预后良好。综上所述，左新河结合患者舌脉，辨证属阳气不足、脾气虚弱之证。治法当温阳健脾。本方以四君子汤为原方加减，方中炙黄芪补气，黄芪炙用补中，益元气，温三焦，壮脾胃。党参甘平，补中益气，健脾益肺，《本草正义》言其"力能补脾养胃，润肺生津，健运中气，本与人参不甚相远。其尤可贵者，则健脾运而不燥，滋胃阴而不湿……鼓舞清阳，振动中气而无刚燥之弊"。方中炙黄芪、党参共为君药。炒白术健脾燥湿，合炙黄芪、党参以益气健脾，为臣药。茯苓渗湿健脾为佐，味甘平，补阳。炙甘草甘缓和中，为使药，温而补中，甘温助脾。以上皆为平和之品，温而不燥，补而不峻，益气补中，温养脾胃。山药补脾养胃。肉苁蓉补肾阳，益精血，《本草求真》言"惟其滋补而阳得助"，同时咸味能下能软，亦可润肠通便，有通腑不伤津液的作用。益智仁温脾，《本草求真》言其"气味辛热，功专燥脾温胃"。桂枝温通经脉，助阳化气。枸杞子补肾益精，《景岳全书》言其"助阳而能使阳旺"。怀牛膝补益肝肾。诸药相合取益火补土之意，温肾阳以暖脾阳，脏腑体阴而用阳，益火可振奋脾胃生化之气，运化输布等功能才能发挥。患者长期服用左甲状腺素钠片，但仍诉乏力，予中药方温阳健脾，取治病求本之意。

左新河认为甲减多以阳虚论治，患者多见脾阳虚证、肾阳虚证或脾肾阳虚证，尚需辨证分型，随证治之，治疗以温阳、补虚为主，以治其本。

（汪晓露　赵勇）

九、甲状腺相关眼病

患者,女,38岁。

初诊:2021年11月11日。

主诉:双眼眼突8年,加重2周。

现病史:患者于8年前无明显诱因出现双眼眼突,伴手抖、消瘦,于武汉市武昌医院就诊,诊断为"甲状腺功能亢进症",予以抗甲状腺药物治疗。患者服药约3个月后手抖等症状好转,甲状腺功能指标恢复正常,遂停药。停药约2个月后复查甲状腺功能,结果提示甲状腺功能亢进,继予以抗甲状腺药物治疗至今。患者定期复查,依据甲状腺功能调整药物剂量。2021年9月27日查FT$_3$ 14.18 pmol/L,FT$_4$ 32.2 pmol/L,TSH 0.001 mU/L,予以甲巯咪唑片20 mg,每日一次,近20天调整为10 mg,口服,每日一次。近2周患者觉眼突加重,视物重影,畏光流泪,为求进一步诊治,遂来我院就诊。

刻下症:双眼眼突加重,视物重影,畏光流泪,纳可,寐可,二便调。起病以来,体重下降7 kg,体力无明显变化。

既往史:有高血压病史半年,目前口服培哚普利吲达帕胺片(4 mg/1.25 mg,qd),血压控制情况不详。

查体:甲状腺Ⅲ度肿大,质地韧,压痛(一),手抖(+),突眼(+)。眼球突出度测量:眼距107 mm,左眼21 mm,右眼20 mm。舌质红,苔白腻。脉弦细。

辅助检查:2021年11月7日,武汉市武昌医院,甲状腺功能:FT$_3$ 6.28 pmol/L,FT$_4$ 17.45 pmol/L,TSH 0.001 mU/L,TgAb 7.69 U/mL,TPOAb>1000 U/mL。甲状腺彩超:甲状腺双侧叶多发实性结节(TI-RADS 3级),双侧颈部未见明显肿大淋巴结。眼眶CT:双侧眼球突出,双侧眼球形态结构正常,球内球外未见异常密度影,眼球周围软组织未见特殊改变,眶骨无侵袭破坏影像。

西医诊断:甲状腺相关眼病,甲状腺功能亢进症,高血压病。

中医诊断:鹘眼凝睛,脾虚湿盛证。

中医治法:益气健脾,消肿明目。

中医辨证治疗:黄芪20 g,党参15 g,茯苓15 g,炒白术15 g,山药12 g,补骨脂15 g,香附10 g,白芥子12 g,地龙15 g,水蛭10 g,丹参15 g,川芎12 g,穿山龙15 g,鬼箭羽15 g。水煎服,每日1剂,分2次服。

中药原液热熏双眼:泽兰12 g,菊花10 g,密蒙花10 g,金银花10 g,鱼腥草15 g,

香附6 g,薄荷6 g,穿心莲15 g。

按语:目前认为甲状腺相关眼病(TAO)是一种器官特异性自身免疫病。甲状腺相关眼病最常见的临床表现为眼球突出、怕光、流泪、眼部肿胀、眼球运动障碍、复视和视力下降等,严重影响患者的容貌及视功能,甚至可以导致失明。中医强调整体观念和辨证论治,对本病病因病机的认识和治疗具有一定的特色优势。

患者为38岁女性,平素生活劳累,近2周眼突加重,视物重影,畏光流泪,TSH偏低,突眼度较高。患者手抖、消瘦,结合舌脉可辨为脾虚湿盛证。左新河选用中药原液熏眼和中药口服方并用。《神农本草经百种录》云,"凡芳香之物,皆能治头目肌表之疾",因此在中药熏眼方中,选取了多味芳香类中药,取其芳香之性,向上直达病所。方中菊花、密蒙花、薄荷清热解毒,明目退翳;金银花、鱼腥草、穿心莲加强清热解毒之效,抑制双眼炎症进一步发展;泽兰利水消肿,以防球后水肿久滞不去。中药内服方中党参、茯苓、炒白术取四君子汤之义,健脾益气,祛湿和中,并加用黄芪增强补中益气之效。山药、补骨脂入脾肾二脏,温脾止泻,填精益肾。香附入肝,理气活血,疏肝解郁;白芥子入肺,利气豁痰,消痈散结。地龙、水蛭二味虫类药,入肝经,通肝络,搜剔眼部络脉之痰瘀。丹参凉血祛瘀,川芎行气活血。考虑患者甲状腺自身抗体滴度较高,故加用穿山龙、鬼箭羽,取自拟芪箭消瘿方调节机体免疫功能,抑制局部免疫性炎症。

左新河认为,对于活动期甲状腺相关眼病患者,应积极予以中西医结合治疗,将中医内外治法相结合,多种治疗方法并用,治疗目标为尽快控制突眼进一步发展,早发现,早治疗,改善预后,提高患者生活质量。

(丁环宇　赵勇)

十、亚急性甲状腺炎

患者,女,58岁。

初诊时间:2021年12月9日。

主诉:颈前肿大2个月,反复颈前疼痛1个月余。

现病史:患者于2个月前无明显诱因出现颈前肿大,于湖北省人民医院就诊,甲状腺超声示甲状腺左侧混合性结节伴浓缩胶质回声(TI-RADS 3级,左侧叶内可见数个混合回声光团,边界清晰,内部回声不均匀,其内可见强回声光斑,后伴慧尾,其中上极一个大小约为0.7 cm×0.4 cm),甲状腺左侧叶低回声区(建议复查,大小约为 2.7 cm×1.3 cm,边界尚清晰,内部回声不均匀)。甲状腺功能检查结果:FT_3 5.15 pg/mL(2.3~4.2 pg/mL)↑,FT_4 1.45 ng/dL(0.89~1.8 ng/dL),TSH 0.085 μU/mL (0.55~4.78 μU/mL)↓,TgAb 22.70 U/mL(0~60 U/mL),TPOAb 34.00 U/ mL (0~60 U/mL),TRAb 1.14 U/L(0~1.58 U/L),未予特殊治疗。1个月前患者出现颈前疼痛,耳后轻微疼痛,咽喉异物感,无声音嘶哑,无吞咽梗阻,无发热恶寒,考虑亚急性甲状腺炎,于我科住院治疗,病情好转后出院。10余天前患者出现左侧颈前疼痛,于我院门诊就诊,予以醋酸泼尼松片、蒲地蓝消炎口服液口服,后患者左侧颈前疼痛好转。2天前患者再次出现右侧颈前疼痛,遂至我科就诊。

刻下症:右侧颈前疼痛,偶有耳后轻微疼痛,伴咽喉异物感,情绪易激动,烦躁易怒,无声音嘶哑,无吞咽梗阻,无发热恶寒,纳食欠佳,睡眠差,二便调。起病以来,体力、体重无明显变化。

既往史:否认其他疾病史。

查体:右侧甲状腺Ⅰ度肿大,质地韧,压痛(＋)。舌质红,苔薄黄,脉数。

西医诊断:亚急性甲状腺炎。

中医诊断:瘿痛病,肝经郁热证。

中医治法:疏肝清热,理气止痛。

中医辨证治疗:柴胡12 g,川楝子15 g,延胡索12 g,苍术15 g,生白术15 g,生白芍15 g,炙甘草10 g,乳香12 g,没药12 g,橘核15 g,茯苓15 g,紫花地丁15 g,香附10 g,黄连12 g。水煎服,每日1剂,分2次服。

其他:甲状腺超声引导下甲状腺右侧叶低回声区内局部注入地塞米松。

按语:亚急性甲状腺炎是一种甲状腺发生变态反应导致的非化脓性、自限性炎症性疾病。目前本病发病机制仍不明确,多认为其与病毒感染、免疫、遗传等因素有关。目前西医治疗亚急性甲状腺炎无特殊的针对性方法,临床上多使用解热镇痛药、糖皮质激素、β受体阻滞剂或甲状腺激素对症治疗,如运用大剂量的乙酰水杨酸或非甾体抗炎药减轻甲状腺疼痛,但存在用药时间长、不良反应多、复发率高等问题。

中医学认为,亚急性甲状腺炎的发病与情志因素关系密切。宋代严用和在《济生方·瘿瘤》中记载:"夫瘿瘤者,多由喜怒不节,忧思过度……调摄失宜,气凝血滞,为瘿为瘤。"意思是情志不畅,七情内伤,导致诱发瘿病。《女科精要》曰:"忧怒抑郁,朝夕累积,脾气消阻,肝气横逆,气血亏损,筋失荣养,郁滞与痰结成隐核……此乃七情所伤。"《临证指南医案》中亦指出"女子以肝为先天",肝藏血,性主疏泄,患者平素情绪易激动,性情急躁易怒,实为肝郁的表现。《灵枢·经脉》亦云:"肝足厥阴之脉……循喉咙之后,上入颃颡。"患者肝郁气滞,肝失条达,易化火化热,火热灼津为痰、为瘀,痰瘀热毒互结,壅结颈前,故发为颈前肿痛;肝气横逆犯胃,致脾胃虚弱,运化功能失常,则见纳食欠佳;热邪炽盛内扰,上扰心神则见睡眠差;舌红、苔薄黄、脉弦,为肝经郁热、痰热蕴结表现。故本案辨证为肝经郁热,治宜疏肝清热、理气止痛。方中遵《黄帝内经》"木郁达之"之意,用柴胡条达肝气,疏散郁结。川楝子苦寒,入肝经,可清肝火、泄郁热,行气止痛,延胡索活血行气,为止痛第一要药,二药配伍,既可疏肝清热,又善活血行气止痛,使气行血畅,肝热消,则疼痛自止。并佐以苦寒之品黄连及紫花地丁,增强了方中清热泻火解毒之功效。生白芍柔肝缓急止痛,香附行气开郁止痛,橘核等理气行滞之药可加强疏肝之功效。乳香辛散走窜,味苦通泄,能行血中气滞,偏于行气,没药偏于活血化瘀,二者联用,增强活血行气止痛之功效。茯苓、苍术、生白术健脾利湿,肝木得脾助而升。炙甘草调和诸药,全方共奏疏肝清热、理气止痛之功。局部使用糖皮质激素或口服治疗效果不一,易反复,可配伍中药治疗,标本兼治,提高治疗疗效。

左新河认为,随着生活节奏的加快和人们生活压力的增大,社会心理因素对身体健康的影响日益凸显。亚急性甲状腺炎是一种典型的心身疾病,情志因素是主要诱发因素,二者关系十分密切。在临证过程中,需要注重对患者情绪的疏导。

(谭艳　左新河)

参 考 文 献

[1]　左新河.甲状腺功能亢进症[M].北京:中国医药科技出版社,2010.

[2]　董艳,陈如泉.陈如泉教授运用龙胆泻肝汤加减治疗甲状腺机能亢进症经验介绍[J].新中医,2013,45(1):190-192.

[3]　陈继东,程健高.甲状腺机能亢进症从肝论治辨析[J].湖北中医杂志,2007,29(2):18-20.

[4]　中华医学会内分泌学分会,中国医师协会内分泌代谢科医师分会,中华医学会核医学分会,等.中国甲状腺功能亢进症和其他原因所致甲状腺毒症诊治指南[J].中华内分泌代谢杂志,2022,38(8):700-748.

[5]　陈继东,向楠.陈如泉痰瘀辨治甲状腺病十法[J].辽宁中医杂志,2010,37(7):1224-1226.

[6]　林爱珍,吴淑琼,左新河,等.益气养阴方治疗Graves病合并白细胞减少的

临床研究[J].湖北中医杂志,2010,32(1):13-14.

　　[7]　向楠,周亚娜.复方甲亢片对Graves病大鼠白细胞保护作用的实验研究[J].中西医结合研究,2009,1(1):17-20.

　　[8]　Andersen S L, Olsen J, Laurberg P. Antithyroid drug side effects in the population and in pregnancy[J]. J Clin Endocrinol Metab,2016,101(4):1606-1614.

　　[9]　陈如泉,左新河.甲状腺病中医学术源流与研究[M].北京:人民卫生出版社,2016.

　　[10]　Bahn R S, Burch H B, Cooper D S, et al.Hyperthyroidism and other causes of thyrotoxicosis: management guidelines of the American Thyroid Association and American Association of Clinical Endocrinoloigists[J]. Endocr Pract, 2011, 17(3): 456-520.

　　[11]　李小萍.对甲状腺功能亢进症并发肝功能异常患者临床特征的研究[J].当代医药论丛,2019,17(2):28-30.

　　[12]　Rice S A, Peden N R, McGlynn S, et al. Atypical presentation of infiltrative thyroid dermopathy[J]. Clin Exp Dermatol,2010,35(1):56-58.

　　[13]　Daumerie C, Ludgate M, Costagliola S, et al. Evidence for thyrotropin receptor immunoreactivity in pretibial connective tissue from patients with thyroid-associateddermopathy[J]. Eur J Endocrinol,2002,146(1):35-38.

　　[14]　Cianfarani F, Baldini E, Cavalli A, et al.TSH receptor and thyroid-specific gene expression in human skin[J].J Invest Dermatol,2010,130(1):93-101.

　　[15]　Rapoport B, Alsabeh R, Aftergood D, et al. Elephantiasic pretibial myxedema: insight into and a hypothesis regarding the pathogenesis of the extrathyroidal manifestations of Graves' disease[J]. Thyroid,2000,10(8):685-692.

　　[16]　陈文信,张超,王树刚,等.益气养阴法治疗桥本甲状腺炎气阴两虚证疗效观察[J].河北中医,2021,43(5):731-735.

　　[17]　中华医学会内分泌学分会,中华医学会外科学分会甲状腺及代谢外科学组,中国抗癌协会头颈肿瘤专业委员会,等.甲状腺结节和分化型甲状腺癌诊治指南(第二版)[J].中华内分泌代谢杂志,2023,39(3):181-226.

　　[18]　汪晓露,赵勇,左新河,等.左新河运用中医药治疗甲状腺结节热消融术后经验[J].现代中西医结合杂志,2022,31(20):2841-2844.

　　[19]　覃佐涛,韩庆龙,陈继东.陈如泉治疗甲状腺癌术后经验[J].湖北中医药大学学报,2022,24(4):116-119.

[20] 梁冠冕,莫康楠,毛娟妃,等.分化型甲状腺癌患者促甲状腺激素抑制治疗期间骨质疏松风险筛查及影响因素分析[J].全科医学临床与教育,2021,19(3):205-208.

第二节　糖尿病相关疾病

一、糖尿病肾病

患者,男,57岁。

初诊时间:2019年8月15日。

主诉:间断口干多饮8年,双下肢水肿2天。

现病史:患者于8年前无明显诱因出现口干多饮,在广州军区武汉总医院就诊,诊断为"2型糖尿病",予以口服降糖药物(具体不详)治疗,未定期监测血糖,血糖控制情况不详。4年前患者在外院调整降糖方案为诺和锐30皮下注射及盐酸二甲双胍片口服等治疗,平素血糖控制不佳。1年前至我院查糖化血红蛋白11.5%。肾功能:肌酐109 μmol/L↑,肾小球滤过率65.8 mL/(min×1.73 m²)↓,予以利尿剂口服(具体不详),调整降糖方案为甘精胰岛素及门冬胰岛素皮下注射治疗,后患者自行调整降糖方案为诺和锐30及盐酸二甲双胍片口服(具体不详)治疗至今,平素血糖控制不佳。2天前患者无明显诱因出现双下肢水肿,伴乏力,为求进一步诊治,遂来我院就诊。

刻下症:口干多饮,双下肢水肿,伴乏力,无明显视物模糊及肢体麻木,无头晕头痛,无咳嗽咳痰,无胸闷喘气,无腹痛腹泻,睡眠正常,大便干,小便有泡沫。起病以来,体重无明显变化。

既往史:否认其他疾病史。

查体:舌红,苔薄白,脉细弱。身高159 cm,体重61 kg,BMI 24.13 kg/m²。

辅助检查:2019年8月15日,湖北省中医院,尿液分析:尿糖(++++)。肾功能:肌酐122 μmol/L↑,尿酸502 μmol/L,肾小球滤过率(估算)57.0 mL/(min×1.73 m²)↓,空腹血糖6.5 mmol/L,血糖(2 h)6.9 mmol/L,血酮体0.20 mmol/L,糖化血红蛋白11.6%,C-肽(空腹)1.10 ng/mL,C-肽(120 min)1.40 ng/mL↓。

西医诊断:糖尿病肾病,2型糖尿病。

中医诊断:消渴病,气阴两虚证。

中医治法:益气养阴,补肾泄浊。

中医辨证治疗:黄芪30 g,炒白芍12 g,萆薢15 g,鬼箭羽15 g,大黄15 g,枸杞子15 g,山药12 g,山茱萸12 g,丹参15 g,川芎12 g,生山楂15 g,荷叶12 g。水煎服,每日1剂,分2次服,口服。

按语:糖尿病肾病为糖尿病的严重并发症之一,属于中医学中"消渴""水肿""关格""虚劳"等疾病范畴,总属本虚标实之证,消渴日久,气阴耗伤,阴损及阳为本,燥热、瘀血、痰浊等为标。其病机以气阴两虚为根本,肺脾肾偏于气虚。水肿是糖尿病肾病的主要表现之一,临床上用利尿剂总是难以彻底消除。有研究表明,中医药对糖尿病肾病水肿的治疗,或益气、温阳、活血、排毒,或多种治法同用以利水、扶正祛邪,疗效尚好。

该案中患者为中年男性,左新河辨证属气阴两虚证。方中黄芪健脾益气,炒白芍养阴柔肝,萆薢利湿祛浊,鬼箭羽破血消肿,大黄逐瘀通经,枸杞子补益肝肾,山药补肾健脾,山茱萸滋补肝肾,丹参活血通经,川芎理气活血,生山楂活血化瘀,荷叶清热降脂。全方共奏益气养阴,补肾泄浊之功。左新河认为在针对此类水肿时要兼顾脾肾之间的联系,使水道通调,同时配合健脾利湿、益肾泄浊之法,或根据患者病情而有所侧重取舍。针对下肢水肿,患者使用利尿剂,但效果不明显,配伍中医药治疗,标本同治。

左新河认为本病万变不离其宗,针对此类疾病不可过于滋补,否则有碍脾胃运化。治疗时应辨清主次,急治其标,缓图其本,从临床实际出发,在突出重点的同时不应拘泥于某一种治疗手段,应注意固护五脏,安未受邪之地。

(李欣钰　赵勇)

二、糖尿病周围神经病变

患者,男,77岁。

初诊时间:2019年8月5日。

主诉:口干、多饮10余年,双下肢麻木、疼痛2年。

现病史:患者于10余年前因口干、多饮在襄阳市中医医院行相关检查后诊断为"2型糖尿病",给予口服药物降糖治疗(具体不详),于8年前因血糖控制不佳调整为甘舒霖30R皮下注射及格列齐特缓释片(30 mg bid)口服控制血糖。近4年来降糖方案调整为甘舒霖30R(早20 U、晚15 U)餐前皮下注射,使用至今,患者未规律监测血糖,血糖控制情况不详。近2年来患者出现双下肢麻木、疼痛,未予系统诊治,现患者为求进一步诊治,遂来我院就诊。

刻下症:口干、多饮,双下肢疼痛、麻木、乏力,纳可,睡眠正常,大便可,多尿。起病以来,体力下降,体重无明显变化。

既往史:有高血压病史15年,血压最高180/100 mmHg,目前口服硝苯地平片(10 mg bid)、酒石酸美托洛尔片(25 mg bid),目前血压控制良好。

查体:舌质淡红,苔薄,脉细涩。身高163 cm,体重67 kg,BMI 25.22 kg/m²。

辅助检查:2019年8月5日,湖北省中医院:血糖13.1 mmol/L↑,胰岛素(空腹)8.72 μU/mL,C-肽(空腹)2.63 ng/mL,胰岛素(120 min)67.93 μU/mL↑,C-肽(120 min)1.75 ng/mL↓。

西医诊断:糖尿病周围神经病变,2型糖尿病,高血压病3级(极高危)。

中医诊断:消渴病,气虚血瘀证。

中医治法:益气活血。

中医辨证治疗:黄芪30 g,桂枝15 g,地龙20 g,丹参20 g,川芎15 g,枳壳15 g,全瓜蒌15 g,川牛膝15 g,伸筋草15 g,鸡血藤30 g。水煎服,每日1剂,分2次服。

按语:糖尿病周围神经病变(DPN)是糖尿病患者常见的并发症之一,常见症状为肢体麻木、疼痛、灼热或其他异常感觉。发病初期症状隐匿,患者易于忽视,病情渐进加重可致肌肉萎缩、四肢溃疡、坏疽,严重者甚至有截肢风险,是糖尿病患者致残、致死的主要原因。《医林改错》认为"血受热,则煎熬成块",阴虚津亏则易生内热,扰血分,血热瘀毒内积,痹阻脉络,不通则痛,发为痹证。《王旭高医案》载:"消渴日久,但见手足麻木,肢冷如冰。"《证治要诀》载:"消渴日久,精血亏耗,可致雀盲或四肢麻木疼痛。"根据其"麻""痛"等特点可将糖尿病周围神经病变归为"痹症"范畴,或称"消渴痹症"。

本病乃因消渴经久不愈、脉络失养而成,本虚标实,以本虚为主。左新河认为该患者因消渴日久,气阴亏耗,阴虚内热而灼伤阴血,血行不畅,致脉络瘀阻,筋脉失于濡养而见肢体麻木,气虚血行不畅,不通则痛。患者燥热内盛,化火伤阴,阴虚不能荣养口舌,故见口干、多饮。气虚无力固摄津液,津液输注下焦故见多尿。消渴日久必然本元大伤,虚损之象迭现,气虚则运血无力,而成久病入络,久虚入络之血瘀证候。治当益气活血。方中以黄芪甘温补气,且补在表之卫气,使气旺以促血行,祛瘀而不伤。现代研究表明,黄芪具有改善局部微循环血流灌注的作用。桂枝辛温,辛能发散,温通卫阳,能"温筋通脉",主要起温阳助卫、行营通滞的作用。其与黄芪配伍可益气温阳、和血通经,黄芪得桂枝能固表而不留邪,桂枝得黄芪能益气而振奋卫阳。丹参入心、心包、肝经,具有活血化瘀、行血止痛、去瘀生新的功效。川芎辛温香窜,上行头目,下行血海,善行血中之气,祛血中之风,走而不守,既能活血行气,又能祛风止痛,为血中气药,有活血行气、祛风止痛之功。丹参为血中之静品,而川芎乃血中之动品,以行气为要,二者相伍,静中有动,使气血运行通畅。鸡血藤善于活血补血,调经止痛,舒筋活络,常用于风湿痹痛、麻木瘫痪等。现代研究发现,鸡血藤有扩张血管、抑制血管通透性、改善微循环等作用。地龙性走窜,善通行经络,枳壳、全瓜蒌、伸筋草活血通经,合用以增强疗效。川牛膝逐瘀通经,补肝肾,强筋骨,引诸药下行,可加强活血之效。全方共奏益气活血之功效。

西医治疗糖尿病周围神经病变临床效果有限,且药物长期服用毒副作用增多。左新河认为中医药通过辨病与辨证结合诊疗糖尿病周围神经病变,疗效确切,副作用小,可与西医基础治疗协同,有效减轻麻木、疼痛症状,延缓神经损伤的进展。

（但清　赵勇）

三、糖尿病视网膜病变

患者,男,54岁。

初诊时间:2019年7月31日。

主诉:口干2年,视物模糊半年余。

现病史:患者于2年前无明显诱因出现口干,至当地医院就诊,查糖化血红蛋白11.6%,诊断为"2型糖尿病",予以胰岛素皮下注射降糖治疗,其后在外院多次调整降糖方案,但患者未系统监测血糖,血糖控制不详。半年前患者无明显诱因出现视物模糊,患者未予重视。10余天前至我院推拿科住院查空腹血糖12.0 mmol/L,糖化血红蛋白8.1%,调整降糖方案为甘精胰岛素(10 U,晚上9点)皮下注射、阿卡波糖(100 mg tid)餐时嚼服,但视物模糊无明显好转,为求进一步诊治,遂来我科就诊。

刻下症:口干,视物模糊,眼干涩,偶有五心烦热,便秘,睡眠差,小便可。起病以来,体重下降4 kg。

既往史:有高血压病史,现口服苯磺酸氨氯地平片(5 mg qd),血压控制不详。

查体:舌红,少苔,脉细数。身高173 cm,体重55 kg,BMI 18.38 kg/m²。

辅助检查:2019年7月19日,湖北省中医院:糖化血红蛋白8.1%↑。2019年7月31日,湖北省中医院:血糖(空腹)5.1 mmol/L,血糖(2 h)8.3 mmol/L↑,C-肽(空腹)0.70 ng/mL↓,C-肽(120 min)1.81 ng/mL↓。眼底检查示双眼视网膜少量渗出。

西医诊断:糖尿病性视网膜病变,2型糖尿病,高血压病3级(极高危)。

中医诊断:消渴病,阴虚燥热兼血瘀证。

中医治法:滋阴清热,活血通络。

中医辨证治疗:黄芪15 g,太子参10 g,生白术15 g,茯苓15 g,生地黄15 g,北沙参15 g,麦冬15 g,郁李仁15 g,柏子仁15 g,地龙15 g,牡丹皮15 g,赤芍15 g,红花15 g,桃仁15 g。水煎服,每日1剂,分2次服。

按语:糖尿病视网膜病变(DR)是糖尿病患者糖代谢功能障碍引起的眼部视网膜微循环持续性病变,可致盲,临床主要表现为眼底出血、硬性渗出、微血管瘤、棉絮斑、新生血管形成、静脉串珠样改变及纤维组织增生、视网膜脱离等不同的病理改变。中医学认为本病属于"消渴内障""暴盲""视瞻昏渺"等范畴,《儒门事亲·三消论》记载:"夫消渴者,多变聋盲、疮癣、痤痱之类。"糖尿病视网膜病变多出现于糖尿病患者病久阶段,与肝、脾、肾脏的亏虚均有关。大多数医家认为,糖尿病视网膜病变的发生是由于病久伤阴,阴亏血燥,精液耗竭,双目失养;脉络不畅,瘀血、痰湿内生,蒙蔽清窍。糖尿病视网膜病变前期以阴虚为主,内生瘀血;中、后期则出现气血阴阳俱虚,血瘀加重。因此,糖尿病视网膜病变以气血阴阳虚损为本,血瘀为标。

该案中患者为中年男性,长期饮食不节,过食肥甘厚味,湿热内生,耗伤津液,发为消渴,消渴日久,进一步耗伤阴津。津血同源,津亏血少则血行不畅,形成血瘀,瘀阻目络形成本病。左新河结合患者舌脉,辨证属阴虚燥热兼血瘀证。方中黄芪、太子参益气健脾,生津润肺为君药。现代研究发现黄芪提取物对糖尿病视网膜病变模型大鼠进行干预,能够有效改善大鼠血脂,降低血糖,通过调控白细胞介素-6、血管内皮生长因子水平及视网膜中央动脉血流动力学,从而改善视网膜的超微结构。生白术、茯苓健脾益气,补虚扶正,目络本纤细幽深、血行缓慢,而消渴常暗耗气血津液,若目络空虚,则气亏血少而推动无力,致瘀血产生,方中黄芪、太子参、生白术、茯苓所用均有补虚通络之意。取增液汤生地黄、北沙参、麦冬,滋阴清热,润肠通便。《温病条辨》载:"增液汤中三药合用,重剂而投,大补阴液,润滑肠道,促使糟粕下行,并借寒凉清热,使诸症得解。"久病入络,目络瘀阻,以牡丹皮、赤芍、红花、桃仁活血养血,凉血散瘀,以治其标。患者瘀血阻滞脉络,致使脉内之津液不能输布、脉外之津液不能流通,或影响脏腑气化功能失调而出现便秘,予郁李仁、柏子仁润燥滑肠,润肠通便。地龙通经活络。左新河认为,对于糖尿病视网膜病变病程较久者,当用虫类药物,搜邪剔络。虫类药走窜力强,善入络,对于久病络脉之瘀血有很好的效果。全方共奏滋阴清热、活血通络之效,扶正祛邪并施。本案患者常规运用西药降糖,但视物模糊症状无明显改善,中医药能通过中医整体辨证论治,改善症状、提高视力、预防和延缓糖尿病视网膜病变病情进展。

左新河认为,目前糖尿病视网膜病变的治疗主要集中在预防疾病的发生和干预病情进展方面。瘀血常作为糖尿病视网膜病变的主要病理产物,并且可作为加重、诱发因素贯穿于疾病发生发展的全过程,治疗过程中当辨证选用活血化瘀之品。

(汪晓露　左新河)

四、糖尿病合并高尿酸血症

患者,男,37岁。

初诊时间:2019年7月31日。

主诉:体重减轻伴口干多饮3个月余。

现病史:患者于3个多月前无明显诱因出现体重减轻7.5 kg,伴口干多饮,患者未系统诊治,上述症状未见缓解。1周前患者至华中科技大学同济医学院附属同济医院就诊,查空腹血糖14.56 mmol/L,糖化血红蛋白12.7%,血尿酸519.2 μmol/L,诊断为"2型糖尿病、高尿酸血症",予盐酸二甲双胍片(0.5 g tid)口服、甘精胰岛素(10 U,晚上8点)皮下注射、阿卡波糖片(50 mg tid)随餐嚼服降糖治疗。今患者至华中科技大学同济医学院附属同济医院门诊查随机末梢血糖,结果为29.5 mmol/L,为求进一步诊治,遂至我院就诊。

刻下症:口干,多饮,多尿,无视物模糊,无肢体麻木,纳可,睡眠正常,大便可。发病以来,体重减轻7.5 kg,体力未见明显变化。

既往史:高血压病史4年,现服用替米沙坦片(40 mg qd),目前血压控制可;痛风性关节炎病史3年,间断右踝关节肿痛。

查体:舌质红,苔薄黄,脉细数。身高173 cm,体重82 kg,BMI 27.39 kg/m²。

辅助检查:2019年7月25日,华中科技大学同济医学院附属同济医院:空腹血糖14.56 mmol/L,糖化血红蛋白12.7%↑,血尿酸519.2 μmol/L↑。2019年7月31日,华中科技大学同济医学院附属同济医院:随机末梢血糖29.5 mmol/L。

西医诊断:2型糖尿病,高尿酸血症,痛风性关节炎,高血压病2级(极高危)。

中医诊断:消渴病,阴虚热盛证。

中医治法:养阴生津,清热祛湿。

　　中医辨证治疗：玉竹15 g，石斛15 g，知母10 g，麦冬15 g，生地黄15 g，牛膝10 g，北沙参10 g，黄连15 g，肉桂3 g，牡丹皮10 g，萆薢10 g，荷叶15 g，金钱草15 g，鸡内金15 g，土茯苓10 g，炙甘草10 g。水煎服，每日1剂，分2次服。

　　按语：糖尿病是由于遗传因素和环境因素长期相互作用所引起的胰岛素分泌不足或作用缺陷，同时伴有胰高血糖素不适宜增高的双激素病，以血液中葡萄糖水平升高为生化特征。高尿酸血症是嘌呤代谢紊乱引起的代谢异常综合征。血尿酸超过其在血液或组织中的饱和度，可在关节局部形成尿酸钠晶体并沉积，诱发局部炎症反应和组织破坏，即痛风性关节炎。研究表明，尿酸水平的升高可直接或间接导致空腹血糖水平的升高，且尿酸水平可能与2型糖尿病的早期发病机制密切相关。糖尿病患者常伴有肾脏血流量减少，使肾小球缺氧，并使乳酸增加，进而与尿酸竞争性排泄，从而导致尿酸的排泄减少。此外，糖尿病患者中多数伴有肥胖、脂代谢障碍、胰岛素抵抗等，均会影响尿酸代谢。因此，糖尿病与高尿酸血症可能存在共同的发病基础。

　　该案中患者为37岁男性，长期饮食不节，过食肥甘，作息不规律。《素问·奇病论》："夫五味入口，藏于胃，脾为之行其精气，津液在脾，故令人口甘也；此肥美之所发也，此人必数食甘美而多肥也，肥者令人内热，甘者令人中满，故其气上溢，转为消渴。"过食肥甘厚味，致使脾胃运化失司，化热内蕴，消谷耗液，阴津亏虚，发为消渴。左新河结合患者舌脉，辨证属阴虚热盛证，以玉女煎为基础方。方中玉竹甘，微寒，归肺、胃经，能养肺阴，略能清肺热，又能养胃阴，清胃热，具有滋阴而不碍邪的特点；左新河以石斛代替石膏，其甘，微寒，归胃、肾经，能滋养胃阴，生津止渴，既能清胃热，又能滋肾阴，还能降虚火，二者合用，滋肺上、胃中、肾下三焦之阴。知母苦寒以清热泻火除烦，甘寒质润以生津润燥止渴，能泻肺火、滋肺阴，泻胃火、滋胃阴，泻肾火、滋肾阴，麦冬、北沙参同入肺、胃经，养阴清热，益胃生津，进一步加强生津止渴之功。生地黄甘寒质润，能清热生津止渴，苦寒泄热，入肾经而滋阴降火，养阴津而泄伏热；牡丹皮清热凉血，活血祛瘀；牛膝活血通经，引火下行，兼能祛除风湿。黄连苦寒，清热燥湿，泻火解毒，该药用量较大，为制约其苦寒之性，配肉桂辛热散寒，亦取交泰丸之意，近年的多项研究发现黄连与肉桂的单体成分有降糖效果，交泰丸保护胰岛β细胞功能及促进胰岛素分泌，改善胰岛素抵抗，调节脂质代谢，具有抗炎等作用。萆薢利湿祛浊，祛风除痹，土茯苓甘淡渗利，解毒除湿，现代研究表明其可降尿酸浓度，是左新河治疗高尿酸血症的常用药。荷叶清暑利湿，有降低血脂的作用。金钱草、鸡内金利尿通淋，化坚消石。炙甘草防大寒伤中之弊，调和诸药。全方清补并行，清利并用，邪正兼顾，三焦同治，泻火护胃，寒不伤中，滋不恋邪，标本兼顾。临床上治疗高尿酸血症的药物虽然可以明显降低患者血尿酸浓度,但是长期服用有一定副作用,且停药易反复。中医药治疗能够长期用于调节机体尿酸水平,同时兼顾糖尿病的治疗,达到异病同治的效果。

左新河认为,2型糖尿病合并高尿酸血症,常常有共同的病因(肥甘厚腻),共同的机制可能为肥胖、脂代谢障碍、胰岛素抵抗等,在临床诊治中要抓主症,审病机,从而起到事半功倍的效果。

（赵勇　左新河）

五、糖尿病合并高脂血症

患者,男,41岁。

初诊时间:2019年6月5日。

主诉:发现血糖升高2年。

现病史:患者2年前体检发现血糖升高,于当地医院完善相关检查(具体不详),诊断为"2型糖尿病",予以胰岛素皮下注射及降糖药口服治疗。后患者自行调整降糖方案为阿卡波糖片100 mg三餐时嚼服,平时自测空腹血糖(约8 mmol/L),餐后2 h血糖约11 mmol/L。患者诉近1个月劳累后出现口干,多饮,多尿,未予重视,未行系统诊治,今患者自觉上述症状无明显缓解,为求进一步诊治,遂至我院就诊。

刻下症:口干,多饮,多尿,无视物模糊,无手足麻木,无心慌胸闷,无头晕头痛,无恶心呕吐,无腹痛腹泻,睡眠正常,大便可。起病以来,体力、体重无明显变化。

既往史:有高脂血症、脂肪肝病史。

查体:舌淡,舌边有齿痕,苔白,脉滑。身高170 cm,体重77 kg,BMI 26.64 kg/m²。

辅助检查:2019年6月5日,湖北省中医院:血酮体0.10 mmol/L,血糖(空腹)12.0 mmol/L,血糖(2 h)15.1 mmol/L,糖化血红蛋白9%,总胆固醇10.76 mmol/L。

西医诊断:2型糖尿病,高脂血症,脂肪肝。

中医诊断:消渴病,脾虚痰湿证。

中医治法:健脾益气,化痰祛湿。

中医辨证治疗:黄芪30 g,女贞子15 g,鬼箭羽20 g,地龙15 g,荷叶10 g,生山楂15 g,枳实10 g,黄连10 g,干姜6 g,泽泻15 g。水煎服,每日1剂,分2次服。

按语:高脂血症是糖尿病的临床常见并发症,是导致大血管、微血管病变的重要危险因素,严重影响患者的健康及生活质量。糖尿病合并高脂血症属于中医"消渴病"合并"痰证""瘀证"的范畴。中医虽无"高脂血症"或"血脂异常"的记载,但有与现代医学中血脂概念相似的"膏""脂"及"血浊"的相关论述。"膏脂"本是血脉中的正常物质,但在病理情况下,物不归正化,生痰化湿酿毒,既可增加血液中滞留的有毒物质,又能使血液循环紊乱,产生"血浊"的病理状态,最终演化为"痰证""瘀证"。消渴病与过食肥甘厚味、脾胃功能虚弱密切相关,脾失健运,升清、统摄失常,水谷精微不能正常运化,变生浊邪,不得宣泄,留于血中而成痰浊,气滞血瘀,痰瘀互结,最终为患。

该患者为中年男性,过食膏粱肥美之物,脾胃功能受损,食滞中焦,蕴久化热,邪热上蒸化燥伤津变成消渴。消渴以阴虚为本,燥热为标,虚热耗灼津液可成瘀血,或阴损及阳,阳气不足,推动、气化无力,血行不畅而成瘀,津液停聚则为痰。基本病机为本虚标实,本虚即五脏虚损,以脾肾虚为主,标实为痰浊和瘀血。左新河结合患者舌脉,辨证属脾虚痰湿证,予以"健脾益气,化痰祛湿"辨证方。方中黄芪补益脾气以促进脾气健运,从而降低血脂水平。据现代药理研究,黄芪活性成分可改善胰岛素抵抗,提高机体对胰岛素的敏感性,保护高脂血症大鼠的肝功能,提高机体抗氧化能力,改善脂肪变性。女贞子滋补肝肾。女贞子中提取的女贞子素、齐墩果酸均有良好的降血糖作用。鬼箭羽破血通经,解毒消肿。现代实验研究发现,高剂量鬼箭羽可明显改善2型糖尿病大鼠的糖脂代谢紊乱,可降低血糖、血脂水平,提高胰岛素敏感指数,增加外周组织对葡萄糖的利用,进而改善糖尿病大鼠的高胰岛素血症和高脂血症。生山楂善于消食化积,行气散瘀,化浊降脂,尤能消化油腻肉积。荷叶清暑化湿,升发清阳。荷叶中的黄酮及生物碱为促进脂类新陈代谢、发挥降脂作用的主要活性成分。泽泻利水渗湿、泄热,可调节人体水谷精微的运化输布,化痰以除脂浊。地龙利尿通络。现代研究发现,地龙活性蛋白对实验性高脂血症大鼠的血脂代谢有调节作用,其作用机制可能与提高脂蛋白脂酶、肝脂酶活性,加强肠内胆固醇代谢转化有关。枳实破气消积,化痰散痞。黄连清热燥湿,善清中焦之火热之邪。现代研究表明,黄连素可降低高脂血症大鼠的血脂水平,抑制肝脏脂质过氧化过程,减少肝脏损伤。干姜辛,热,方中苦寒药偏多,配伍干姜防止寒凉碍胃。

本病属于慢性代谢性疾病,在控制血糖的同时强调降脂的重要性。左新河认为中医药辨证治疗因人而异,在改善症状方面优势突出,有助于延缓糖尿病合并高脂血症并发症发生的速度,降低死亡风险,提高患者生活质量。

(但清　赵勇)

参 考 文 献

[1]　曾明星,陈继东,向楠,等.陈如泉辨治甲状腺功能减退症特色探析[J].中国中医基础医学杂志,2020,26(8):1070-1072,1079.

[2]　王志宏,左新河,赵勇.左新河治疗甲状腺相关眼病临床经验[J].湖北中医杂志,2017,39(8):13-15.

[3]　陈如泉,左新河.甲状腺病中医学术源流与研究[M].北京:人民卫生出版社,2016.

[4]　谭艳,谢敏,肖红慧,等.左新河治疗亚急性甲状腺炎验案2则[J].湖南中医杂志,2021,37(3):91-93.

[5]　祁悦,张杰.中医药治疗糖尿病周围神经病变的临床研究进展[J].时珍国医国药,2021,32(2):428-432.

[6]　左新河.左新河[M].武汉:华中科技大学出版社,2022.

[7]　陈子扬,谢立科,郝晓凤.中医药治疗糖尿病视网膜病变的研究进展[J].中国中医眼科杂志,2023,33(1):84-87.

[8]　仪立群,王淼,林琳,等.黄芪提取物对DR模型大鼠眼部血流动力学的干预效果及对血清IL-6和VEGF水平的影响[J].中国老年学杂志,2023,43(3):675-679.

[9]　李华青,周苗,王娟,等.尿酸水平与初诊2型糖尿病的相关性研究[J].中国药物与临床,2020,20(7):1169-1170.

第四章 医家传略

左新河,男,汉族,湖北监利人,博士,湖北中医药大学教授、博士生导师,现任湖北省中医院(湖北中医药大学附属医院)甲状腺疾病诊疗中心学科主任、内分泌病科专科主任,第三批全国老中医药专家学术经验继承人,师承全国名中医陈如泉,第七批全国老中医药专家学术经验继承指导老师,全国中医临床特色技术传承骨干人才指导老师,负责国家中医药管理局湖北省陈氏瘿病学术流派传承工作室第一批、第二轮建设项目及全国名中医陈如泉传承工作室建设项目。湖北省健康科普专家库成员,湖北省委保健委员会医疗保健会诊专家,湖北省中医药专家库成员,兼任世界中医药学会联合会瘿证专业委员会副会长,中国中药协会内分泌疾病药物研究专业委员会副主任委员,中国中西医结合学会内分泌专业委员会甲状腺疾病专家委员会副主任委员,中华中医药学会学术流派传承分会常务委员,中华中医药学会慢病管理分会常务委员,中国中医药研究促进会内分泌学分会常务委员,中国中医药研究促进会中医学术流派专业委员会常务委员,世界中医药学会联合会内分泌专业委员会理事,湖北省中医师协会内分泌代谢病专业委员会主任委员,湖北省中医(中西医结合)甲状腺疾病专科联盟理事长,湖北省中西医结合学会内分泌专业委员会副主任委员,湖北省中医师协会名方膏方专业委员会副主任委员,湖北省中医药学会内分泌专业委员会常务委员,武汉市中医药学会内分泌代谢病专业委员会副主任委员等,担任《中西医结合研究》杂志编委。从事临床、教学、科研工作近40年,擅长中医、中西医结合诊治甲状腺疾病、糖尿病及急慢性并发症、高尿酸血症及痛风、肾上腺垂体疾病等。尤其对甲亢及甲亢并发症、甲状腺相关眼病、亚急性甲状腺炎、桥本甲状腺炎、甲状腺肿瘤、甲状腺结节等,具有丰富的临床经验。主持、参与国家中医药管理局、湖北省科技厅、湖北省卫生健康委等课题10余项,获全国医药卫生优秀成果奖二等奖、湖北省卫生健康委科技进步奖三等奖、湖北省中医药科学技术著作奖贰等奖、河南省科技进步二等奖等。主编《甲状腺病中医学术源流与研究》《甲状腺功能亢进症》《内分泌病证中医调养膏方》、荆楚医学流派名家系列(第一辑)《左新河》等,发表中英文论文200余篇。

步入杏林,结缘名师

左新河1964年2月出生,自幼聪颖,刻苦好学,成绩优异,在初二就因成绩优异被老师推荐参加了中考,在监利一中重点班学习,又在高二就提前参加了高考。因自己的爷爷奶奶身体不好,在家乡用中药治疗,便对中医产生了兴趣,立志成为一名中医师。1980年他高考成绩优异,毅然选择了湖北中医学院,从此步入杏林。大学期间,他熟读经典,背诵汤头歌诀,奠定了学习中医的基本功。因与同学相处融洽,品学兼优,能力出众,担任了校学生会主席,带领大家举办学习讲座,进行学术交流,研讨名家经验。在大五实习时,他还被学校推荐参加了当时中南五省举办的中医专业交流实习,到广西中医学院进行了10个月的学习。他思路敏捷,悟性较高,深受李锡光、陈慧侬等名师好评。

1985年7月,他本科毕业,当年湖北中医学院只有两个留校名额,他因成绩优异而成功留校任教,作为中医外科教研室讲师,讲授《中医外科学》这门课程。他幽默风趣,学识渊博,深入浅出,深受学生喜爱;作为湖北中医学院附属医院中医外科医生,他仔细收集临床资料,潜心为患者解决临床实际问题,善于理论结合实际,针对外科疮疡病研制了黄马酊、黄甘粉等外用制剂,获得患者的一致认可。

左新河孜孜不倦、勤勤恳恳,1988年,他考取了中医外科学硕士研究生,成为湖北中医学院有史以来招收的第一个中医外科研究生,一时传为佳话,师从著名中医外科专家金枝教授。他既要完成教学、临床的本职工作,又要跟诊、撰写学术论文。他刻苦钻研,锐意进取,经常请教金枝教授,将心得体会、典型案例等整理成笔记或论文,顺利获得了中医外科硕士学位。

为响应国家号召,推动中医药成果研发与转让事业的发展,1993年,他调往湖北省中医院科技发展与转让部工作,负责医院自制药的基层医院推广工作。他善于开动脑筋,将中医学知识与转让业务有机融合,取得了较好的成效,也得到时任医院副院长陈如泉教授的赏识,结缘了陈如泉教授,陈如泉成为他一生的良师!

学验俱丰,精研瘿病

左新河在从事中医药成果研发与转让工作期间,还深入学习了中药炮制、药理学。1997年,他在工作之余潜心系统自学内分泌专业知识,每周跟随陈如泉教授坐诊抄方,总结学习陈如泉教授学术思想和临床经验。2003年,他作为第三批全国老中医药专家学术经验继承人,正式拜师陈如泉教授。他在自己坐诊的同时,仍然坚持跟随陈如泉教授学习,跟师笔记留存至今,还定期组织科内小讲课,系统总结甲状腺疾病的中西医诊疗经验与进展。随着对内分泌代谢病的深入研究,他决定将其作为自己终生奋斗的事业。2008年,他考取了湖北中医学院中医内科学博士研究生,在导师陈如泉教授的指导下,他对亚临床甲亢进行了深入研究。经过20余年的临床、科研、教学工作,他学验俱丰,俨然成为湖北省中医院内分泌专业的中坚力量,尤其对甲状腺疾病的诊治与研究积累了丰富经验。

结合临床实际需求,为了形成优势专科,树立特色品牌,在陈如泉教授的主持和指导下,2002年,湖北省中医院成立了全省第一个甲状腺疾病专科门诊。成立之初,科室人员较少,病源不多,他与陈如泉教授一起坚持方向,拓宽思路,通过专家义诊、电台讲座等形式,不断宣传品牌,渐渐地获得患者的口碑,门诊量逐渐增大。在学科带头人陈如泉教授指导下,他作为科室主任组建了内科、核医学科、外科、眼科等综合性甲状腺疾病专科,日积月累,在省内外形成了影响力,逐渐招收了研究甲状腺疾病方向的研究生,吸引了省内外进修生,切实为患者解决了实际问题,门诊量逐年增加。

2009年,陈如泉教授带领成立了湖北省中医院光谷院区内分泌科病房,当时只有10余张床位,一些甲状腺疾病患者住院治疗获得了较好疗效。2014年,左新河作为内分泌科主任,在光谷院区病房开展超声引导下甲状腺局部抽液硬化、甲状腺局部注射、中医定向透药、针灸等技术,进一步满足了患者的临床需求,联合复方甲亢片、复方消瘿甲亢片、理气消瘿片、活血消瘿片等口服院内制剂及金黄消瘿膏、散结消瘿膏、理气消瘿膏、温阳消瘿膏等外用制剂,形成了内外结合治疗甲状腺的综合疗法,吸引了很多疑难甲状腺疾病患者慕名前来就诊。

2016年,在陈如泉教授的积极推动下,左新河积极探索学科发展之路,开展多学科协作诊疗模式,为甲状腺疾病患者提供"一站式"诊疗,开始筹建甲状腺疾病诊疗中心。2017年获湖北省卫生健康委批准成立甲状腺疾病诊疗中心,集内分泌科、甲状腺乳腺外科、核医学科、眼科、超声影像科、细胞病理科、放射科等科室于一体。他担任学科主任,任务艰巨,责任重大,积极谋划,向医院申请购买微波消融仪等关键仪器设备,进一步拓展内分泌科床位,开设核医学科病房,之后门诊量及住院量持续增长,甲状腺疾病诊疗中心多次获评医院"优秀诊疗中心"!

2021年,随着湖北省中医院葛店院区的建设,左新河积极开展葛店院区内分泌科门诊及病房工作,统筹安排业务,每周坚持一次葛店院区门诊。2023年,为进一步开展中医适宜技术,在光谷院区成立了糖尿病中医护理门诊,使医护联动,患者获益!

在推动科室建设的同时,他还心系全省内分泌专业、甲状腺方向的发展。2012年,他在陈如泉教授的鼓励和支持下,积极申报了国家中医药管理局第一批全国中医学术流派传承工作室建设项目,成功获批"湖北省陈氏瘿病学术流派传承工作室",是全国唯一瘿病(甲状腺疾病)流派传承工作室。在工作室建设过程中,武汉市第一医院、黄冈市中医医院、襄阳市中医医院、辽宁中医药大学附属医院、河南中医药大学第一附属医院开设二级流派传承工作站,流派传承人30余人。2018年,左新河择优入选了国家中医药管理局中医学术流派传承工作室第二轮建设人员名单,又在宜昌市中医医院建立了流派传承工作站,当年,还获评全国名中医工作室建设项目。2017年,左新河牵头成立了湖北省中医(中西医结合)甲状腺疾病专科联盟,他担任理事长,2021年,组建了湖北省中医师协会内分泌代谢病专业委员会,他担任主任委员,两个学术组织基本覆盖了全省大多数中医、中西医结合医院,搭建了学术平台,促进了学术交流,推动了专科发展。

德艺双馨,教书育人

左新河精湛的医术和高尚的医德,在荆楚大地负有盛名。为了联盟单位、流派传承工作站所在医院甲状腺疾病专科的建设,他定期按时坐诊。由于院内门诊难以挂上号,有的患者甚至跟随到市外坐诊医院就诊。正是因为有很多这样的"粉丝"患者,他总不愿意停门诊,甚至生病了,他白天依然坐诊,晚上才歇下来给自己治疗。他每周一的坐诊时间是上午半天,但经常下午三四点才下班,周四下午的门诊常常六七点才结束,有些患者是从外地来找他看病的,他不忍心让患者白跑,总是跟门诊的护士说能加号的都帮忙加号。还有些在病房住过院的患者,知道他周二、周五会去病房查房,就专门去病房找他看,他都毫不犹豫地帮助这些患者。对于一些来武汉就诊有困难的患者,他也经常留电话、微信,总是耐心回复、讲解如何调药、何时复诊。一位来自内蒙古的患者,甲亢长期难以控制,最终发展成难治性胫前黏液性水肿,患者及家属十分苦恼,没有鞋能穿上,严重影响生活,四处寻医无果,他的女儿通过中国知网查阅文献,找到了左新河治疗该病的论文,于是专程到武汉来找左新河看诊,通过中西医结合治疗,这个患者取得较好疗效。

面对患者送来的锦旗和感谢信,左新河总是谦逊地说"这是我们应该做的",也经常跟学生们讲"我们应做得更好一点"。数十年来,左新河执着追求,勇于奉献,对患者真诚关爱,对自己从严要求,在患者心中树立了良好的口碑。左新河多次做客中央电视台-4中文国际频道《中华医药》栏目、湖北卫视等,讲科普、养生等内容,在《湖北日报》《长江日报》等媒体刊发健康科普等内容。2021年、2022年连续两年被评为湖北省中医院"最美名医",《楚天都市报》以"衷中参西、守正创新,为守护百姓健康保'甲'护航"来称赞他!

左新河不仅严格要求自己,取得丰硕成果,在教书育人方面也是成绩斐然。他治学严谨,诲人不倦,是一位受人尊敬的严师。他为本科生、研究生讲授《中医外科学》《中医内科学》《中西医结合方法学》,甚至还将课堂搬到诊室,用说课的形式提升学生的兴趣。他总是亲自批改教改班学生的跟师记录,反复修改研究生的论文,从入学开始就鼓励在读研究生积极发表期刊论文,他培养的学生中多人获得研究生国家奖学金,发表校级优秀学位论文,获评优秀住培学员和优秀共产党员。

他亲力亲为指导学生临床实践,每周坚持两次超声下甲状腺检查和治疗,为进修生、研究生和实习生讲解甲状腺超声知识,被超声科老师称为"最懂超声的内分泌科医生"!在科内业务学习时,他鼓励年轻医生、研究生多讲多练,熟读最新指南,坚持每周一次的集体学习,他总是最先提问、最后总结,让青年人才醍醐灌顶、受益匪浅!他鼓励青年医护人员积极参加各类学术会议及发言、演讲比赛,科室内多人获得了省级科普比赛、病例演讲比赛奖励。他每年申报继续教育培训班,针对最新热点、临床难点,邀请国内外专家讲解内分泌专业知识,在甲状腺疾病诊疗中心开展每季度一次的"精瘿讲坛",旨在扩宽医护人员的知识面,以点带面,从甲状腺疾病入手,涉及与甲状腺疾病相关的专业。他不遗余力地提携后生,为中医药事业的薪火相传、继往开来发挥了积极作用。